Prof. Dr. Gustav Dobos
mit Dr. Petra Thorbrietz

Das Anti-Angst Buch

Mehr Belastbarkeit, weniger Panik, starke Nerven

INHALT

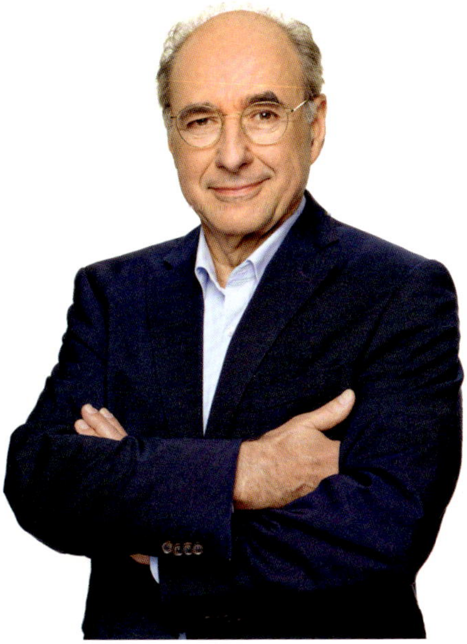

VORWORT

Manchmal braucht es ganz wenig, damit Panik sich in Luft auflöst. Kürzlich las ich auf einem Postkartenständer die farbenfreudige Botschaft: „Man hätte weniger Angst vor Spinnen, wenn sie acht kleine Flipflops anhätten." Das merke ich mir, dachte ich, unwillkürlich lächelnd. Das ist eine wunderbare Idee, um meinen Patienten zu demonstrieren, wie leicht es ist, unsere Schreckensbilder im Kopf zu demontieren – zum Beispiel, indem man ihnen kleine Flipflops anzieht.

Angst ist ein riesiges Thema in unserer Gesellschaft – nicht erst seit Covid-19 und der Sorge vor Ansteckung. Noch vor der Depression rangieren Angststörungen mit 17 Millionen Betroffenen an der Spitze der psychischen Erkrankungen in Deutschland. Und das sind nur die Fälle, die ein medizinisches Label umgehängt bekommen, weil sie als überzogen, irrational oder besonders belastend eingestuft werden. Hinzu kommen Millionen von Menschen, welche die großen globalen Krisen nicht mehr schlafen lassen: die Pandemie, der Klimawandel, die Migration oder der Krieg vor unserer Haustür. Diese Ängste sind eine besondere Herausforderung für Psychologen und Gesundheitspolitiker, denn sie sind keine Krankheit, sondern „real", wie es in der Diskussion immer wieder heißt. So dämmert uns als Gesellschaft, dass nichts mehr so sein wird, wie es einmal war. Stabilität ade – wir steuern in ein Zeitalter der Krisen, lange prognostiziert und nun mit Vehemenz eingetreten. Gerade auch junge Menschen spüren, wie verletzlich diese Welt geworden ist, sie haben, das zeigen viele Umfragen, Angst vor der Zukunft und sie sind in besonderem Maße gefährdet, in der Folge auch eine psychische Krankheit zu entwickeln.

Denn Angst bedeutet immer auch Stress, und der kann alle möglichen negativen Folgen nach sich ziehen. Der Umgang mit nervlichen Belastungen, Stress- und Gefühlsregulation ist deshalb ein zentrales Thema der Integrativen Medizin, der Verknüpfung der sogenannten Schulmedizin mit wissenschaftlich basierter Naturheilkunde. Seit rund 25 Jahren haben mein Team und ich in meiner Klinik in Essen auf diese Weise Menschen mit therapieresistenten chronischen Leiden behandelt – Schmerzkrankheiten, Darmentzündungen, Herzproblemen oder auch Autoimmunerkrankungen wie Rheuma oder Allergien. Aufregungen aller Art, aber auch negative Gedanken und mangelndes Selbstwertgefühl, also emotionale Faktoren, können den Krankheitsverlauf und die Lebensqualität bei ihnen ganz klar verschlechtern, deshalb liegt hier auch ein Ansatzpunkt zur Besserung ihrer Symptome, zu mehr Gesundheit.

Weil wir in der Naturheilkunde nicht nur die Symptome betrachten, sondern vor allem auch die Menschen, die dahinterstehen, werden auch hier häufig Ängste sichtbar: die Furcht, den Arbeitsplatz zu verlieren, existenzielle Sorgen, die Angst vor Einsamkeit oder Versagen, ein verschüttetes Trauma. Hinter allem steht die große Angst, die Kontrolle zu verlieren. Wir zeigen diesen Patientinnen und Patienten, wie sie das Gefühl der Hilflosigkeit hinter sich lassen und sich selbst ein Stück ihres Lebens zurückerobern können. In diesem Buch möchte ich Ihnen auf der Basis dieser Erfahrungen zeigen, wie Sie mit Ihren Ängsten umgehen können und die Belastung lindern, ja vielleicht sogar in positive Energie verwandeln. Angst ist nicht nur ein natürliches Warnsignal, sie kann auch eine wichtige Triebkraft im Leben sein. Aber sie darf uns nicht dominieren. Deshalb hat meine langjährige Kollegin Dr. rer. medic. Anna Paul für dieses Buch ein Programm entwickelt, das Ihnen zeigt, wie Sie achtsam und konstruktiv mit den Warnsignalen Ihres Organismus umgehen und sich aus der Falle der Hilflosigkeit befreien können. Es geht dabei nicht darum, die Angst „auszuradieren", es geht um das Kunststück, auch in schweren Zeiten immer wieder zu einer halbwegs ausgeglichenen Balance der Gefühle zurückzukehren.

Wir haben – und das ist das Neue an diesem Buch – die Erfahrung gemacht, dass Naturheilkunde, unterstützt durch Mind-Body-Medizin, eine moderne Variante der klassischen Ordnungstherapie, auf seelische Prozesse ähnlich wirkt wie zum Beispiel ein Antidepressivum – mit weniger Nebenwirkungen. Dass unspezifische Therapieansätze bei psychischen Symptomen genauso gut funktionieren wie die aus Psychiatrie oder Verhaltenstherapie, das betont auch der britische Wissenschaftsautor Michael Marshall: „In einer Studie aus dem Jahr 2017 wurden Patienten mit Angst- oder Zwangsstörungen nach dem Zufallsprinzip einer Therapie für ihre spezifische Störung oder einem generalisierten Therapieansatz zugewiesen. Beide Therapien funktionierten gleich gut." Unsere naturheilkundlich ausgerichteten Empfehlungen und Übungen sprechen also Körper und Psyche gleichermaßen an, schärfen die Wahrnehmung für das, was in uns abläuft, und stärken dabei die Widerstandskraft.

Auf die Krisen unserer Welt haben wir nur sehr bedingt Einfluss. Was wir aber tun können, ist, an unserer eigenen Resilienz zu arbeiten. Etwa, wenn es darum geht, mit der Unsicherheit umzugehen, inneren Abstand von Problemen zu gewinnen, die wir momentan nicht lösen können. Oder wenn wir uns gesünder ernähren – denn der Darm spielt eine entscheidende Rolle auch für unsere Psyche. Bewegung hilft nicht nur gegen Depressionen, sondern auch gegen die Angst. Außerdem können wir kognitiv an uns arbeiten und lernen, unsere negativen Gedankenmuster als pure „Hirngespinste" zu enttarnen, denn die wenigsten unserer Befürchtungen treten wirklich ein. Für all das finden Sie in den folgenden Kapiteln den wissenschaftlichen Hintergrund, praktische Anwendungen und Fallbeispiele. Wir müssen lernen, mit der Unsicherheit umzugehen, um gesund zu bleiben – und wir dürfen uns von der Angst nicht lähmen lassen. Das war für mich ein Motiv, dieses Buch zu schreiben. Es soll Ihnen dabei helfen, furchtlos den Dschungel Ihrer persönlichen Ängste zu durchqueren – wenn es sein muss auf Flipflops. Das wünscht Ihnen

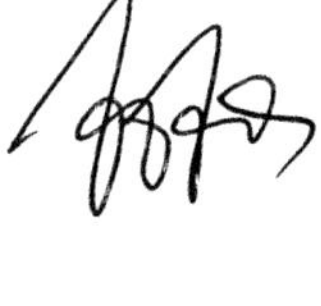

WENN DIE ALARMGLOCKEN SCHRILLEN

Angst zu haben ist keine Schande – auch berühmte Persönlichkeiten und große Denker bleiben davon nicht verschont. Denn Angst ist eines der Urgefühle, die sich im Laufe der Entwicklung der Welt herausgebildet haben, weil sie im Zusammenleben bestimmte Aufgaben erfüllen. Auch der Mann, der als Erster das Wunder der Evolution beschrieb, litt unter massiven Ängsten: Charles Darwin.

Fünf Jahre lang, 1831 bis 1836, fuhr der Naturforscher auf dem Schiff „Beagle" bis an das andere Ende der Welt, nach Feuerland, der Südspitze Südamerikas – ein damals gefährliches und ungemütliches Unterfangen. Diese Reise aber machte Darwin berühmt, denn aus seinen Erlebnissen und Beobachtungen entwickelte er später die Evolutionstheorie. Wieder zu Hause und damit auf sicherem Land angelangt, begann sich der damals 27-Jährige zu verändern: Zwei Jahre später schon ging er kaum mehr aus dem Haus, hatte Angst, über weites Land zu spazieren oder leere Plätze zu überqueren, klagte über Atemnot, plötzliche Weinkrämpfe und Erbrechen. 1838 lehnte Darwin sogar die ehrenvolle Stellung eines Sekretärs der renommierten *Geological Society* ab. Er schrieb entschuldigend: „Seit einiger Zeit bringt mich alles, was mich aufregt, an meine Grenzen und verursacht heftige Rhythmusstörungen an meinem Herzen." Die Ärzte aber suchten vergeblich nach einer Ursache.

Heute sehen Mediziner das so, dass Darwin unter einer ausgeprägten Panikstörung litt, und manche spekulieren sogar, dass sein berühmtes Buch *The Origin of Species* („Der Ursprung der Arten") nicht diese intellektuelle Reife erlangt hätte, wenn sein Autor sich beim Schreiben nicht mehr oder weniger versteckt hätte, in einem Landhaus in Kent und abgeschieden von der Öffentlichkeit. Denn die Angst ist auch ein Ursprung der schöpferischen Kraft des Menschen, so Borwin Bandelow, Senior Scientist an der Klinik für Psychiatrie und Psychotherapie der Universitätsmedizin Göttingen, und einer der führenden Angstforscher Deutschlands. Darwin selbst schrieb in seiner Autobiografie: „Meine schlechte Gesundheit hat mich einige Jahre meines Lebens gekostet, aber sie hat mich vor den Ablenkungen des sozialen Lebens bewahrt."

Darwins revolutionäres Werk begründete das, was wir heute Evolution nennen: die Erkenntnis, dass das Leben auf der Erde sich entsprechend der jeweiligen Lebensbedingungen entwickelt, anpasst und verändert. Alles hat seinen Sinn – Formen und Farben, die Art der Fortpflanzung, die Ernährungsgewohnheiten, das Verhalten. Auch die Gefühle. Welche Bedeutung hatten wohl Angst und Freude, Ekel und Aggression, fragte sich Darwin und legte seinen Besuchern Bilder mit menschlichen Grimassen vor. Es waren fotografische Platten des französischen Neurologen Duchenne (1806 – 1875), der mit elektrischen Impulsen die Gesichtsmuskeln von Probanden stimuliert und so versucht hatte, Gefühle quasi nachzustellen. Diejenigen Ausdrucke, die von den Betrachtern immer wieder ähnlich bewertet wurden, gruppierte Darwin in sogenannte „Grundgefühle". Einige davon existierten anscheinend auch im Tierreich, stellte er fest, denn auch Hunde entblößten ihren Oberkiefer und zeigten ihre Zähne, um beim Gegenüber Furcht auszulösen. Zumindest Wut und Angst schienen also sehr universelle Gefühle zu sein – heute nennt man diejenigen, die über sämtliche kulturelle Grenzen hinweg beobachtet werden, Basisemotionen. Aber den Ursprung seiner eigenen Ängste zu erforschen, das gelang dem Forscher nicht.

Aus heutiger Sicht ist das nicht verwunderlich, denn spezielle Angststörungen, wie sie sich bei Darwin allem Anschein nach ausgeprägt hatten, scheinen häufig unerklärlich. Zu ihrem Charakter gehört, dass ihre Wurzeln tief verborgen in der Biografie liegen und sich auch heute, im Zeitalter der Psychologie und wissenschaftlichen Analyse, nicht immer aufdecken lassen. Doch Angststörungen lassen sich, wie wir später noch sehen werden (siehe Seite 54), auch ohne das genaue Wissen um ihre Ursachen sehr gut behandeln. Das Einüben neuer Denk- und Verhaltensweisen kann die individuellen biografischen Ursprünge der Angst überdecken.

HERZ IN DER HOSE

Welchen Stellenwert die Angst im Leben hat und welche wichtige Rolle ihr die Evolution zugewiesen hat, das wurde erst im 20. Jahrhundert entdeckt. Den Anfang machte der Zoologe und Physiologe Walter Cannon (1871 – 1945), der rund 30 Jahre nach dem Tod Darwins die moderne Stressforschung begründete. An Tieren studierte er die körperlichen Reaktionen auf Bedrohung – nachdem er die massiven traumatischen Folgen des Ersten Weltkriegs an den Soldaten gesehen hatte, ihre Schüttel- und Zitteranfälle. 1915 prägte er den berühmten Begriff der „Fight-or-flight"-Reaktion, einen inneren Alarmzustand des Körpers, der die Bereitschaft zu „Kampf oder Flucht" sichert.

Der Impuls, der dazu führt, ist die Angst. Sie ist ein Überlebensmechanismus in gefährlichen Situationen, eine, wie die Angstforscherin Angelika Erhardt vom Münchner Max-Planck-Institut für Psychiatrie sagt, „normale biologische und überlebenswichtige Reaktion auf bedrohliche, ungewisse und unkontrollierbar erscheinende Situationen und Ereignisse". Allerdings kann das Verhalten, das aus der Angst folgt, zum Problem werden: Dazu zählen Aggression und Reizbarkeit (Kampf), Rückzug und Vermeidung (Flucht) oder auch Erstarren (*Freeze*). Diese Reaktionen können in einer akuten Bedrohung Sinn machen. Wenn sie sich aber verstetigen, über die aktuelle Bedrohung hinaus, werden sie zu einer erheblichen Belastung im Alltag. Auch für die Gesundheit.

Kurzfristig führen Angst wie Stress zu einer erhöhten Leistungsbereitschaft von Körper und Geist. Der Organismus wandelt sich in

Bruchteilen von Sekunden – die Nervenbahnen werden elektrisiert, der Blutdruck steigt, damit das Herz schneller schlagen kann, die Muskeln spannen sich an, Kaskaden von Botenstoffen werden freigesetzt. Flucht oder Kampf erfordern Höchstleistungen, so wird das Blut an die Peripherie des Körpers, in Beine und Arme gelenkt, damit sie aktiv werden können. Die Energie liefert ein erhöhter Blutzuckerspiegel, während die Verdauung erst einmal warten muss. Schweiß bricht aus – das mag in Urzeiten verhindert haben, dass der Gegner gut zupacken konnte. Die Empfindlichkeit gegenüber Schmerz wird herabgesetzt. Gleichzeitig wird ein Teil der Pfade im Gehirn blockiert, die wir zum Nachdenken brauchen. Keine Zeit jetzt: Setz dich zur Wehr oder rette dich!

Viele dieser Reaktionen werden Sie von eigenen Angstanfällen kennen: Wenn Sie durch einen Moment der Unachtsamkeit fast einen Unfall auf der Autobahn verursacht hätten und ihnen hinterher gefühlt das Herz in die Hose rutscht. Wenn Sie im Wartezimmer des Radiologen sitzen und auf das Ergebnis der Mammographie oder des Prostatascans warten. Oder wenn Sie in einer schwierigen Situation Mut bewiesen haben, aber jetzt Ihre Knie zittern.

Wie so häufig im Leben kommt es auch bei der Angst auf die Dosis an: Eine mittlere Angststärke erhöht, zum Beispiel bei Prüfungen, die Aufmerksamkeit und Leistungsbereitschaft des Gehirns und senkt die Fehlerrate. In extremen, aber seltenen Fällen kann Angst aber auch tödlich sein. Adrenalin, ein Stresshormon, das in den Nebennieren gebildet wird und die Energiereserven im Körper mobilisiert, versorgt den Herzmuskel mit Kalzium. Das aber kann in Einzelfällen zu Kammerflimmern führen – einer gefährlichen Form der Herzrhythmusstörung.

ZUSAMMENHANG VON ANGST UND LEISTUNG

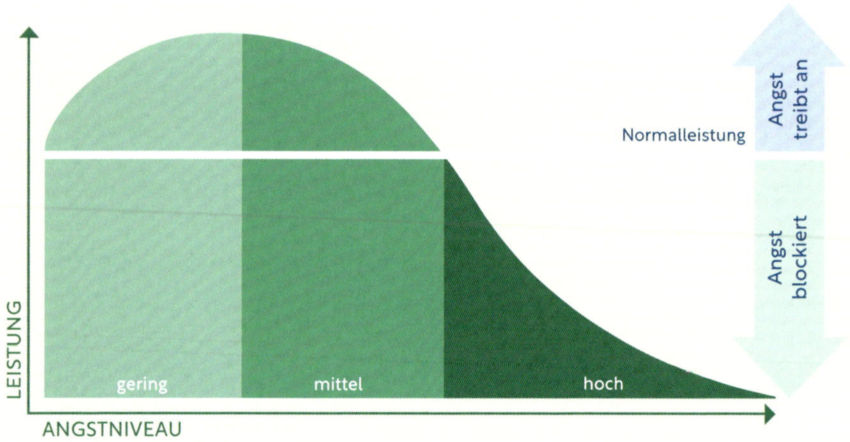

Angst verursacht Aufregung: In geringen Dosen kann das – wie Lampenfieber vor einem Auftritt – die Leistung steigern. Übersteigt die Angst aber ein bestimmtes Niveau, dann bricht sie zusammen.

DIE GRENZEN DER ANGST

Angst ist sinnvoll – sie hilft uns wie Stress dabei, uns an Herausforderungen anzupassen, um sie bewältigen zu können. Doch wir können uns an sie gewöhnen, sie nimmt mit der Zeit automatisch ab. Diese Tatsache macht sich die Expositionstherapie zunutze. Im Normalfall hält eine als Bedrohung empfundene Situation nicht allzu lange an und die Angst klingt ab. Bei Tieren funktioniert das wunderbar. Wenn in der Serengeti eine Löwin ein Zebra geschlagen hat und sich mit ihrem Rudel über die Beute hermacht, dann grast die übrige gestreifte Herde schon wieder friedlich in Sichtweite von den Raubtieren. Denn wenn sich Wildtiere im ewigen Kreislauf von Fressen und Gefressenwerden ständig Sorgen machten, welche Gefahr ihnen als Nächstes drohen könnte, würden sie krank und erst recht anfällig für Raubtiere.

Auch beim Menschen hat das Angstsystem, wie Wissenschaftler das Zusammenspiel von Kopf und Körper nennen, nicht endlos Energie für seine Aufrechterhaltung. Ich konnte das am eigenen Leib erleben, als ich einmal nach China flog. Ein tropischer Sturm kündigte sich mitten in der Nacht an, der nicht ausreichend umflogen werden konnte. Das Flugpersonal musste alle Reisenden aufwecken und zum Anschnallen bewegen. Größere Koffer wurden aus den Gepäckfächern über den Köpfen genommen und das Kino wurde in Gang gesetzt, um für Ablenkung zu sorgen und Panik zu vermeiden. Ausgerechnet zum „Fluch der Karibik" kämpfte sich das Flugzeug wie die Piraten auf hoher See durch den Sturm. Alle waren nervös. Das Ganze dauerte ungefähr vier Stunden und die ersten zwei davon hatte ich wirklich auch selbst Mühe, die Nerven zu behalten. Doch dann gewöhnte ich mich an die Turbulenzen und spürte, dass der Körper irgendwann den Alarmmechanismus abschaltete, weil es einfach zu anstrengend war, permanent Angst zu haben. Diese Reaktion, die Habituation, ist auch der Kern der Expositionstherapie, mit der Angststörungen behandelt werden. Im Schutz der Therapie lernen die Patienten: Die Angst kann nicht ins Unendliche steigen. Es gibt ein natürliches Plateau; danach bessern sich die körperlichen Symptome. Dabei lernt das Gehirn: Der Angstreiz ist handhabbar.

BAD NEWS ARE GOOD NEWS

Anders als viele Tiere erinnern wir Menschen uns an den Schreck. Wir speichern ihn ab, und zwar nicht nur im Gehirn, sondern im gesamten Körper. Das mag auf den ersten Blick Sinn ergeben, weil es uns auf künftige Bedrohungen vorbereitet. Doch das Fatale dabei ist, dass unser Körpergedächtnis vor allem die Signale der Gefahr erinnert und weniger die Erleichterung, entkommen zu sein. Negative Gefühle sind als Warnsignale wichtiger für unser Überleben. Sie dringen leichter zu uns durch – so machen auch die Medien nach diesem Prinzip Auflage oder sie ernten Klicks: „Bad news are good news". Wenn ein Asteroid wie im Jahr 2018 auf die Erde stürzt, in der Erdatmosphäre aber verglüht, ist das keine riesige Schlagzeile. Es ist ja schließlich noch mal gut gegangen. Doch die geringsten Anlässe reichen für die Medien aus, um mit Schreckensmeldungen Absatz zu machen oder Klicks zu kreieren. Deshalb tragen die Medien entscheidend zum Angstniveau unserer Gesellschaft bei, was auch zahlreiche Studien belegen (siehe Seite 32).

Auch schwere emotionale Erfahrungen wie Trauer und Verlust lösen Ängste und Stress aus und führen unter Umständen, die noch nicht genau geklärt sind, zu einem krampfartigen Zusammenziehen des Herzens, das zuerst in Japan als „Tintenfisch"-Herz beschrieben wurde und bei Nichtbehandlung tödlich enden kann. Im Gegensatz zum Infarkt hinterlässt ein solcher Vorfall, rechtzeitig behandelt, keine Gewebsschäden am Herzmuskel. Bei den allermeisten Menschen führt aber nicht die Angst selbst, sondern vielmehr der Versuch, sie zu kontrollieren (zum Beispiel durch Vermeidung) zu Problemen. So haben Menschen während einer akuten Panikattacke das furchtbare Gefühl, dass sie jeden Moment sterben werden, einfach, weil sich ihr Zustand so bedrohlich anfühlt. Selbst wenn sie gerade eine Therapie machen, würden sie am liebsten abbrechen. Flucht scheint ihnen der einzige Ausweg. Deshalb ist es ganz wichtig, immer wieder zu betonen: „Angst ist sehr unangenehm, aber nicht tödlich."

AUSWEICHEN? STANDHALTEN?

Wer Flugangst hat, muss hoffentlich nicht fliegen – manchen Angstauslösern kann man auch einfach aus dem Weg gehen. Dabei fällt mir ein afrikanischer Freund ein, dessen Großmutter noch Heilerin in einem Dorf in Tansania war. „Wenn ich das Gefühl habe, dass ich nicht über diese Brücke gehen soll, dann tue ich das nicht", sagt er schlicht. „Bis ich dann denke, jetzt geht es wieder." Es würde ihm gar nicht in den Sinn kommen, sein Gefühl infrage zu stellen – auch wenn die Brücke in seiner Abwesenheit nicht eingestürzt ist, es also im Nachhinein gesehen keinerlei logischen Grund gab, ihr fernzubleiben. Er vertraut einfach seinem Instinkt, ohne sich den Kopf zu zermartern, ob das vernünftig ist.

In unserer westlichen Industriegesellschaft allerdings löst Angst Scham aus, denn wir sind aufgefordert, die Welt rational zu verstehen. Also versuchen wir im Zweifelsfall, tapfer zu sein – wie Ex-Bundeskanzlerin Angela Merkel, die Angst vor Hunden hat, seit sie als Kind gebissen wurde. Der russische Präsident Wladimir Putin konnte sie mit seinem schwarzen Labrador, den er bei ihrem Staatsbesuch ohne Leine laufen ließ, nicht aus dem Konzept bringen, obwohl sie sich sichtbar unwohl fühlte. Sie wollte seine Strategie, sie zu verunsichern, vereiteln, erzählte sie später in einem Interview. Denn Putin war sehr wohl über ihre Hundeangst informiert und hatte ihr bei einem früheren Besuch auch schon mal einen Stoffhund geschenkt, als kleine Anspielung. Hohe Staatsämter sind eine eigene Art von Expositionstherapie. Angstauslöser zu vermeiden, kann im Zweifelsfall aber auch zu großen Problemen führen, zum Beispiel für Menschen mit Zahnarztangst. Ihre Gesundheit ist ernsthaft bedroht, wenn ihr Mund nicht regelmäßig saniert wird, ähnlich wie bei Patienten, die den Arzt meiden, weil sie Angst vor Spritzen haben und kein Blut sehen können. Das Münchner Max-Planck-Institut für Psychiatrie hat deshalb eine eigene Sprechstunde für solche Menschen eingerichtet.

VERTRAUEN ZUR WELT

Angst ist, weiß man heute, ein wichtiger Faktor der Persönlichkeitsentwicklung. Wir sind bei der Geburt noch lange nicht ausgereift und müssen erst lernen, Vertrauen zur Welt zu fassen. Die Angst und die Erfahrung, sie immer wieder bewältigt zu haben, helfen uns dabei, Sicherheit zu entwickeln. Ein Kleinkind muss zum Beispiel damit fertigwerden, dass es seine Mutter nicht ständig vor Augen hat. Das kann durchaus lustvoll sein. Aus Experimenten weiß man, dass die Kleinen vor Freude giggeln, wenn die Mutter sich etwas vor das Gesicht hält und dann aber gleich wieder daneben hervorschaut und sich zeigt. Die Wahrnehmung des Kindes wechselt dann zwischen dem angsterregenden Reiz und der Erfahrung, dass doch alles gut ist – der wohlige Schauer ist durchaus mit der Faszination eines spannenden Films oder Buchs bei Erwachsenen zu vergleichen. Befinden sich die Kleinkinder aber nicht zu Hause in ihrer gewohnten Umgebung, sondern zum Beispiel im Wartezimmer eines Arztes, dann überwiegt der Wunsch nach Sicherheit und sie beginnen bei dem Versteckspiel zu weinen.

Ungefähr im Alter von drei Jahren, also auch mit wachsender Unabhängigkeit von der Mutter, ändern sich die Themen der Kindheit – jetzt rücken die Kräfte der Natur in den Mittelpunkt der Ängste: Dunkelheit,

ENTWICKLUNG DES FURCHT- UND ANGSTSYSTEMS IN DER KINDHEIT

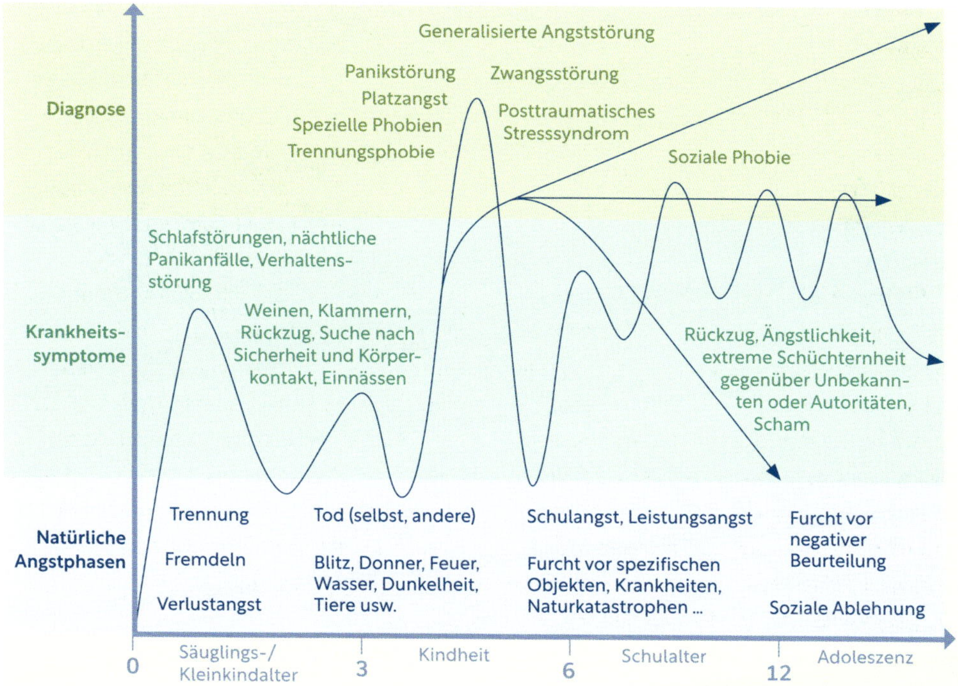

Können Ängste im Laufe der Entwicklung nicht bewältigt und überwunden werden, verstetigen sich Symptome und werden zur Krankheit. Die Peaks der Kurve zeigen, in welchem Alter Ängste besonders häufig und problematisch sind und wann sich entscheidet, ob Angststörungen abklingen, stabil bleiben oder sogar immer schlimmer werden.

Blitz und Donner, Tiere wie Schlangen und auch der Tod. Ab dem Schulalter beginnen dann soziale Ängste, die Furcht vor negativer Beurteilung und Versagensängste. Können diese natürlichen Phasen durch ungünstige Umstände des Aufwachsens nicht angemessen bewältigt werden, etwa weil Kinder keine Sicherheit in ihrer Familie finden, Trennungen oder Missbrauch erleben, entwickeln sich unter Umständen chronische Angsterkrankungen, wie die Grafik auf Seite 11 zeigt.

Die Bewältigung der natürlichen Angstphasen in der Kindheit ist eine wichtige Voraussetzung, um später mit Ängsten klarzukommen. Wegen dieser Entwicklungsgeschichte gehören sie auch zu den ersten psychischen Leiden im Leben, noch vor Depression oder Sucht, allen voran die Phobien. Bei Kindern kann sich schon übersteigerte Trennungsangst zeigen, manche hören als Reaktion auf eine belastende Situation auf zu sprechen (Mutismus). Schulverweigerung kann ebenfalls Zeichen einer Angststörung sein. Kinder müssen in ihren Angstphasen ernst genommen und liebevoll begleitet werden. Ein „Reiß-dich-zusammen" oder „Das ist doch Quatsch" sind hier nicht angebracht. Harte Erziehungsmethoden, konnten Wissenschaftler von den Universitäten Montreal und Stanford zeigen, verändern das Gehirn auf negative Weise. Der präfrontale Cortex, die Großhirnrinde, ist dann vergrößert. Die Amygdala hingegen, Teil des Emotionszen-

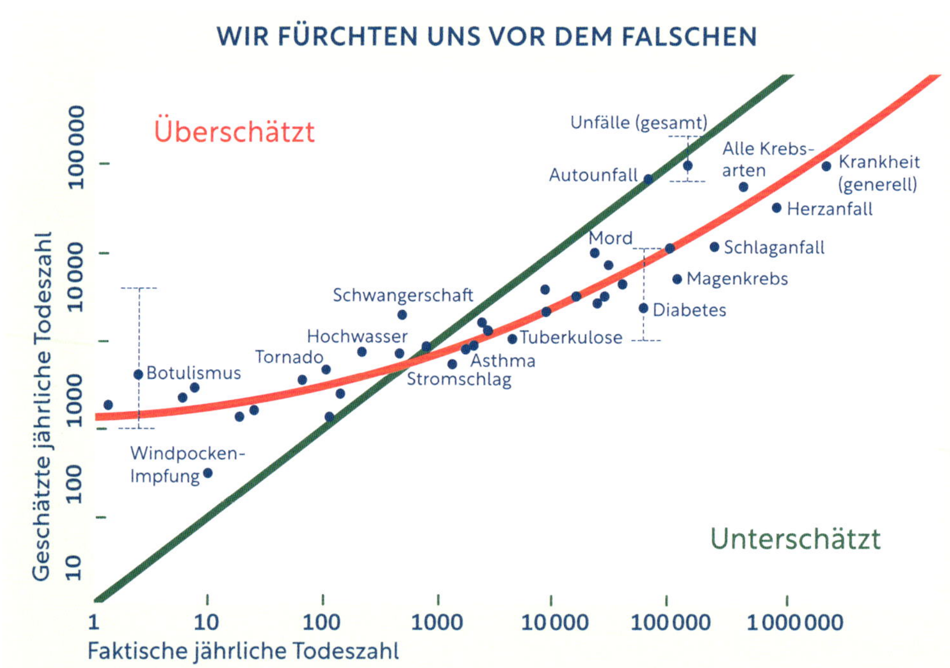

Seltene Gefahren wie Botulismus oder ein Tornado werden überschätzt, häufige Todesursachen wie Diabetes unterschätzt. (Quelle: Slovic/Fischhoff/Lichtenstein 1982)

trums, schrumpft, was man auch bei misshandelten Kindern findet. 16 Jahre lang verfolgten die Forscher die Kinder und Jugendlichen und konnten den Zusammenhang ihrer emotionalen Entwicklung mit dem Erziehungsstil belegen. Wenn die Fähigkeit zur Gefühlsregulation beeinträchtigt ist, wirkt sich das in jedem Fall auch negativ auf die geistige Gesundheit aus.

ÜBERSCHÄTZTE RISIKEN

Neue, schwer einschätzbare Gefahren, für die wir noch keinen Bewältigungsmechanismus ausbilden konnten, machen uns auch als Erwachsene noch mehr Angst als bekannte Risiken. So hält das Covid-19-Virus seit Jahren weltweit Wirtschaft und Gesellschaft in seinem Bann. Dabei rückt in den Hintergrund, dass es in Wirklichkeit immer noch Herz-Kreislauf-Krankheiten sind, welche die meisten Todesopfer fordern. Trotz dieser Gefahr sind die Einweisungen wegen eines Koronarsyndroms in Pandemiezeiten um 25 Prozent zurückgegangen, die Angst vor Ansteckung war – fälschlicherweise – größer. Bei denjenigen Herzpatienten, die trotzdem in eine Klinik kamen, waren die Verläufe entsprechend schwerer als sonst. So ist die Zahl der Verkehrstoten in den USA im Jahr nach den Angriffen auf das World Trade Center mit vier Prozent deutlich angestiegen – weil Reisende Angst vor dem Fliegen hatten. Dabei ist das Risiko, bei einem Autounfall zu sterben, viel größer als bei jedem anderen Verkehrsmittel. Doch unser Eindruck, eine Situation kontrollieren zu können, lässt uns Gefahren unterschätzen. Flugzeuge sind statistisch gesehen am sichersten, aber wir fühlen uns nicht so, weil wir uns dem Piloten und seiner Maschine ausliefern müssen. Die empfundene Hilflosigkeit ist also ein wichtiger Faktor bei der Angst – und ein möglicher Ansatzpunkt für eine Therapie dagegen. Auch wer denkt, er könne viel verlieren, reagiert schneller ängstlich. Menschen in hoch entwickelten, wohlhabenden Gesellschaften wie der unseren haben deshalb tendenziell mehr Angst als diejenigen auf der Welt, die wirklich um ihre Existenz ringen, so Ortwin Renn, vormals wissenschaftlicher Direktor des Instituts für transformative Nachhaltigkeitsforschung (IASS) in Potsdam. Auch Verlusterfahrungen, Konflikte und Krankheiten sowie negative Denkmuster wirken auf das individuelle Angstniveau ein.

DIE ROLLE DES GEHIRNS

Was passiert im Körper, wenn wir Angst haben? So ganz genau ist das immer noch nicht entschlüsselt – auch weil das Gehirn als zentrales Organ unendlich komplex ist. Außerdem gibt es unterschiedliche Pfade, auf denen die Angst sich Bahn bricht. Fest steht jedoch: Angst beginnt nicht im Kopf, sondern im Körper – mit einer Signalkette von Empfindungen, die dann vom Gehirn als Angst interpretiert werden. Ein erschreckender Anblick oder ein alarmierendes Geräusch werden über die Sinnesorgane wahrgenommen und über Nervenbahnen an die Amygdala gemeldet. Diese wegen ihrer Form auch Mandelkern genannte Region in der Mitte des Gehirns ist eine der entwicklungsgeschichtlich ältesten Regionen, unser „Reptiliengehirn“. Das ist zuständig für instinkthafte Impulse: Wut, Ekel, Sexualität, vor allem aber auch Furcht.

Bevor wir auch nur einen klaren Gedanken fassen können, hat die Amygdala schon unseren Körper in Aufruhr versetzt. Sie aktiviert Stresssignal-Pfade in Hypothalamus und Hirnstamm, was dazu führt, dass große Mengen an Noradrenalin und Dopamin ausgeschüttet werden, zwei aktivierende Botenstoffe, die unter anderem für Bewegung, Koordination und Konzentration zuständig sind. Das hat unmittelbaren Einfluss auf die Großhirnrinde und schwächt ihre Kontrolle, denn eigentlich soll sie Eindrücke bewerten und entsprechend einordnen. Ohne diesen Filter aber übernimmt die Amygdala das Kommando und verstärkt den Zirkel der Angst. Wir reagieren intuitiv anstatt überlegt. Wir zucken zusammen, das Herz klopft schneller, die Muskeln spannen sich an. Das alles geschieht in 30 bis 45 Millisekunden, also im Bruchteil einer Sekunde. Vielleicht ist das alles aber auch falscher Alarm, die Schlange war nur ein morscher Zweig – die Amygdala ist nicht für Präzision gemacht, sondern für Schnelligkeit. Lieber einmal zu viel erschrocken, als einmal zu wenig – ist die Logik der Evolution.

Nimmt die Angst nicht überhand, laufen Warnsignale über einen zweiten, langsameren Weg zur Hirnrinde (frontaler Cortex). Dort sitzen die Zentren für Bewertung und Erinnerung. Sie stellen fest, ob die ganze Aufregung überhaupt Sinn macht, ordnen den Impuls in vergangene Erfahrungen ein und schließen daraus, wie lange die Bedrohung anhalten könnte. Wenn die Situationsanalyse etwas verändert, senden diese Nervenzellen ein Signal an die Amygdala mit der Aufforderung, sich nun wieder zu beruhigen. Das unbewusste Nervensystem schaltet auf Entspannung. Sollte es zumindest. Es gibt aber Fälle, wo die Amygdala überaktiv bleibt, wie man zum Beispiel bei Menschen mit einer posttraumatischen Belastungsstörung festgestellt hat. Auch kann der Signalweg zwischen ihr und der Hirnrinde gestört sein. Dann wird die Angst chronisch.

Die Amygdala speichert, vermutet man, Erfahrungen aus der persönlichen Angstbiografie der frühen Lebensphase. In der sind noch keine Erinnerungen, wie wir sie aus unserem späteren Leben kennen, möglich, weil der dafür zuständige Hippocampus noch nicht ausgereift ist. Im Alter bis zu drei Jahren werden also ganz wichtige Grundlagen für die Bereitschaft zur Ängstlichkeit gelegt und auch solche, die rational schwer zugänglich und nicht leicht veränderbar sind. Außerdem gibt es noch eine wichtige kleine, faserhaltige Struktur zwischen Amygdala und dem benachbarten Hippocampus. Ihr Nukleus (BNST: *bed nucleus of the stria terminalis*) wird bei einer längeren, mehr als zehn Minuten anhaltenden Angstphase aktiviert und scheint bei der Gefahrenanalyse wichtig zu sein.

DAS ANGSTGLÜCK

Menschen mit Fehlbildungen oder Verletzungen an der Amygdala können zum Beispiel ängstliche Gesichtsausdrücke bei anderen nicht identifizieren. Der Hippocampus daneben ist eine wichtige Schaltstelle. Er merkt sich den Kontext einer angstauslösenden Situation und ist wichtig für Erfahrungslernen und Konditionierung. Unter anderem liegen dort auch Speed-Zellen, die die Lust an der Angst befeuern, den „Thrill", wie das der ungarische Psychologe Michael Balint nannte. Millionen Menschen lassen sich zum Beispiel freiwillig auf Achterbahnsitzen oder ähnlichen Fahrwerken fixieren, um dann in 2,5 Sekunden auf angsterregende 100 Stundenkilometer beschleunigt zu werden. Die Erwartung des freien Falls nach einer nervenaufreibend langsamen Bergfahrt der Achterbahn lässt Stresshormone wie Adrenalin und Endorphine im Blut explodieren und löst einen Kick aus, der bei manchen Menschen zur Sucht wird. Das ist das schon bei Kindern (siehe Seite 11) beschriebene „Angstglück", nur diesmal für Erwachsene. Es verwirklicht sich zum Beispiel auch in der Faszination für moderne Risikosportarten wie Basejumping oder Freeclimbing. Balint interpretierte das als Loslösung von geliebten Objekten: Besser sich selbst aktiv mit der Unsicherheit zu konfrontieren, als von anderen abhängig zu sein und dann vielleicht im Stich gelassen zu werden.

INNERE ALARMZUSTÄNDE

Das Erregungsmuster der Angst ist außerdem dem der Freude sehr ähnlich. Vermittelt wird es über das vegetative Nervensystem. Im akuten Fall aktiviert der Sympathikus das Nebennierenmark, das innerhalb von Sekunden eine Mischung von 80 Prozent Adrenalin und 20 Prozent Noradrenalin ausschüttet: Alarmhormone. Normalerweise werden sie regelmäßig in kleinen Dosen in die Blutbahn abgegeben. Im akuten Angstanfall aber sind sie verantwortlich für die rasche Steigerung der Leistungsbereitschaft, das Herzrasen und die Erhöhung des Blutzuckers.

Bei chronischem Stress oder länger anhaltenden Angstzuständen produziert der Hypothalamus, ein Teil des Zwischenhirns, zunächst CRH, das Corticotropin-Releasing-

KÖRPERLICHE ANGSTSYMPTOME

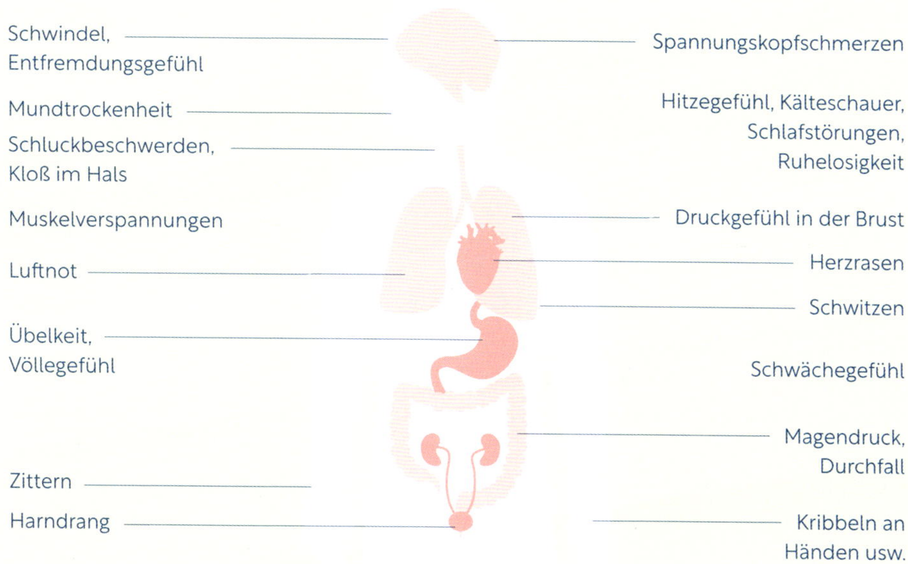

Hormon. Es stimuliert die Hirnanhangdrüse (Hypophyse) zur Ausschüttung von ACTH (Adrenocorticotropes Hormon). ACTH wiederum regt die Nebennierenrinde zur Produktion der Botenstoffe Glucocorticoide an, etwa Cortisol und Cortison. Sie wirken auf den Fett-, Kohlenhydrat- und Eiweißstoffwechsel. Um die Angstreaktion wieder abklingen zu lassen, werden spezielle Nervenzellen aktiv, die Gamma-Aminobuttersäure (GABA) abgeben, eine Transmittersubstanz für die Kommunikation zwischen den Nerven. Ist die GABA-Dosis zu schwach, kann es zu extremen Angstzuständen wie Phobien oder posttraumatischem Stress kommen.
In jedem Fall wirkt es sich negativ aus, wenn sich Ängste nicht abbauen können. Die Folgen sind weitreichend: Es kommt zu Spannungskopfschmerz, Schlafproblemen, Lern- und Konzentrationsstörungen, Depressionen, Ruhelosigkeit, Reizbarkeit, Verstopfung oder sexuellen Funktionsstörungen.

Die beschriebenen Botenstoff-Signalketten sind aber nur ein Ausdruck von dem, was Gefühle mit uns machen. Man kann Angst oder

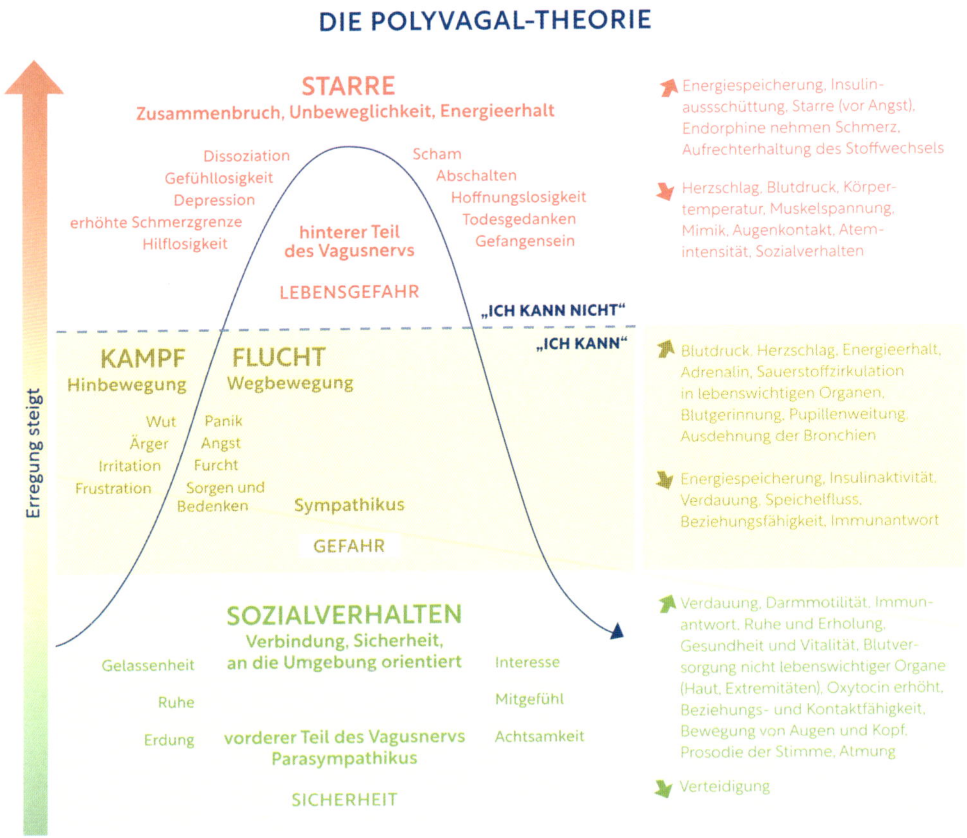

Der Neurowissenschaftler Stephen Porges geht davon aus, dass das autonome Nervensystem ständig die Umwelt auf Warnsignale screent und entsprechend reagiert.

auch Depression nicht nur mit einem Ungleichgewicht von Transmittersubstanzen erklären. So haben sich Forscher lange gefragt, ob die Angst den Körper verändert oder ob umgekehrt körperliche Veränderungen wie etwa Schmerz Angst auslösen. Heute weiß man, dass Körper und Gefühl sehr eng und mehrfach miteinander vernetzt sind – über Instinkte, Impulse, aber auch Prägung, Reflexion und Willen.

DIE DREI NERVENSYSTEME DER POLYVAGAL-THEORIE

Der amerikanische Neurowissenschaftler und Psychiater Stephen W. Porges, Psychiatrieprofessor an der Universität von North Carolina, hat bereits in den 1990er-Jahren eine erweiterte und teilweise andere Sicht auf Stresszustände des Nervensystems postuliert: die Polyvagal-Theorie. Bis heute gibt es keinen wissenschaftlichen Konsens darüber, aber viele ihrer Aussagen machen meiner Meinung und Beobachtung nach Sinn. Im autonomen Nervensystem gibt es zwei zentrale Reizleitungen: den Sympathikus, zuständig für Erregung, und den beruhigenden Parasympathikus. Zu diesem gehört als größter Nerv der Vagusnerv, der weit über den gesamten Körper verlaufend sehr viele wichtige Steuerfunktionen hat, unbewusste wie bewusste.

Porges geht nun davon aus, dass es nicht zwei, sondern drei Schaltkreise gibt, die unterschiedliche Aufgaben erfüllen. Der erste ist von dem jüngeren (vorderen) parasympathischen Ast bestimmt und für ein Gefühl der Sicherheit zuständig. Er erlaubt, dass wir rasch auf unser Umfeld eingehen und mit anderen Menschen in Beziehung treten können. Er regelt auch unsere Herzfrequenz in positiver Weise. Porges hat die These, dass unser Nervensystem – für uns größtenteils unbewusst – permanent unsere Umwelt screent. Wenn es dabei Anzeichen für Bedrohungen wahrnimmt, schaltet der Organismus auf das zweite Nervensystem, den Sympathikus, um. Der aktiviert den Körper – und ist verantwortlich für die klassische Stressreaktion, die wir alle kennen. Jetzt befinden wir uns in der bereits beschriebenen „Fight-or-flight"-Reaktion (siehe Seite 7).

Wird die Bedrohung als lebensbedrohlich eingeschätzt oder werden durch bestimmte Signale traumatische Erinnerungen getriggert, so Porges, dann tritt der ältere, hintere parasympathische Ast des Vagusnervs in Aktion: Als letzten Ausweg legt er alles lahm, eine Art Notabschaltung, die Körper und Geist schützen soll. Tiere stellen sich tot, wir Menschen erstarren körperlich oder fallen auch in Ohnmacht. Das ist das *Freeze*-Stadium. Es kann auch als Folge einer Fehlwahrnehmung eintreten. Porges hat einige Vorschläge gemacht, wie man über die Stärkung des vorderen Astes des Vagusnervs übersteigerte Ängste zurückdrängen kann, und einige seiner Erkenntnisse sind in das Übungsprogramm dieses Buches eingegangen. Besonders wichtig dabei sind soziale Interaktion und Zuwendung: Sie wirken unter anderem positiv auf die Herztätigkeit und damit auch beruhigend.

GESTÖRTE WARNSYSTEME

Wenn wir Angst haben – wann ist das eine „normale biologische Reaktion" auf bestimmte Umstände und wann wird die Angst zum Problem? Wenn anhaltende bzw. wiederkehrende exzessive, übertriebene Angstreaktionen auftreten beim Fehlen einer wirklichen äußeren Bedrohung, bezeichnet man das als „Angststörung". Viele Menschen, rund 15 Prozent der Bevölkerung – also fast jeder Sechste –, sind davon in Deutschland in der einen oder anderen Weise jährlich betroffen. Etwa die Hälfte davon leidet unter Phobien, akuter Angst vor bestimmten Objekten oder bestimmten Situationen.

Spinnen und Käfer krabbeln auf Platz eins der Hitliste der Angstauslöser herum, so eine etwas ältere Umfrage von 2016: Mehr als jeder Vierte reagiert mit Entsetzen auf die Vielbeinigen. Falls Sie dazuzählen, müssen Sie sich nicht genieren: Die Angst vor Spinnen, Schlangen und auch großen Höhen scheint uns angeboren zu sein. Nur manche Menschen stecken das besser weg und verlieren diesen Widerwillen. Bei Kleinkindern hat man zum Beispiel beobachtet, dass sie vor Tiefe zurückschrecken. Als neben dem festen Untergrund, auf dem sie sich bewegten, eine durchsichtige Glasplatte angebracht wurde, die zeigte, dass der sichere Fußboden ein großes Stück weg war, krabbelten sie schnell in die andere Richtung. Solches Verhalten führt der US-amerikanische Psychologe Martin Seligman auf ein Erbe aus der Evolution zurück, auf die gespeicherte Erinnerung an Gefahren der archaischen Urzeit – Abgründe, die zum Beispiel noch heute dazu führen, dass manche Menschen ungern in ein Flugzeug steigen.

DAS ANGST-GEN

Aus evolutionärer Sicht können Ängste sowohl kulturell überliefert (wie früher die Furcht vor Hexen) als auch vererbt werden. So spielt die Genetik, zeigen Zwillingsstudien, eine gewisse Rolle bei sogenannten Panikstörungen, wo plötzlich massive Angst ohne erkennbaren Auslöser auftritt. Bis zu 15 Prozent der Bevölkerung erleben mindestens einmal in ihrem Leben eine solche Attacke. Bei bis zu drei Prozent wachsen sich diese Anfälle zu einer Panikstörung aus. Genetisch beeinflusst werden insgesamt bis zu 50 Prozent aller Angststörungen. Das heißt aber noch nicht, dass sie automatisch vererbt werden. Die Betroffenen tragen in ihrem Erbgut codiert lediglich eine besondere Empfindsamkeit, die aber durch die Lebensumstände positiv oder negativ beeinflusst werden kann. „Die Angst-Gene schlafen gewissermaßen", so Katharina Domschke, ärztliche Direktorin der Klinik für Psychiatrie und Psychotherapie am Universitätsklinikum Freiburg. „Sie haben eine Art chemische Schlafmütze aufgesetzt, die sie schützt." Man nennt das „methyliert". Diese Mützen könnten aber „abrutschen", wenn Familienkonflikte schwelen, bei Mobbing, Trennungen oder Todesfällen. Innerhalb von Stunden könne die Angst wachgerufen werden, vermittelt vermutlich über das Stresshormon Cortisol.

Im Tierversuch kann man das zeigen: Der Neurogastroenterologe René van den Wijngaard von der Universität Amsterdam machte ein Experiment mit Rattenbabys: Er nahm sie, als sie noch gesäugt wurden, täglich eine Stunde ihrer Mutter weg. Das versetzte die Tiere in Angst und Not. Diese negative Erfahrung blieb im Körper gespeichert, auch als die Jungtiere erwachsen wurden. Sie reagierten weiterhin sensibel auf Stress. Diese Sensibilität gegenüber Erregbarkeit wurde, so zeigte sich in der nächsten Rattengeneration, weitervererbt. Bei als Kinder vernachlässigten Menschen konnte man zeigen, dass sie weniger des Hormons Oxytocin in ihrem Blut tragen und sich dadurch auch als Erwachsene schwerer tun, Bindungen einzugehen. Auch das macht sie anfälliger für ein emotionales Ungleichgewicht.

MÄUSE MIT MUT

Im Laborversuch mit Nagetieren fand sich auch ein anderer interessanter Befund: Keimfrei gezüchtete Mäuse, deren Darm also nicht von Mikroorganismen besiedelt war, waren deutlich mutiger als ihre Artgenossen, die über ein normales Mikrobiom verfügten. Das zeigten der Immunologe Sven Pettersson und die Neurowissenschaftlerin Rochellys Diaz Hejtz vom Stockholmer Karolinska-Institut. Die sterilen Mäuse änderten auch dann ihr Verhalten nicht, wenn sie in eine normale Umgebung wechselten. Erst ihr Nachwuchs zeigte wieder das artgerechte vorsichtige Verhalten. Die Forscher schlossen daraus, dass die Bakterien im Darm die Entwicklung des Gehirns mit beeinflussen. Sie stellten nämlich dort bei den keimfreien Mäusen eine höhere Aktivität der Botenstoffe fest, unter anderem des sogenannten „Glückshormons" Serotonin. Im Plasma der männlichen Tiere fand sich auch mehr Tryptophan, die Vorläufersubstanz von Serotonin, vermutlich, weil dieser Vorläufer-Botenstoff im Darm nicht von Bakterien abgebaut wurde.

DIE ANGST AUS DEM BAUCH

Die Neurogastroenterologie untersucht die Verbindung des umfangreichen Nervennetzes im Darm (das sogenannte „Bauchhirn") mit den Gefühlsregionen im anderen Gehirn. Man weiß, dass Angst und innere Anspannung über die Ausschüttung von Stresshormonen das umfangreiche Nervennetz im Unterleib aktivieren. In der Folge erhöht sich die Schmerzempfindlichkeit und die Darmbewegungen nehmen zu. Stress befördert auch Krankheiten wie den Reizdarm, Colitis ulcerosa oder Morbus Crohn. Nicht ohne Grund beschreibt man Angst umgangssprachlich auch mit „Schiss haben".

Doch umgekehrt kann die Angst eben auch vom Bauch ausgehen. So machen sich Veränderungen im Kosmos der Darmbakterien auch im Kopf bemerkbar: Ängstliche Mäuse werden mutiger, wenn man den Stuhl mutigerer Mäusestämme auf sie überträgt. Vermittelt werden diese emotionalen Veränderungen anscheinend über chemische Signale der Bakterien, die über die Darm-Hirn-Achse, überwiegend Teil des Vagusnervs (siehe Seite 16), übertragen werden.

Zwei Metaanalysen, also kritische Auswertungen der Ergebnisse früherer Studien, stellten fest, dass die Verbindung zwischen Kopf und Bauch in beide Richtungen funktioniert (allerdings verlaufen deutlich mehr Signale aus der Leibesmitte nach oben als umgekehrt). Ungeklärt ist dabei aber, ob die Angst eine Folge körperlicher Prozesse sei oder deren Auslöser. Wenn Sie mich fragen, sind Psyche, Nerven- und Immunsystem so eng miteinander vernetzt, dass man keine klare Unterscheidung finden wird. Reizdarmsymptome, aber auch andere chronische Erkrankungen, bei denen immunologische Prozesse eine zentrale Rolle spielen, gehen oft mit Angsterkrankungen (und auch Depressionen) einher (siehe Seite 117). Hier

AUS MEINER PRAXIS

Eine ehemalige Ärztin, seit rund 15 Jahren pensioniert, hat seit Beginn der Covid-19-Pandemie zunehmend ihre sozialen Kontakte eingestellt. In der ersten Phase der Infektionskrankheit schien das vernünftig, sie und ihr zehn Jahre älterer Mann gehören altersbedingt zu einer Hochrisikogruppe. Doch inzwischen sind beide, im Kern gesund und intellektuell rege, dreimal geimpft, aber die Frau verlässt das Haus so gut wie nie. Ihr Mann sorgt für die Einkäufe, das Essen und kümmert sich um die wenigen Außenkontakte. Inzwischen fehlen beiden ihre üblichen Rituale, vor allem die regelmäßigen Konzert- und Theaterbesuche, aber auch die gesellschaftlichen Kontakte. Die Kinder und Enkel leben weit entfernt, doch Autofahren tun beide nicht mehr und in ein volles Zugabteil wollen sie sich nicht setzen. „Ich glaube, ich habe eine Sozialphobie", sagt die Frau selbstkritisch, „aber ich schaffe es einfach nicht, mich zu überwinden." Inzwischen wird die Einsamkeit des Paares größer. Neue Ängste kommen hinzu. Die Frau beginnt immer häufiger, sich um ihren Mann zu sorgen. Er darf nicht mehr Rad fahren und soll nicht freihändig Treppen steigen. Hinzu kommt die Melancholie des Alters, gleichaltrige Freunde sind häufig schon verstorben. Die früher regen beruflichen Kontakte sind verstummt, seit eine neue Generation das Feld erobert hat. Eine psychologische Konsultation hat die Situation bisher nicht wesentlich bessern können. Beide opfern ihre Leidenschaften, aus Angst, beim Leben ums Leben zu kommen.

öffnet sich ein Forschungsfeld, das noch viele Fragen zu klären hat. Unter anderem weist es darauf hin, wie wichtig Ernährung auch für die Psyche ist – denn sie prägt das Mikrobiom.

NORMAL ODER NICHT?

Zurück zu unserer Frage: Wann stimmt etwas nicht mehr in unserem Gefühlsleben? Wann wird die Angst krankhaft? Das ist dann der Fall, so die Max-Planck-Forscherin Angelika Erhardt, wenn das Gehirn Informationen falsch bewertet oder auch die Erregung im Körper nicht mehr abklingt. Das Gefühl der Unkontrollierbarkeit wächst, die Schwelle zur nächsten Angstreaktion wird immer niedriger. Dann reagieren die Betroffenen unverhältnismäßig heftig auf einen Auslöser (zum Beispiel Panik beim Anblick einer winzigen Spinne) oder sie empfinden ihre Ängste zwar als widersinnig, können sie aber nicht abstellen (etwa die Furcht vor Clowns).

Solche Situationen zu vermeiden kann im Alltag aufreibend werden, zum Beispiel wenn Betroffene wegen Platzangst weder in ein Flugzeug, Bahn oder Bus steigen, aber auch Autofahrten schwierig werden, wenn Tunnel sich nicht vermeiden lassen. Irgendwann führen Angststörungen zu beruflichen Schwierigkeiten und sozialer Ausgrenzung oder Isolation.

HABE ICH EINE ANGSTSTÖRUNG?

Sind Sie durch Ihre Ängste stärker belastet, als Ihnen lieb ist? Fühlen Sie sich dadurch in der Bewältigung Ihres Alltags (Arbeit, Freizeitaktivitäten, Freundschaften, Partnerschaften, Haushaltsführung und anderer Verpflichtungen) stark eingeschränkt? Hier ein kleiner Selbsttest des Münchner Max-Planck-Instituts für Psychiatrie.

1. Haben Sie Angst davor in Gegenwart anderer Menschen zu sprechen, zu essen oder zu schreiben?

2. Gibt es noch Dinge, vor denen Sie Angst haben, beispielsweise Fliegen, Blut zu sehen, sich in geschlossenen Räumen aufzuhalten?

3. Hatten Sie jemals einen Angstanfall, bei dem Sie ganz plötzlich in panischen Schrecken gerieten oder starke Angst hatten?

4. Waren Sie in den letzten Monaten besonders nervös oder ängstlich und machen Sie sich viele Sorgen über Dinge, die passieren könnten?

5. Vermeiden Sie Situationen, die Ihnen Angst machen?

6. Leiden Sie unter den Folgen der Angst und sind in Ihrem Leben eingeschränkt?

▶ ***Auswertung:*** *Wenn Sie mindestens eine der ersten vier Fragen mit Ja beantwortet und auch Punkt 5 und 6 positiv abgehakt haben, empfehle ich Ihnen, auf jeden Fall mit Ihrem Hausarzt zu sprechen oder sich über Ihre Krankenkasse an einen geeigneten Therapeuten vermitteln zu lassen. Dort können Sie Ihre Ängste abklären lassen und bekommen Hilfe. Von dem in diesem Buch enthaltenen Übungsprogramm werden Sie trotzdem profitieren.*

Krankhafte Angst hat viele Gesichter – sie kann sich auf einzelne Objekte wie Tunnel oder tiefe Täler beschränken, auf Tiere wie Hunde oder Spinnen oder aber den gesamten Alltag in Beschlag nehmen. Sie kann anfallsweise auftreten, in der Häufigkeit zunehmen oder andauern. Sie kann auch Teil einer anderen psychischen Erkrankung sein wie Schizophrenie, Depression oder einer Zwangsstörung.

VOM FLÖTENKLANG ZUR HYSTERIE

Ängste wurden zwar schon in der Antike beschrieben – in den hippokratischen Schriften wird von Nicanor erzählt, einem Mann, der panische Angst vor Flötenklang im Dunkeln hatte. Die Stoiker machten einen Unterschied zwischen Angst (*angor*) und Sorge (*sollicitudo*), und der römische Politiker Cicero (106–63 v. Chr.) erwähnte in seinen Schriften die Furcht, aber auch die Empfindlichkeit dafür. Die „Hysterie“ wurde speziell Frauen zugeschrieben, weil man sie von der Gebärmutter *(hystera)* ableitete, die nach damaliger Vorstellung im Körper umherwanderte und zu allen Arten von Symptomen führte. Bis in die Renaissance hinein wurden „hysterische“ Frauen verdächtigt, Hexen zu sein, die gefoltert oder hingerichtet wurden.

So richtig prominent wurde die Beschäftigung mit der Angst aber erst in der Moderne, begleitet von einer Vielzahl neuer Krankheitsbilder und Diagnosen. 1869 beschrieb der amerikanische Neurologe George Miller Beard (1839–1883) eine Nervenkrankheit, die Neurasthenie, die mit Angst, Fatigue, Depressionen und Libidostörungen einherging, und die er auf den Stress der Verstädterung und andere zivilisatorische Neuerungen zurückführte. Heute wird die Neurasthenie als „chronisches Erschöpfungssyndrom“ bezeichnet. Sein Zeitgenosse Sigmund Freud (1856–1939) grenzte die Neurasthenie von neurotischer Angst ab, die er mit Unterdrückung wichtiger Triebe und später auch mit erlittenen Traumata erklärte.

Heute weiß man, dass Nervenheilkunde und Psychiatrie nicht nur einem historischen Wandel unterliegen, sondern auch kulturell abhängig sind. *Taijin kyōfushō (TKS)* zum Beispiel ist eine speziell japanische Form der Sozialphobie, die dadurch entsteht, dass in traditionellen Familien Kinder vor die Tür gesperrt werden, damit die Nachbarn sehen können, dass sie „böse“ waren. Hier steht die Scham im Mittelpunkt, so gibt es auch heftige Angst vor Erröten, Körpergeruch

ANGST IN DER GESELLSCHAFT

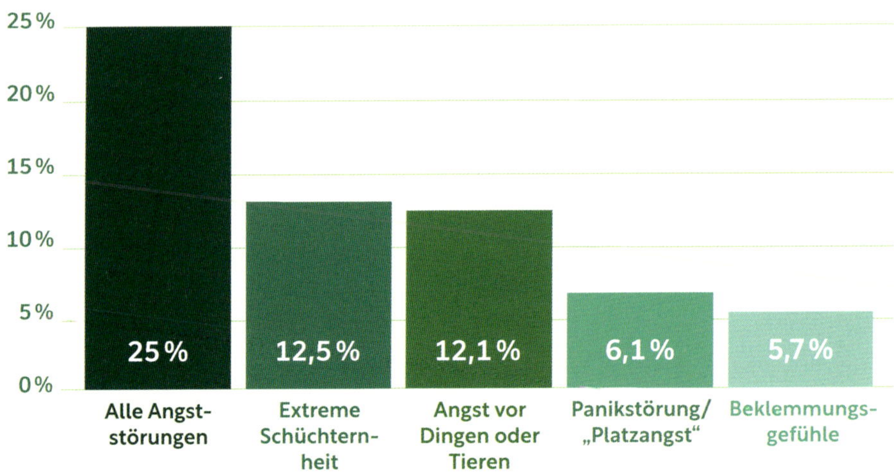

Jeder vierte Deutsche hat im Laufe seines Lebens schon einmal unter einer Angststörung gelitten. Erstaunlich hoch ist der Anteil sozialer Ängste.

AUS MEINER PRAXIS

Erwin, ein ostdeutscher Ingenieur aus der Uckermark zum Beispiel, inzwischen 78, hat die unerklärliche Angst, dass die Reifen vom Auto fallen, wenn seine Frau damit losfahren will. Er zwingt sie immer wieder neu, in die Werkstatt zur Kontrolle zu fahren. Jana, 24-jährige Studentin der Sozialpädagogik aus München, fürchtet den Klimawandel. Horst, Facharbeiter bei VW in Wolfsburg, hat Sorge, dass er mit seinen 52 den nächsten Robotikkurs nicht schaffen wird, den er für seinen Job braucht. Isolde, 64, Unternehmerin und Rheumapatientin aus Duisburg, hat Angst, dass ihre Enkelkinder sie mit Covid anstecken könnten. Sie hat aber auch Angst, sich impfen zu lassen. Richie, ein 50-jähriger Werbeexperte, wird von Herzrhythmusstörungen geplagt und leidet unter Beklemmungen in der Brust. Eine körperliche Ursache lässt sich jedoch nicht finden. Er bleibt auch nachts gebannt von der Frage: Was soll aus seiner Firma werden, wenn er krank wird?

Wie Sie an den Beispielen sehen, sind die Übergänge fließend: Bei Erwin zum Beispiel fingen seine Sorgen ganz harmlos an. Erst hatte er nur Angst vor der elektromagnetischen Strahlung seines Handys, dann aber kamen mehr und mehr Auslöser hinzu, bis er eine generalisierte Angststörung entwickelte und sich kaum mehr aus dem Haus traute. Und Richie, der Werbeexperte, hat mit ganz realen wirtschaftlichen Problemen zu kämpfen. Was er den Ärzten allerdings verschwieg, war, dass er auch Platzangst hat und in keinen Lift mehr steigt.

oder Augenkontakt. Auch die Magersucht, die Angst vor Gewichtszunahme, ist ein kulturelles Phänomen: Sie existiert nur in den Wohlstandsgesellschaften des Westens.

Die Posttraumatische Belastungsstörung (PTBS) wurde im Zusammenhang mit Kriegsveteranen bekannt, ist aber nicht auf diese beschränkt. Sie äußert sich unter anderem in wiederkehrenden Erinnerungen (Flashbacks), Traumata, die immer wieder neu durchlebt werden, begleitet von starken Angst- und Erregungszuständen. Bildgebende Verfahren konnten zeigen, dass hier die Angstreaktion im Gehirn fehlgeleitet wird: Die Amygdala ist überaktiv und der Hippocampus, der mit der Erinnerung zu tun hat, codiert Informationen falsch. Teile der Erinnerung fallen aus oder lassen sich umgekehrt nicht verdrängen. Zum Glück kann PTBS inzwischen gut therapiert werden. Dafür gibt es spezielle Traumatherapeuten und Techniken wie EMDR *(Eye Movement Desensitization and Reprocessing)*, wo schnelle Augenbewegungen ausgelöst werden, die zur Neusynchronisation von Teilen des Gehirns sorgen. Übrigens: Auch Säugetiere können Traumata entwickeln – Elefanten zum Beispiel, wenn sie die Tötung eines Tiers ihrer Gruppe erleben. Auch bei ihnen verändert sich die Hirnchemie: Sie haben ein hohes Risiko, hyperaggressiv zu werden.

ANGSTSTÖRUNGEN

Angststörungen können sich auf alle Lebensbereiche beziehen und nehmen teilweise seltsame Formen an. Doch sie müssen immer ernst genommen werden und sie sind in vielen Fällen gut behandelbar, ob durch Therapien oder mithilfe von Medikamenten.

Jeder vierte Bundesbürger erlebt im Laufe seines Lebens eine Phase unerklärlicher Angst. Jährlich sind es rund 15 Prozent der Bevölkerung. Als Angststörung wird sie bezeichnet, wenn es keinen ersichtlichen Grund dafür gibt, wenn sie unangemessen oder zu stark ist, sich oftmals bemerkbar macht oder zu lange andauert. Meist tritt sie gemeinsam mit körperlichen Beschwerden auf. Frauen sind zwei- bis dreimal häufiger betroffen als Männer.

Die häufigsten Angststörungen sind Phobien, die Furcht vor bestimmten Objekten, Tieren oder Situationen, etwa die Agoraphobie, bei der Betroffene vor Menschenansammlungen und öffentlichen Plätzen Angst haben. Häufige Phobien sind auch Spinnen- und Schlangenangst, Flugangst, Spritzenangst, Höhenangst oder Angst vor engen Räumen wie Fahrstühlen, die Klaustrophobie. Als Sozialphobie bezeichnet man es, wenn die Betroffenen Angst vor Situationen haben, in denen sie im Mittelpunkt stehen, bei öffentlichen Reden oder auf Konferenzen. Sie fürchten, etwas falsch zu machen oder sich zu blamieren.

Über Phobien könnte man stundenlang erzählen. Es gibt die seltsamsten Formen

KLASSIFIZIERUNG VON ANGSTSTÖRUNGEN

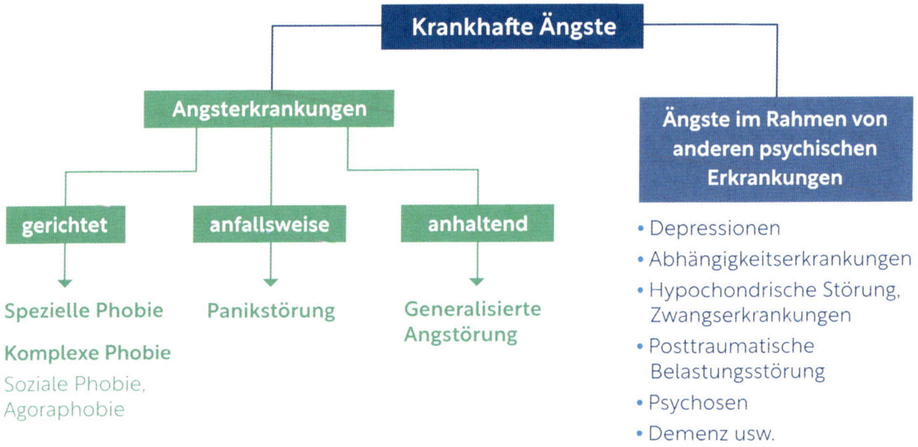

davon: zum Beispiel Arachibutyrophobia, die Angst vor Erdnussbutter. Aber auch Arithmophobia, die Angst vor Zahlen, Ataxophobia, die Angst vor Unordnung, bis hin zur Scoptophobia, der Angst, von anderen angestarrt zu werden, oder Selenophobia, der Angst vor dem Mond. Sigmund Freud litt sein Leben lang unter Siderodromophobia, der Angst vor Zügen und Zugfahrten. Was dem Furchtlosen lächerlich erscheint, ist für die Betroffenen oft ein erheblicher Verlust an Lebensqualität.

PHOBIEN, PANIK- UND ANGSTSTÖRUNGEN

Phobien lassen sich aber sehr gut verhaltenstherapeutisch behandeln, das heißt, man fahndet nicht langatmig nach den verborgenen Ursachen, sondern arbeitet mit „Exposition": Man setzt die Patienten in einem sicheren Umfeld gezielt dem Reiz aus, der ihnen jeweils Angst macht – zeigt ihnen also Fotos von Spinnen oder lässt sie virtuell in einem Flugzeug fliegen. Der Reiz wird immer weiter gesteigert, bis die Habituation (Gewöhnung) einsetzt. Das funktioniert fast immer, die Erfolgsquote liegt bei annähernd 100 Prozent. Vorher dachten diese Patienten, wenn sie sich ihrer speziellen Furcht aussetzen, dann steigt die Angst ins Unendliche und wird nicht mehr aushaltbar. Deshalb haben sie sich so gut wie möglich bemüht, den Angstreiz zu vermeiden. Das Gehirn schloss daraus: Nur, wenn ich flüchte, wird der unangenehme körperliche und psychische Zustand besser, also muss echte Gefahr liegen. Das hat die Phobie noch verstärkt. In der Therapie jedoch lernen die Patienten: Die Angst kann nicht ins Unendliche steigen. Es gibt einen natürlichen Höhepunkt, danach nehmen die Angst und die körperlichen Symptome wieder ab. Das Gehirn lernt um: Der Angstreiz wird handhabbar.

Panikstörungen treten nur ab und zu auf, plötzlich und ohne erkennbaren Grund und bei rund 2 Prozent der Bevölkerung jährlich. Ein ähnlich großer Anteil leidet unter einer generalisierten Angststörung: Diese Menschen machen sich im Gegensatz zur Panikstörung Tag für Tag sehr viele Sorgen darum, dass sie selbst oder Angehörige erkranken oder einen Unfall haben könnten – ohne dass es dafür konkrete Anlässe gibt. Das äußert sich meistens im Zusammenhang mit starken körperlichen Symptomen wie Herzrasen oder Schmerzen. Diese komplexeren Angststörungen werden häufig systemisch behandelt, also unter Einbeziehung des jeweiligen Lebensumfeldes und mit dem Ziel, die Handlungsfähigkeit der Betroffenen zu stärken.

MEDIKAMENTÖSE BEHANDLUNG

In schweren Fällen und zur Unterstützung können angstlösende Medikamente, sogenannte Anxiolytika, zum Einsatz kommen. Diese verschreibungspflichtigen Arzneimittel (beispielsweise Tavor) haben jedoch erhebliche Nebenwirkungen und machen rasch abhängig. Die Naturheilkunde hat hier Alternativen wie Lavendelextrakt zu bieten. Er kann als Kapsel eingenommen oder als ätherisches Öl, etwa auf feuchte Auflagen, aufgetropft werden. Die angstlösende Wirkung konnte durch zahlreiche Studien nachgewiesen werden. Wir nutzen Lavendel etwa bei Krebspatienten im Rahmen der naturheilkundlichen Begleitung der onkologischen Therapie (siehe Seite 104).

DIE ZUTATEN DER ANGST

Wann empfinden wir bewusst Angst? Das Modell der „Angstsuppe“ (des Psychiaters Joseph LeDoux, rechts vereinfacht dargestellt) bildet ab, dass es (neben den reflexhaften Vorgängen in Amygdala und Hippocampus) viele Zutaten sind, die zur Angst beitragen:

- Informationen über unsere fünf Sinnesorgane (Hören eines lauten Knalls, Sehen einer großen Menschenmenge, Fühlen eines Schmerzes usw.), die im Arbeitsgedächtnis als gefährlich gedeutet werden, zum Beispiel: „Das muss ein Schuss sein.“
- ein chronischer Zustand höherer Erregung im Gehirn (Arousal) durch andauernde hohe Arbeitsbelastung, Arbeitslosigkeit, Konflikte in der Familie, Einsamkeit u. a.
- die aktuelle körperliche Verfassung (akuter oder chronischer Schlafmangel, Hunger, Schmerzen usw.)
- Wahrnehmung körperlicher Vorgänge (Schwitzen, Zittern, Herzklopfen)
- Fokussierung auf spezifische angstbezogene Reize (etwa auf kritische Reaktionen anderer Menschen bei sozialer Angst) und die Bewertung als gefährlich
- Verhalten (etwa Ausweichen, Flucht)

Erst durch die Differenzierung der Zutaten mithilfe unseres Arbeitsgedächtnisses, des Denkens, können wir unser Gefühl zuordnen und zwischen Angst, Aufregung, Nervosität, Unsicherheit, Besorgnis, Furcht, Panik oder Entsetzen unterscheiden. Der Umgang mit der Angst besteht dann nicht darin, die „Angstsuppe“ auszukippen, so wie viele Betroffene sie am liebsten einfach loswerden würden. Vielmehr geht es darum, die Zutaten der Angst und ihre Gewichtung zu verändern – durch Hinterfragen der eigenen Bewertung („Ist es wirklich gefährlich?“), durch Aufklärung über physiologische Abläufe bei Angstreaktionen, durch Verbessern der Schlafqualität oder auch Änderung des spezifischen Angstverhaltens (standhalten statt ausweichen). Auch die Achtsamkeitshaltung, von der hier im Buch viel die Rede sein wird (siehe Seite 152) wirkt auf die Angst ein. Das alles führt rückgekoppelt an das Gehirn zu neuen und anderen Bewertungen. So kann die Angst sich zu sorgender Vorsicht wandeln und Panik zu Aufgeregtsein schrumpfen. Mit solchen ausdifferenzierten Gefühlen lässt es sich leichter umgehen, sie sind wieder handhab- und bewältigbar.

Die Angst kann dann nicht überhandnehmen, wenn zwischen den automatisierten, intuitiven Impulsen der Amygdala und des Hippocampus und der Kontrollfähigkeit des präfrontalen Cortex eine mittlere Spannung liegt. Dann nehmen wir Warnsignale wahr, aber können sofort adäquat darauf reagieren und sie richtig einordnen. Wie groß dieser grüne Bereich ist, das hängt von vielen Variablen ab: von Genetik, Alter, Stimmung, erfüllten Grundbedürfnissen wie Nahrung, Schlaf und Sicherheit und auch positiven oder negativen Erfahrungen, mit Stress umzugehen. Reichen die Ressourcen wie Schlaf oder Erholung nicht aus, kann schon ein kleiner Spannungsanstieg Alarm auslösen und die Angstdämme zum Brechen bringen.

In der Notfallreaktion des Gehirns wird das Denken außer Kraft gesetzt, das Gehirn kann das Erlebte nicht abgleichen und einordnen. Deshalb überstehen Menschen zwar immer wieder ihre Angstanfälle unbeschadet, schaffen es also zum Beispiel, durch einen langen Tunnel zu fahren. Aber sie können diese positive Erfahrung nicht gegen die Angst einsetzen, weil der Kontakt zwischen Instinkt und Denken unterbrochen ist. Das Lernen ist nur möglich, wenn die Spannung zwischen beiden nicht einseitig überhandnimmt.

ANGST IST STRESS

Der Neurowissenschaftler Gerald Hüther sieht in Angst immer einen Teil von Stressreaktionen. Wenn eine Belastung als kontrollierbar erlebt wird, wird Angst – wie Stress auch – zu einer spannenden Herausforderung, zu positiver Stimulation und Lust. Unkontrollierbare Stresssituationen führen hingegen zur anhaltenden Aktivierung der Stressachse, zur permanenten Ausschüttung von Cortisol und zu chronischem Stress. Der Bereich, in dem Kontrolle möglich ist, wird immer enger. Dadurch kann die Amygdala eigenständig immer mehr Reize als gefährlich bewerten, die dann zu Auslösern von überbordender Angst werden (siehe Seite 23). „So werden", schreibt der Psychologe Daniel Voigt, „nach einer ersten Panikattacke im Kaufhaus zunächst Kaufhäuser, dann Menschenansammlungen und schließlich alle möglichen unerwarteten

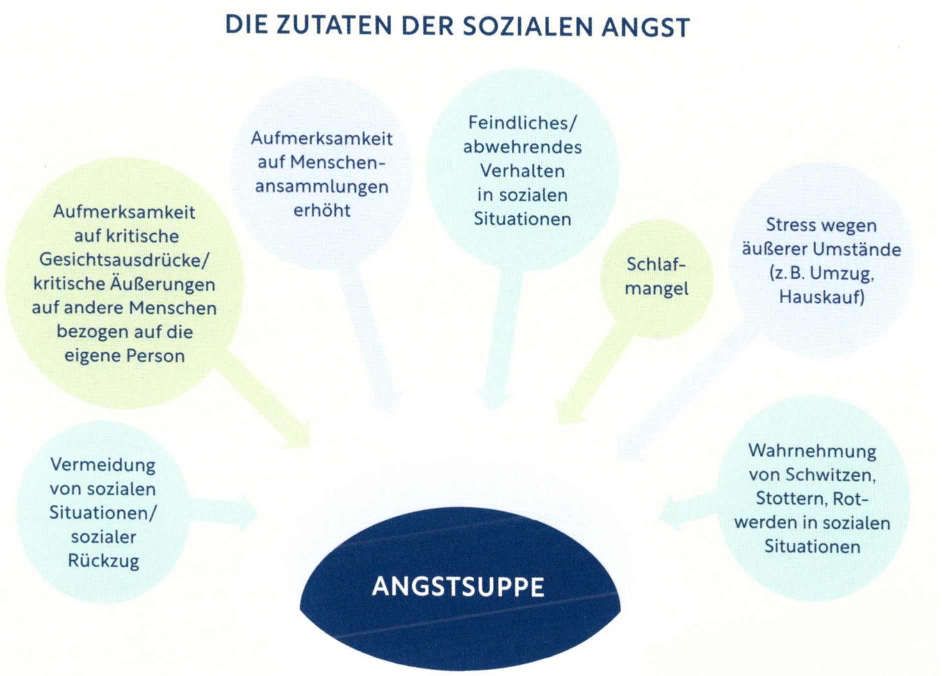
DIE ZUTATEN DER SOZIALEN ANGST
Aufmerksamkeit auf Menschenansammlungen erhöht
Feindliches/abwehrendes Verhalten in sozialen Situationen
Aufmerksamkeit auf kritische Gesichtsausdrücke/kritische Äußerungen auf andere Menschen bezogen auf die eigene Person
Schlafmangel
Stress wegen äußerer Umstände (z. B. Umzug, Hauskauf)
Vermeidung von sozialen Situationen/sozialer Rückzug
Wahrnehmung von Schwitzen, Stottern, Rotwerden in sozialen Situationen
ANGSTSUPPE

Körperempfindungen zu Auslösern der Übererregung". Die Blockade wichtiger Teile der Großhirnrinde ist es auch, die zu der unangenehmen Empfindung des Kontrollverlusts führt, dazu, dass die Betroffenen glauben, „durchzudrehen", weil sie nicht das Gefühl haben, Einfluss auf ihre Angst nehmen zu können.

ANGST UM DIE GESUNDHEIT

Als Arzt werde ich häufig mit der Angst der Patientinnen und Patienten vor ihrem eigenen Körper konfrontiert. Ein Teil dieser Menschen sind Hypochonder, eingebildete Kranke. Sie haben eine Angststörung, die sie davon überzeugt, ein unheilbares Leiden zu haben oder zumindest eines mit schwerwiegenden Folgen für ihre Existenz. Vom Gegenteil lassen sie sich nur kurzfristig überzeugen. Wenn ein Arzt versichert, sie hätten nichts, gehen sie zum nächsten.

Über die Ursachen kann nur spekuliert werden: Vermutet werden traumatische Ereignisse oder ein überbehüteter Erziehungsstil in der Kindheit. Hartnäckige Hypochonder, die etwa ein Prozent der Bevölkerung ausmachen, sind sehr schwer zu kurieren. Am ehesten finden sie Hilfe bei einem stationären Aufenthalt in einer psychosomatischen Klinik. Ständig kontrollieren sie ihren Körper auf der Suche nach Veränderungen. Manchen messen zum Beispiel dauernd ihren Blutdruck, aus Sorge vor einem möglichen Schlaganfall. Viele suchen täglich im Internet nach Warnzeichen. Doch mehr als die körperlichen Symptome belastet diese Menschen die Angst, die ihr Verhalten bestimmt: Sie vermeiden alles, was sie als Risiko betrachten, das können auch Sport sein oder soziale Kontakte. Der Stressfaktor ist hoch. Bei rund sechs Prozent der Deutschen tritt die Hypochondrie immer mal wieder in leichterer Form auf. Generell lässt sich dazu sagen: Die Betroffenen überschätzen ihre Gesundheitsbedrohungen, während sie gleichzeitig ihre eigene Fähigkeit zur Bewältigung von Krankheiten unterschätzen. Bei leichteren Fällen hilft deshalb die Vermittlung von Methoden der Selbstfürsorge, wie Sie diese auch in diesem Buch finden – Meditation zum Beispiel (siehe Seite 76 ff.). Es ist wichtig, den Patienten zu vermitteln, dass sie selbst aktiv etwas für sich tun können, denn Angst ist eine nicht zu unterschätzende Belastung für Körper und Psyche. Leider ist das Medizinsystem keines, das die gesunden Anteile im Menschen fördert, sondern das selbst erhebliche Ängste produziert. Das gilt nicht nur für das häufig kühle Ambiente der Behandlungs- und Krankenzimmer, das hygienische Gründe hat. Das gilt auch für die medizinische Aufklärung, die jeder von ihnen schon erlebt hat – bevor man weiß, was man eigentlich hat und behandelt wurde, muss man schon mehrere Seiten quittieren, auf denen steht, was alles an Folgen und Nebenwirkungen passieren könnte. Dass auch die Beipackzettel der Medikamente Ängste erzeugen, weil sich Hersteller und Behandler juristisch absichern wollen, hat bereits zu Debatten innerhalb der Medizin über deren Sinnhaftigkeit geführt.

Besonders betroffen sind Tumorkranke, die sich immer wieder Vorsorgeuntersuchungen unterziehen müssen und das Trauma ihrer lebensbedrohlichen Erkrankung dabei immer wieder neu erleben, wie die Patientengeschichte rechts zeigt: An den Kliniken

AUS MEINER PRAXIS

Die Patientin ist 52, selbstständig tätig und Mutter zweier Kinder. Sie hatte Brustkrebs, eine aggressive Form. Für den Moment ist sie geheilt, und damit das so bleibt, muss sie sich mehrfach im Jahr einer kompletten Nachsorgeuntersuchung unterziehen. „Alle drei Monate verliere ich eine Woche meines Lebens nur an die Angst, weil ich an nichts anderes mehr denken kann", sagt sie. Fast ein Jahr lang war sie zu verschiedensten Behandlungen immer wieder in der Klinik, doch dann „ist man plötzlich fertig und allein mit sich und weiß nicht, wie es weitergehen soll."

Die Medizin war erfolgreich, aber die Behandlung hat Misstrauen gesät, man vertraut dem eigenen Körper nicht mehr. Jede kleine Veränderung wird ängstlich beobachtet: „Sie haben da eine kleine weiße Stelle am Zahnfleisch", sagt der Zahnarzt, „wahrscheinlich ist es nichts, aber es könnte natürlich auch Mundbodenkrebs sein, wir müssen das im Auge behalten." Also hat die Patientin sieben- bis zehnmal am Tag mit dem Taschenspiegel in ihren Mund geblickt und Creme geschmiert, bis das kleine Weiße verschwunden war, vermutlich ein Putzschaden. „Je mehr ich mich beobachtet habe, desto mehr habe ich bekommen", sagt sie, „plötzlich war da ein Gerstenkorn – oder doch ein Tumor? Und dann hatte ich auch noch weißen Hautkrebs, der kam von der Bestrahlung."

Gefehlt hat ihr, sagt die Frau, nach der Diagnose vor allem jemand, der erklärt, was nun passieren wird – dass erst mal viele Wochen bestrahlt wird, bevor man den Resttumor operiert und auch, warum man noch so viele andere Untersuchungen macht. Ein Szintigramm der Knochen zum Beispiel – dieser Schatten, das kann nur eine Metastase sein, erklärt der Radiologe. Blödsinn, kommentierte das der Onkologe – und behielt zum Glück recht. Auch der Schatten auf der Leber verschwand wieder. „Das kommt ja auch noch dazu", sagt die Patientin, dass die Ärzte auch noch unterschiedlicher Meinung sind, aber die führt keiner zusammen!" Die Psychoonkologin stand zwar für Gespräche zur Verfügung, aber hielt sich aus medizinischen Debatten heraus. „Die Ungewissheit, ob alle wirklich wissen, was sie da tun, die hat mich total gestresst." Ein fester Anker in ihrem Leben war ihr Mann, der ihr bei täglichen abendlichen Spaziergängen Mut zusprach und Sicherheit gab. „Was kann ich selbst für mich tun?" fragt die Patientin: „Da lässt uns die Medizin häufig allein."

Essen-Mitte haben wir versucht, dieses Defizit zu füllen, nicht nur mit Angeboten zur naturheilkundlichen Selbsthilfe, sondern auch mit dem Angebot einer teilstationären Tagesklinik für verschiedene Gruppen von Krebspatienten, in der diese 10 Wochen lang Lebensstiländerungen einüben und diskutieren können. Die Erfahrung, sich selbst etwas Gutes tun zu können, auch wenn es nur Kleinigkeiten sind, lässt die Ängste schrumpfen.

NERVEN BEWAHREN IN GLOBALEN KRISEN

Klassische Angststörungen sind ein weitverbreitetes Phänomen. Doch noch viel weiter reichen die Ängste, die sich nun in der Gesellschaft ausbreiten und auch in vielen Patientengesprächen vermehrt auftauchen. Unbewältigte, anhaltende Ängste machen krank – nicht nur klassische „Psychokrankheiten" wie Angststörungen, sondern auch das Gefühl, ausgeliefert zu sein, die Kontrolle zu verlieren und das Leben nicht in die eigene Hand nehmen zu können.

In jüngster Zeit hat dieses Gefühl der Ohnmacht zugenommen, ausgelöst vielleicht durch die zunehmende Komplexität der globalen Welt. Doch fest steht auch: Wir leben in einem Zeitalter der Krisen. Viele davon wurden vorhergesagt, die Flüchtlingskrise etwa, die Wasserknappheit, der digitale Wandel. Aber wir haben uns davon lange nicht aus der Ruhe bringen lassen. Jetzt wird immer häufiger darüber gesprochen, was wir alles zu tun versäumt haben. Schlechtes Gewissen addiert sich zu unserem Gefühl der Instabilität und das löst Ängste aus, Ängste, die sich nicht einfach wegdiskutieren lassen, denn sie haben eine reale Basis. Wird die Pandemie jemals ein Ende nehmen oder wartet schon das nächste Virus auf seine Stunde? Kann es einen Dritten Weltkrieg geben? Machen auch Sie sich Sorgen um den Klimawandel, weil bereits der Wald vor Ihrer Tür brennt? Oder pfeifen Sie auf einen gesunden Lebenswandel, weil sich die Apokalypse ohnehin nicht mehr aufhalten lässt? Was können wir tun gegen dieses lähmende Gefühl der Unsicherheit angesichts realer Bedrohungen? Die Antwort lautet: Die Gefahren können wir (häufig) nicht ändern. Aber wir können an unseren Gefühlen arbeiten, wir können Widerstandskraft entwickeln und positive Gegenkräfte aufbauen. Auf diese Weise verlieren wir die Angst vor der Angst und werden handlungsfähiger. Krisen sind immer ein Zeichen von Veränderung, in ihnen steckt auch ein Stück Neuanfang. Die Energiekrise beschleunigt die Entwicklung nachhaltiger Technologien. Der Ukraine-Konflikt zwingt Europa zu neuer Einigkeit. Die Pandemie zeigt uns, dass auch die Hochleistungsmedizin ihre Grenzen hat und dass auch wir selbst Verantwortung für unsere Gesundheit und die anderer tragen.

ES GIBT IMMER HANDLUNGSSPIELRAUM

Dass es auch in scheinbar aussichtslosen Lagen immer eine Chance für positive Veränderung gibt, das können viele meiner Patienten bestätigen. Sie waren in unsere Klinik gekommen, weil sie schon sehr vieles vergeblich versucht hatten, um ihre Beschwerschwerden zu bessern. Ihre Lage schien ausweglos. Bis sie – im Rahmen ihrer naturheilkundlichen Behandlungen – verstanden, dass sie sich ihrer Krankheit nicht hilflos ausliefern müssen, sondern ein Stück Handlungsspielraum haben, auch wenn der noch so klein ist. Diese Wahrnehmung verändert alles. Der Satz „Damit werden Sie wohl leben müssen“, häufig von Ärzten geäußert, ist so einfach nicht richtig. Es geht darum, ein Stück Selbstwirksamkeitserwartung zu wecken, das Vertrauen, durch eigene Kompetenz etwas bewirken zu können. Der bewusste Umgang mit Stress ist dabei besonders wichtig. Er hilft uns auch, unsere Ängste zu bewältigen und in unsere Kraft zu finden.

EIN BEWUSSTSEINSPROZESS

Es geht hier nicht nur um Techniken, etwa für bessere Entspannung. Es geht auch um einen Bewusstseinsprozess. Um die Erkenntnis, dass Krisen oft das Beste im Menschen zum Vorschein bringen, wir nicht allein damit sind. In diesem Sinn ist auch die Angst „gesund“, sofern sie nicht überhandnimmt. Sie schärft unsere Sinne und setzt Energien frei. Der finnische Theologe Panu Pihkala von der Universität Helsinki und der amerikanische Psychologe Thomas Doherty haben eine sehr unterhaltsame Podcast-Serie ins Internet gestellt, die sich mit dem Umgang mit den realen, „großen“ Ängsten unserer Zeit beschäftigt. Sie heißt *Climate Change and Happiness*. Im Gespräch mit anderen Experten betonen sie: Häufig müssen wir Ängste zunächst wegstecken, um funktionieren zu können. Wir dürfen sie aber nicht komplett unterdrücken, sondern müssen uns ihrer bewusst bleiben. Dann können wir zu unseren Gefühlen zurückkehren – denn das ist der eigentliche Ort, wo wir als Menschen lernen und uns entwickeln.

Aus Sicht der Psychologie unterscheiden sich solche realen Ängste von den irrationalen Angststörungen wie einer Spinnenphobie oder Platzangst. Psychotechniken helfen hier nicht. Zum Beispiel können wir die Gefahr durch das Covid-Virus nicht verkleinern, indem wir uns dem Virus aussetzen, wie bei einer Konfrontationstherapie. Aber der Organismus macht keinen Unterschied zwischen realen und irrealen Ängsten: Die Furcht vor einer Ansteckung belastet ihn genauso wie die Panik, sich unter Menschen zu begeben, eine soziale Phobie also. In beiden Fällen müssen wir deshalb lernen, unser körpereigenes „Angstsystem“ herunterzuregulieren, und wir können uns durch ein Resilienztraining auf Belastungen vorbereiten. Bei den realen Ängsten, wie den folgenden Beispielen, ist es sogar leichter, die Hilflosigkeit zu überwinden, indem wir ins Handeln kommen. Das ist vielleicht der wichtigste Unterschied.

COVID-19: DER PSYCHOSCHOCK

Es gibt wohl kaum jemand, den nicht angesichts des Coronavirus zu irgendeinem Zeitpunkt die Angst überfallen hätte. Politiker hatten Angst, Fehler zu machen. Ärzte hatten Angst, Menschen wegen Überlastung nicht mehr behandeln zu können. Altenpfleger und Krankenschwestern hatten Angst, sich im hautnahen Kontakt anzustecken. Alle haben wir uns irgendwann gefragt, ob es jemals wieder aufhören wird. Das Covid-19-Virus hat an unser aller Nerven gezerrt und spürbare psychische Narben hinterlassen. 2020, im ersten Pandemiejahr, kam es weltweit zu einem regelrechten Psychoschock – einer Zunahme von 76 Millionen Angststörungen. In den USA stieg der Anteil der Menschen mit Depressionen und Angsterkrankungen innerhalb zweier Jahre gegenüber 2019 um das Vierfache! Jeder Fünfte, der oder die die Infektion überstanden hat, hat im Sommer 2022 immer noch Symptome. Ein „kollektives Trauma", titelt der „Guardian", der über den Mangel an Therapeuten in den USA schreibt. Für Long-Covid-Patienten, die das Gesundheitssystem noch lange vor Herausforderungen stellen wird, richten wir an der Universitätsklinik Essen ein naturheilkundliches Behandlungszentrum ein.

ERSCHWERUNG DURCH DIE BELASTETE PSYCHE

Die Dunkelziffern sind noch viel höher als die diagnostizierten Fälle. Sie fehlen in diesen Erhebungen. Doch an meinen Patienten wurde deutlich: Die Pandemie vertiefte bei allen ihre „Sollbruchstellen", bei dem einen die Darmentzündung, bei der anderen die Migräne, bei Dritten den Bluthochdruck. Und das oftmals auch ganz ohne eigene Covid-19-Infektion: Es war die Angst, die die Menschen im Griff hielt. Zwar wurde das Risiko, am Coronavirus zu sterben, im Vergleich zu anderen Gefahren überschätzt, wie der Göttinger Angstforscher Borwin Bandelow betont. Doch Covid-19 hat, schreibt ein Wissenschaftler-Team in der Fachzeitschrift „Lancet", viele Faktoren gleichzeitig begünstigt, die für die Psyche belastend sind.

Da war die Angst vor einer Ansteckung und ihren teilweise schwerwiegenden Folgen, hartnäckig anhaltenden Nebenwirkungen bis hin zum tödlichen Ausgang. Die Isolation der Lockdowns und die Anonymität der Masken verstärkte bei Alleinstehenden die Einsamkeit, einen krankmachenden Faktor. Menschen konnten ihre Liebsten im Krankenhaus oder Seniorenheim nicht begleiten und nur mit großen Einschränkungen beerdigen.

Dort, wo viele Menschen auf schmalem Raum miteinander auskommen mussten, strapazierte das die Nerven. So nahmen zum Beispiel die Fälle häuslicher Gewalt zu. Familien zerstritten sich über die Frage „Impfung oder nicht". Widersprüchliche Nachrichten in den Medien verstärkten die allgemeine Unsicherheit, weil sie deutlich machten, dass der Verlauf dieser Pandemie genauso unklar war wie die Frage nach den besten Schutzmaßnahmen. Die sozialen Medien schürten die Ängste weiter, mit Verfolgungstheorien oder unseriösen Hausrezepten. Viele Menschen, zum Beispiel in der Gastronomie oder auch Künstler, verloren plötzlich ihre Arbeit. Andere sorgten sich um ihr Erspartes oder ihren Wohlstand, als deutlich wurde, dass die gesamte Weltwirtschaft und ihre Lieferketten jahrelang betroffen sein würden.

VERÄNDERTE LEBENSGEWOHNHEITEN

Auch für die Psyche wichtige Begleitfaktoren änderten sich mit den täglichen Lebensgewohnheiten, zum Beispiel die Ernährung. Es wurde mehr gekocht, aber auch der Konsum von Snacks, Softdrinks und Alkohol nahm zu. Jeder Dritte war nach der Phase der Lockdowns dicker als zuvor. Man bewegte sich weniger: Erwachsene waren körperlich nur noch halb so aktiv, ältere Jahrgänge ein Viertel weniger als zuvor. Schlafstörungen nahmen zu. Und immer wieder die Einsamkeit: Getrennte Familien und Partnerbeziehungen litten unter der Einschränkung der Bewegungsfreiheit. Das Homeoffice ließ die Grenzen von Arbeit und Privatleben verschwimmen. Einzeln waren alle diese Probleme zu bewältigen. Doch dass sich so vieles gleichzeitig veränderte und über so einen langen Zeitraum, das „schlauchte". Am schwersten war es für diejenigen Menschen in der Bevölkerung, die sich bis dahin wenig über Gesundheit Gedanken gemacht hatten und keinerlei Erfahrung hatten, mit Krisen umzugehen.

Global gesehen, so die Weltgesundheitsorganisation WHO, waren es vor allem junge Menschen, die besonders betroffen waren. Das zeigte sich unter anderem in einem erhöhten Risiko für Suizid und Selbstverletzung in dieser Gruppe. In einer Phase, in der Peergroups und Partnerfindung besonders wichtig sind, wurden die Einschränkungen durch die Lockdowns besonders belastend empfunden. „Das, was wir bisher über die Auswirkungen von Covid-19 auf die psychische Gesundheit wissen, ist nur die Spitze des Eisbergs", sagte WHO-Direktor Tedros Adhanom Ghebreyesus. Er nannte die Pandemie einen Weckruf an die Verantwortlichen, sich generell stärker für psychische Gesundheit einzusetzen. Laut einer aktuellen Studie der Universität Oxford steigt das Risiko, als Long-Covid-Folge eine psychische

KÖRPERLICHE UND PSYCHISCHE BELASTUNGEN DURCH COVID-19

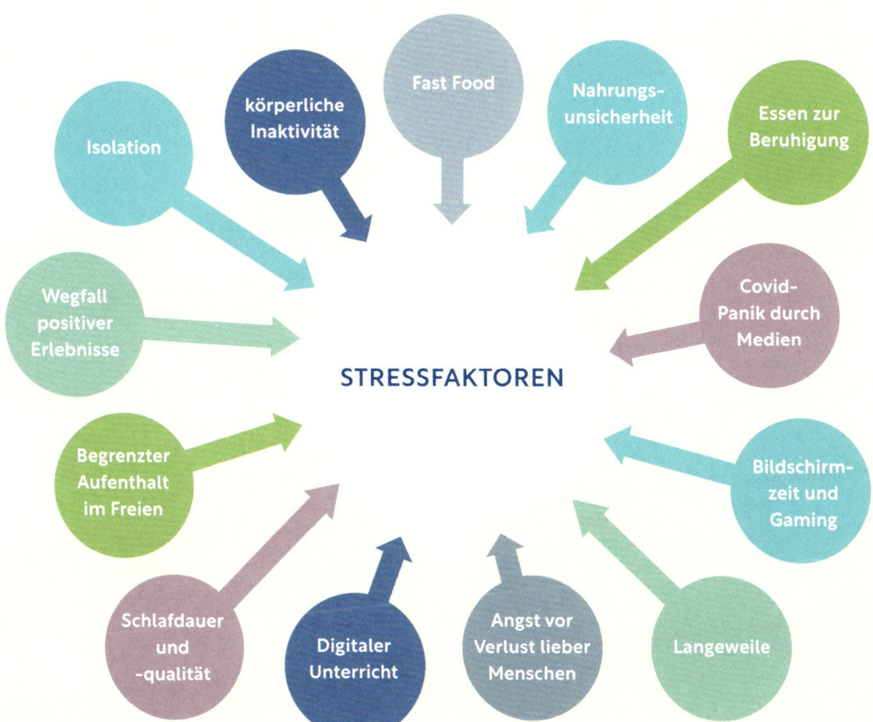
STRESSFAKTOREN
Isolation
körperliche Inaktivität
Fast Food
Nahrungs-unsicherheit
Essen zur Beruhigung
Wegfall positiver Erlebnisse
Covid-Panik durch Medien
Begrenzter Aufenthalt im Freien
Bildschirm-zeit und Gaming
Schlafdauer und -qualität
Digitaler Unterricht
Angst vor Verlust lieber Menschen
Langeweile

Erkrankung zu entwickeln, bei allen bisherigen Varianten des Erregers an. Angstsyndrome pendelten sich nach diesen Daten, die 1,25 Millionen Menschen, überwiegend US-Bürger, verfolgten, aber nach zwei Jahren wieder auf den Vor-Pandemie-Stand ein.

Für Deutschland belegen mehrere bundesweite repräsentative Befragungen ein hohes Maß an Sorgen und psychosozialen Problemen aufgrund der Corona-Pandemie: 70 Prozent der Erwachsenen sprachen im Sommer 2020 von einer großen emotionalen Belastung, 55 Prozent äußerten ausgeprägte Unsicherheit, was die Zukunft angeht. Als bedrückend wurden genannt: die Einschränkungen des Handlungsspielraums (53 Prozent), der Verlust sozialer Kontakte (43 Prozent), berufliche Schwierigkeiten, ein gesunkenes Gehalt und Umsatzrückgänge. Außerdem sorgten sich 79 Prozent, dass sich Angehörige oder Freunde infizieren könnten. Deutlich weniger, 66 Prozent, waren vor allem um die eigene Gesundheit besorgt.

Dieser Zustand besserte sich nicht etwa mit der Zeit, sondern die empfundenen Belastungen nahmen eher noch zu. Die Forscher des CovSocial-Projektes, an dem unter anderem die Berliner Universitätsklinik Charité beteiligt ist, registrierten 2021 einen Ermüdungseffekt: Die befragten Berliner fühlten sich mit der Zeit immer noch gestresster, ängstlicher und depressiver. Auch wenn es im äußeren Umgang so aussieht, als hätten sich die Menschen an das Virus gewöhnt, so gilt das nicht für ihr Innenleben. Hinzu kam, dass das Vertrauen in die Politik und das Gesundheitssystem während des Pandemieverlaufs immer weiter abnahm. Davon abhängig

CORONA-FOLGEN BEI KINDERN UND JUGENDLICHEN (COPSY-STUDIE)

	Vor der Pandemie	Welle 1	Welle 2	Welle 3
Psychische Auffälligkeiten	17,6 %	30,4 %	31,0 %	26,8 %
Angstsymptome	14,95 %	24,1 %	30,1 %	26,8 %
Psychosomatische Beschwerden (mindestens drei Symptome)	36,9 %	48,4 %	53,1 %	53,0 %
- Rückenschmerzen	25,9 %	26,4 %	33,0 %	32,8 %
- Nervosität	23,8 %	27,9 %	33,3 %	35,3 %
- Bauchschmerzen	21,3 %	30,5 %	36,4 %	39,2 %
- Niedergeschlagenheit	23,0 %	33,8 %	43,4 %	41,2 %
- Kopfschmerzen	28,3 %	40,5 %	46,4 %	48,7 %
- Einschlafprobleme	39,2 %	43,3 %	47,4 %	46,0 %
- Gereiztheit	39,8 %	53,2 %	57,2 %	57,0 %

Mit jeder Corona-Welle nehmen die psychosomatischen Beschwerden der Kinder und Jugendlichen (im Durchschnitt 13,3 Jahre) zu. (Quelle: Ärzteblatt 3/2022, nach Ravens-Sieberer et al. 2022)

stieg die psychische Belastung. Je mehr die Bürger sich informierten, desto mehr wuchs die Angst.

DIE COPSY-STUDIE

Die bundesweite COPSY-Studie erfasste die seelische Gesundheit und das Gesundheitsverhalten bei Kindern und Eltern während Covid-19 in drei Etappen: Im Sommer 2020, zum Jahreswechsel und im Herbst 2021. Der Vergleich mit den Daten vor der Pandemie zeigte unter anderem eine Zunahme psychosomatischer Beschwerden bei Kindern und Jugendlichen. Die größten Steigerungen über diesen Zeitraum verzeichneten Angstsymptome: von 14,9 Prozent vor der Viruswelle auf 26,8 Prozent im Herbst 2021, psychische Auffälligkeiten nahmen von 17,6 Prozent auf fast 27 Prozent zu. Auch international zeigt sich in Erhebungen immer wieder, dass Depressionen und Ängste deutlich zunahmen und dass diese Beschwerden auch nach den Lockerungen der Schutzmaßnahmen nur sehr langsam nachlassen.

Selbst nach einer überstandenen Covid-19-Infektion bleibt die Angst ein Thema: Über 18 Prozent der Patienten, so eine britische Studie, ließen sich in den ersten drei Monaten nach Genesung wegen eines psychischen Leidens behandeln, darunter rund sechs Prozent zum ersten Mal in ihrem Leben. Viele Betroffene berichten von Depressionen und posttraumatischen Belastungsstörungen, vor allem nach einem Aufenthalt auf der Intensivstation. Zu den Langzeitfolgen (Long Covid), die jeden zehnten ehemals Erkrankten betreffen, zählen Depression und chronische Müdigkeit. In den USA, berichtete die „New York Times", nimmt mittlerweile jeder vierte Amerikaner über 18 Jahren eine Psychodroge – gegen Depressionen, Angst, chronische Müdigkeit oder Konzentrationsschwierigkeiten. Noch weit mehr belastet waren in der Pandemie das medizinische Personal und die Mitarbeiter der Pflege in den Heimen. Inzwischen werden hierzulande Instrumente und Methoden der Krisenintervention gefordert, um diesen Personenkreis besser zu schützen.

WIRKUNG AUF NEUGEBORENE

Kanadische Forscher untersuchten die Wirkung der Pandemie auf Schwangere und ihre Neugeborenen. Etwa die Hälfte der 8000 untersuchten Frauen hatten Ängste, rund ein Drittel Depressionen – ein deutlicher höherer Anteil als vor Covid-19. Ein Brainscan von 75 der Neugeborenen zeigte im Alter von drei Monaten deutliche Veränderungen in den Regionen, die für die Gefühlsregulation zuständig sind, auch der Amygdala. Welche Folgen das längerfristig haben könnte, ist noch unklar. In Australien waren ähnliche Ergebnisse als Folge einer Überschwemmungskatastrophe in Queensland aufgetreten. Nach zweieinhalb Jahren hatten sich die Kleinkinder aber stabilisiert. Dass die Sprach- und Motorikentwicklung von Kindern durch Covid-19 beeinträchtigt scheint, wie erste Studien andeuten, wird darauf zurückgeführt, dass die Eltern weniger mit ihren Kindern gesprochen haben und diese auch seltener mit anderen Kindern zum Spielen zusammenkommen konnten.

Obwohl ein Mund-Nasen-Schutz zu den einfachsten und doch ziemlich effektiven Schutzmaßnahmen gegen eine Infektion gehört, ist die psychische Wirkung des maskierten Gesichts nicht zu unterschätzen. „Ich halte das nicht aus, wenn ich niemand mehr lächeln sehe", beschwerte sich kürzlich eine Patientin bei mir. Aber nicht alle Menschen reagieren so negativ. Der amerikanische Psychologe Edward Tronick hat die Wirkung untersucht. 1975 machte er mit einem Experiment von sich reden, bei dem die Versuche von Kleinkindern, mit ihren Eltern Kontakt aufzunehmen, scheiterten, weil diese immer dasselbe maskengleiche Gesicht machten (ein Effekt übrigens, der heute der Smart-Phone-Nutzung zugeschrieben wird). Die Kinder reagierten mit Angst und Stress darauf. Die Halbmaske hingegen, zeigt Tronick nun, hat nicht diesen Schockeffekt, weil sie die Gesichtszüge der Eltern nur teilweise verbirgt und auch kein abweisendes Gesicht zeigt. Zwar ist die verbale Kommunikation durch eine Maske eingeschränkt, aber Kinder können das anscheinend gut kompensieren.

Was sind die positiven Seiten der Pandemie? Vielleicht hat Covid-19 dazu beigetragen, dass die wichtige Rolle der Pflegenden endlich gesehen und respektiert wird – den Anstoß dazu gab es auf jeden Fall. Vielleicht hat die Pandemie auch gezeigt, dass der Überhang an Krankenhausbetten nicht allein unter dem Aspekt indikationsspezifischer Effizienz diskutiert werden darf. Auf jeden Fall hat die Bevölkerung realisiert, wie wichtig für sie bei den wenigen „Freigängen" die Natur als Ressource wurde und dass es andere Möglichkeiten der Erholung gibt als Flugreisen in die Karibik. Es wurde auch zum ersten Mal wirklich breit diskutiert, inwieweit die Zerstörung der natürlichen Grenzen des Planeten zur Freisetzung gefährlicher tierischer Krankheitserreger führt. Die Bedeutung von Nachhaltigkeit ist durch die Pandemie erfahrbar geworden. Vor allem auch die Einsicht, so die Wissenschafts-Blogger Doherty und Pihkala, dass es nicht reicht, nur an sich selbst zu denken: „Im Umgang mit dieser Krise müssen wir all das tun, was für eine große Gruppe richtig ist." Es gibt also vieles, was wir aus dieser Krise lernen und wo wir uns entwickeln können.

KLIMAKRISE: NO FUTURE?

Krisen setzen soziale Bewegungen in Gang. Eine der beeindruckendsten der vergangenen Jahre war Fridays for Future, eine Schülerinitiative, die zum Vorbild für viele For-Future-Berufsgruppen wurde, zum Beispiel *Health for Future* oder *Scientists for Future*. Initiatorin war die junge Schwedin Greta Thunberg. „Ich will, dass ihr in Panik geratet. Ich will, dass ihr die gleiche Angst habt, die ich tagtäglich verspüre, und dann will ich, dass ihr handelt." 2019 war sie gerade mal 16 Jahre alt, als sie diese Sätze der versammelten Wirtschaftselite in Davos entgegenschmetterte.

Kinder und Jugendliche haben Angst und sie haben recht damit – so die Autoren einer internationalen Jugendstudie mit 10 000 Teilnehmern. Sie warnen deshalb davor, die Klimaangst zu einem individuellen psychischen Problem zu verkleinern. Es müsse gehandelt werden und das vor allem von denjenigen, welche die Verantwortung für die globale Bedrohung hätten. In der Umfrage in zehn Ländern (ohne deutsche Beteiligung) äußerten drei von vier Jugendlichen Ängste wegen des Klimawandels. Bei 59 Prozent zwischen 16 und 25 Jahren waren die Sorgen „groß" oder sogar „extrem". 56 Prozent meinten,

EINSTELLUNGEN GEGENÜBER DEM KLIMAWANDEL

	Alle Länder		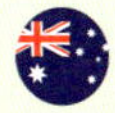		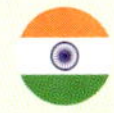	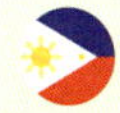		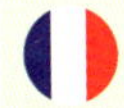	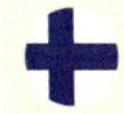	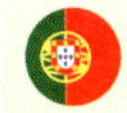	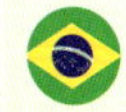
Ich zögere, eigene Kinder zu haben											
Ja	39,1 %	378	432	356	407	473	232	367	422	365	476
Nein	57,0 %	579	535	599	531	506	751	578	536	586	499
Die Menschheit ist verloren											
Ja	55,7 %	510	504	457	740	733	422	480	431	616	673
Nein	40,7 %	448	442	492	234	251	557	449	530	357	305
Die Zukunft macht mir Angst											
Ja	75,5 %	725	763	679	804	915	702	738	562	806	855
Nein	22,2 %	248	206	283	179	76	289	226	404	170	138
Ich werde nicht mehr die gleichen Möglichkeiten wie meine Eltern haben											
Ja	54,9 %	531	572	439	671	705	493	610	425	537	504
Nein	42,1 %	438	396	516	307	282	501	331	539	416	484
Die Sicherheit meiner Familie wird bedroht sein (wirtschaftlich, sozial oder physisch)											
Ja	51,7 %	393	483	348	652	769	553	496	296	524	653
Nein	45,2 %	566	469	616	321	215	431	440	675	443	340
Die Menschheit hat versagt, den Planeten zu schützen											
Ja	82,6 %	795	807	780	860	927	757	768	750	889	923
Nein	15,3 %	175	165	191	124	64	241	195	220	89	69
Wenn ich versuche, mit anderen Menschen über den Klimawandel zu sprechen, werde ich ignoriert oder abgewiesen											
Ja	39,3 %	355	392	304	597	465	476	238	294	342	465
Nein	41,9 %	384	346	393	316	455	379	533	524	475	384

Rund 10 000 junge Erwachsene im Alter von 16 bis 25 Jahren wurden gefragt: „Was denkst du bei den folgenden Sätzen in Bezug auf den Klimawandel?“ Die Zahl der Enthaltungen fehlt in dieser Übersicht. (Quelle: Vodafone Institute 2022) die Menschheit sei dem Untergang geweiht. Immerhin vier von zehn waren unschlüssig, ob sie angesichts der Klimakrise Kinder bekommen wollten – denn die große Mehrheit war sich einig, dass die junge Generation und ihre Nachkommen nicht mehr dieselben Chancen auf ein gutes Leben hätten wie ihre Eltern. Mehr als die Hälfte fühlte sich deshalb von dieser Generation betrogen. Rund zwei Drittel äußerten Misstrauen in die Politik oder sie gaben an, sich schutzlos zu fühlen.

„Die Studie zeigt unmissverständlich, dass die Klimakrise weltweit junge Menschen psychisch stark belastet und massive Zukunftsängste schürt", so Stephan Heinzel, Professor für Klinische Psychologie und Psychotherapie, gegenüber dem ZDF. „Ohne angemessenes politisches Handeln gegen die Klimakrise steht die psychische Gesundheit einer ganzen Generation auf dem Spiel." Die Klimaangst der jungen Generation ist nicht nur von den Begleiterscheinungen des Klimawandels wie Hitzestress, Dürre und anderen Extremwetterlagen sowie Artenverlust geprägt. Diese Wahrnehmungen werden überlagert von negativen sozialen Gefühlen, was das Vertrauen in die ältere Generation und vor allem in die Politik angeht.

SELBST AKTIV WERDEN

Die Autoren dieser im britischen „Lancet" veröffentlichten Studie betonen, dass die Klimaangst keine psychische Störung sei, sondern eine „praktische" Furcht, die auch dazu motivieren könne, Verhalten zu ändern und so Lösungen zu finden. Auch die *American Psychological Association (APA)* bestätigt, dass die Angst vor Klimawandel und der Zerstörung der Umwelt (*eco-anxiety*) konstruktive Seiten habe, auch wenn zunehmend Öko-Aggression und Öko-Wut zum Thema in den Praxen der Psychotherapeuten würden. Es gehe jetzt verstärkt um Resilienz, darum, sich nicht lähmen zu lassen, sondern selbst aktiv zu werden: sich machbare Ziele setzen und kleine Schritte dorthin tun, Allianzen mit anderen bilden und bei allem Engagement gut für sich selbst zu sorgen.

Dass der Klimawandel und seine Folgen vor allem junge Menschen belastet, ist auch die Erfahrung der finnischen Psychologin Sanni Saarimäki, die mit Studenten Gruppenarbeit zu Umweltangst macht. Sie gründeten gemeinsam die Organisation Tunne, die sich mit Zukunfts- und Klimaängsten beschäftigt. Drei Jahre lang, von 2020 bis 2022, wurde das Projekt vom finnischen Sozial- und Gesundheitsministerium unterstützt. Der Schauspieler Ilkka Hautala erreichte viel mediale Aufmerksamkeit mit seinen Auftritten als *The Shouting Man,* dem brüllenden Mann – einer Art „Urschrei-Happening", das er so kommentierte: „Umweltkatastrophen verfolgen uns, das Bienensterben deprimiert uns, das Mikroplastik ist schon in unseren Körpern. Aber ich werde nicht aufgeben! Wir haben immer noch Hoffnung! Das ist ein Verzweiflungsschrei für die Umwelt!"

Ähnlich wie die Pandemie weckt auch der Klimawandel eine Reihe von Gefühlen: Mit Urängsten wie dem an die Elemente ausgeliefert zu sein. Mit Bildern von Extremwetterlagen, mit reißenden Flüssen, überschwemmten Häusern oder von Tornados zerstörten Gebäuden werden Trauer und Verlustängste, aber auch Empathie getriggert. Der Bürgermeister des kleinen Orts

Lytton in Kanada stand weinend vor den Kameras, als er hilflos zusehen musste, wie sein ganzer Ort während einer extremen Hitzewelle abbrannte. Das Gefühl von Sicherheit und Geborgenheit geht verloren. Auch schlechtes Gewissen, begleitet von Selbstvorwürfen, macht sich breit: Hätte man nicht längst schon auf vieles verzichten können, was jetzt zur Zerstörung der Erde beiträgt? Umweltangst löst über solche Emotionen zusätzliche körperliche Symptome aus. Ein ungarisches Forscherteam von der Eötvös-Loránd-Universität macht sechs unterschiedliche psychische Dimensionen aus, die Folge der Klimakrise sind:

- die Sorge um die Zukunft der kommenden Generationen („Wir haben Verantwortung für unsere Kinder.")
- Mitgefühl („Wir zerstören den Lebensraum für andere Lebewesen, die Tiere. Wir haben kein Recht dazu.")
- Konflikte („Mein Bruder will es einfach nicht wahrhaben, wie schädlich Fliegen für das Klima ist.")
- Verunsicherung („Nichts ist mehr so, wie es einmal war.")
- psychische Probleme („Wenn ich anfange, darüber nachzudenken, gerate ich in Panik.")
- Hilflosigkeit („Die Angst steigt auf, je mehr ich lese, weil ich mich so hilflos fühle.")

Die Klimakrise ist von Verlusten geprägt – Heimat, die überschwemmt wird, Kulturen, die im wahrsten Sinne des Wortes (in den Fluten) „untergehen", Artensterben – schon heute konkurrieren die größten Tierparks der Welt, wer die letzten Eisbären aufnehmen darf, was momentan noch verboten ist. Die Verluste werden mit zunehmendem Wandel immer größer werden – die US-Psychiaterin Lise Van Susteren nannte diese Entwicklung eine „prätraumatische" Belastungsstörung. Bei uns ist sie noch nicht so groß wie in den besonders betroffenen Regionen: Psychologen der Philippinen forderten bereits von ihrer Regierung, die Klimaangst zum Thema der Gesundheits- und Bildungspolitik zu machen und Erste-Hilfe-Kurse für die Betreuung nach Naturkatastrophen zu konzipieren.

ANGST VOR VERLUST

„Solastalgie" ist der Begriff, den der australische Umweltwissenschaftler Glenn Albrecht für das übergroße Verlustempfinden der Zerstörung formte: aus dem lateinischen *solacium* („Trost") und dem altgriechischen *algos* („Schmerz"). Die Liebe zur Natur ist uns angeboren. Der Soziobiologe und Pulitzer-Preisträger Edward O. Wilson (1929–2021) nannte das „Biophilie", eine wichtige Quelle für den Umgang mit Umweltängsten. Zur Linderung von Umweltangst ist deshalb Kontakt mit der Natur wichtig: Outdoor-Erlebnisse, das „Waldbaden" (Seite 72 f.), das in Korea und Japan bereits zum therapeutischen Gepäck eines jeden Arztes gehört, aber auch Gartenarbeit und die bessere Synchronisation mit den Rhythmen der Natur, zum Beispiel dem Tag-Nacht-Rhythmus. Die erste umfassende Studie zum Thema Klima und Psyche hatten Forscher des *Massachusetts Institute of Technology* (MIT) und der Harvard-Universität gemacht. Zwischen

2002 und 2012 untersuchten sie zwei Millionen US-Amerikaner zur Frage, wie sich die Klimaerwärmung auf die seelische Gesundheit auswirkt. Das Ergebnis: Jedes halbe Grad Temperaturerhöhung über 30 °C
zeigt sich in einem Anstieg psychischer Auffälligkeiten. Hitze und Dürre erhöhen das Selbstmordrisiko und die Zahl der Patienten in psychiatrischen Einrichtungen nimmt zu. Dazu kommt, dass Hurrikan- und Flutopfer ein höheres Risiko für Posttraumatische Belastungsstörungen und Depressionen aufwiesen. Hinzu kommt der Zeitdruck. Bis 2030 müssten die wichtigsten Maßnahmen gegen den Klimawandel gegriffen haben, so die übereinstimmende Meinung der Klimaforscher. Klimawandel äußert sich aber nicht nur in Wärme und Extremwetterlagen. In der Folge kommt es zu demografischem und sozialem Wandel. Das wiederum verstärkt Brüche in der individuellen Biografie, zum Beispiel durch Verlust des Arbeitsplatzes oder auch der Heimat, und führt zu Einsamkeit. Insgesamt ist der Klimawandel die Wurzel von massiven Gesundheitsproblemen, so der Monitoringbericht des Umweltbundesamtes von 2019. Und auch die internationale *Lancet Countdown Commission*, die jährlich einen Monitoringbericht zu den wichtigsten Faktoren des Klimawandels veröffentlicht, hat erklärt: Der Klimawandel ist in diesem Jahrhundert die größte Bedrohung für die Gesundheit weltweit.

Mehr als die Hälfte aller Infektionskrankheiten können sich durch den Klimawandel verschlechtern, so eine nordamerikanische Studie aus dem Sommer 2022. Unter anderem ist das der Fall, weil – ähnlich wie vermutlich bei den Ursprüngen der Covid-Pandemie die Lebensräume von Tier und Mensch weiter verschmelzen, was das Übergehen eines Erregers auf einen neuen Wirt deutlich erleichtert. Habitate verschieben sich gemäß der sich wandelnden Temperaturen und anderer Umweltbedingungen. Bakterien, die im gefrorenen Boden konserviert waren, tauen auf und können wieder aktiv werden. Von den sich wärmenden Ozeanen profitieren Durchfallerreger wie Vibrionen, die sich bereits in der Ostsee ausbreiten. Die Medizin reagiert auf diese bedrohliche Situation mit einer Erweiterung ihres Weltbildes: 2015 publizierte die Fachzeitschrift „The Lancet" den *Rockefeller Foundation–Lancet Planetary Health Commission Report* mit der grundlegenden Frage, wie die Gesundheit im menschengemachten Zeitalter des Anthropozän gesichert werden könne. Der neue Forschungszweig der planetaren Gesundheit, in Deutschland vertreten durch eine Professur an der Berliner Charité und am Potsdam Institut für Klimafolgenforschung (Sabine Gabrysch), befasst sich mit den Zusammenhängen zwischen der menschlichen Gesundheit und den für unsere Existenz notwendigen natürlichen Ressourcen unseres Planeten sowie den politischen, ökonomischen und sozialen Einflüssen. In diesem Buch finden Sie dazu unter anderem Rezepte für eine gesunde Ernährung, die Klimaschutz und Nachhaltigkeit beinhaltet, der *Planetary Health Diet* (siehe Seite 124).

KINDER TRIFFT ES BESONDERS

Kinder sind am stärksten betroffen, weil sie in ihrer Entwicklung noch auf ein behütetes Umfeld angewiesen sind. Der massive Kontrollverlust durch die sich drastisch ändernden Umweltbedingungen belastet vor allem diejenigen unter ihnen, die ein starkes Sicherheits- und Kontrollbedürfnis haben, zum Beispiel solche mit Essstörungen, so erlebt das Inga Wermuth, Kinderpsychiaterin an der Universität München. Extreme Wetterereignisse, zeigen internationale Daten, bergen das Risiko posttraumatischer Belastungsstörungen. Noch sind sie in unseren gemäßigten Breiten nicht so häufig, doch die Folgen der Klimaerwärmung sind auch hier und heute schon spürbar. Bei uns wird weniger um Leib und Leben gefürchtet, sehr wohl aber spielen die Angst vor Evakuierung oder Zerstörung des Heims, Wiederaufbau und wirtschaftliche Probleme sowie Verlust von Freunden eine Rolle. Kleine Kinder unter fünf Jahren, die einem Extremwetterereignis (wie einem Waldbrand oder einer Überschwemmung) ausgesetzt sind, haben ein 15 Prozent höheres Risiko, lebenslange Angstzustände zu erleiden. Das hängt mit den Entwicklungsstufen der Angst zusammen, die ich bereits

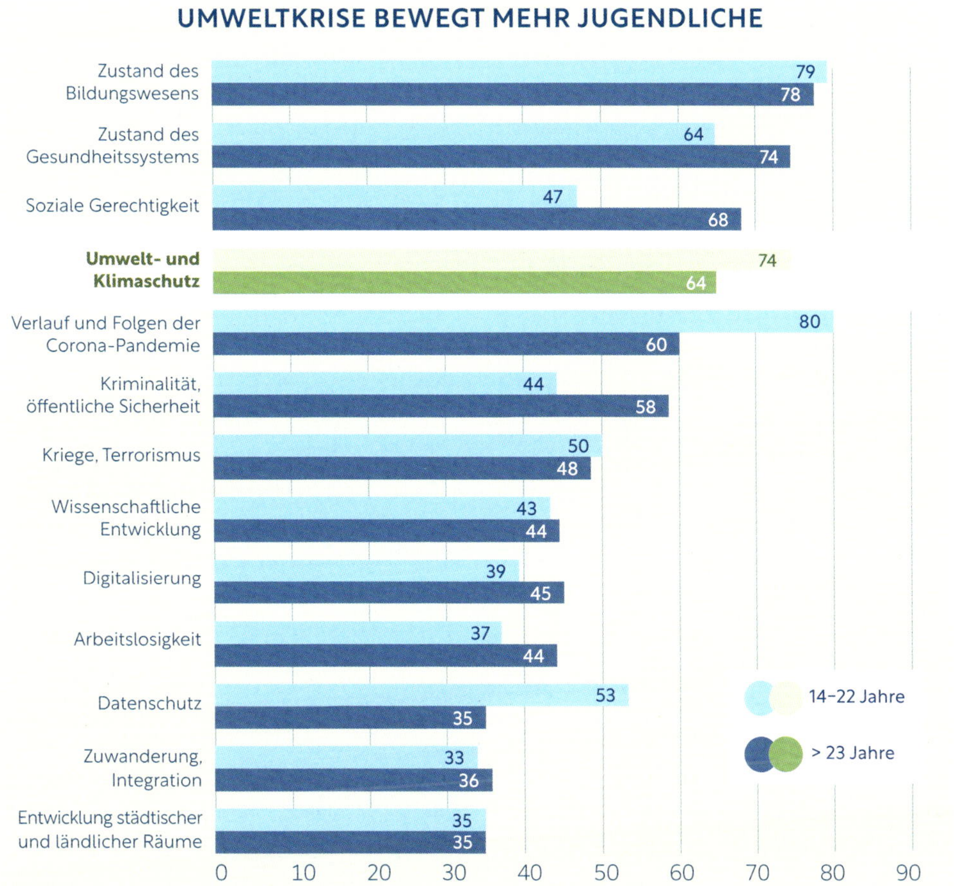

Deutsche Jugendliche (n = 127) messen Umwelt- und Klimaschutz prozentual mehr Gewicht bei als Erwachsene (n = 1896). (Quelle: Umweltbewusstseinsstudie, UBA, 2020)

geschildert habe (siehe Seite 11). In Schweden arbeitet die Psychologin Maria Ojala an der Universität Örebro mit den Klimaängsten von Kindern. Besonders belastet seien die Kleinsten, die am stärksten abhängig von der Stabilität ihrer Umwelt sind. Sie versuchen, dem Problem auszuweichen, was ihre Angst aber nicht schmälert. „Es wird immer heißer auf der Erde", zitiert Ojala ein kleines Mädchen. „Wenn viel Verkehr herrscht, gucke ich deshalb in die andere Richtung."

Vermeidungsverhalten kennzeichnet aber noch viel mehr die Rolle der Erwachsenen, die oft auch gar nicht wissen, was sie ihren Kindern zu ihren Ängsten sagen sollen. Sie sehen in Umwelt- und Klimaschutz eine der drei Top-Prioritäten. Die *Psychologists for Future,* aber auch UNICEF, das Kinderhilfswerk der Vereinten Nationen, betonen deshalb, wie wichtig es ist, dass Erwachsene mit Kindern über deren Ängste reden (ein Leitfaden auf www.psychologistsforfuture.org/wp-content/uploads/2022/08/Mit-Kindern-ueber-die-Klimakrise-reden.pdf). Eines steht fest, so die *Lancet Countdown Commission:* „Ein heute geborenes Kind wird eine Welt erleben, die mehr als vier Grad wärmer ist als der vorindustrielle Durchschnitt, der Klimawandel wirkt sich auf die menschliche Gesundheit aus von der Kindheit und Jugend bis zum Erwachsenenalter und Alter."

THE GERMAN ANGST

Sind wir Deutsche eigentlich besonders ängstlich oder furchtsam? Immerhin ist der Begriff der „German Angst" sogar in die englische Sprache eingegangen. „Wir sind so eine Art Hypochonder: Für unser Leben befürchten wir das Schlimmste", so der Historiker Frank Biess, Professor für Europäische Geschichte an der University of California in San Diego. „Nur um dann festzustellen, dass die Wirklichkeit weniger schlimm war." Es wurde sogar schon wissenschaftlich untersucht, ob die deutsche Ängstlichkeit vererbt wird. Doch dieser Verdacht bestätigte sich nicht. Die Forschenden um den Psychologen Martin Obschonka, Professor an der Queensland University of Technology in Brisbane, stellten etwas ganz anderes fest: Gerade in denjenigen deutschen Städten, die während des Zweiten Weltkriegs besonders stark bombardiert wurden, verfügen die Menschen heutzutage über eine besonders hohe Resilienz – obwohl die Generation, die den Krieg erlebt hat, bald ausgestorben ist. Die Wissenschaftler erklärten das mit einer personenübergreifenden sozioregionalen Identität. Ein ähnliches Phänomen wurde auch in England registriert: Die Bevölkerung, die noch das Bombardement der Nazi-Deutschen erlebt hatte, scheint besonders widerstandsfähig zu sein. Das mag allerdings auch daran liegen, dass diese Generation noch mit Entbehrungen zu leben hatte, die weniger gesundheitsgefährdend sind als heute die Wohlstandsfülle. Aber es erinnert auch an das Phänomen, das Aaron Antonovsky an ehemaligen KZ-Gefangenen beobachtet hatte (siehe Seite 51).

Ob diese Form der Resilienz etwa für den Klimawandel zutrifft, muss bezweifelt werden. Hier wächst weltweit eine ganze Generation mit Ängsten heran, die „Generation Dread", die „Generation Furcht", so der Titel eines Buches der Stanford-Forscherin Britt Wray. Sie ist Mitautorin einer internationalen Studie „Die Meinungen junger Menschen zu

Klimaangst, Regierungsbetrug und moralischen Schäden: ein globales Phänomen." Man müsse jetzt die Angst überwinden und handeln, bevor die nächsten Katastrophen einträfen, schließlich gehe es um das Überleben des Planeten, so Wray. „Wir müssen heraus aus der einsamen Verzweiflung und uns Mitstreiter suchen", sagt sie in einem Interview mit dem „Smithsonian Magazine". „Dann erst können wir unsere Gefühle integrieren und sie zum Brennstoff unseres Engagements machen."

DIE POSITIVE SEITE DER KRISE

Dass man nichts mehr tun könne, so Wray, stimme nicht und werde aber, je öfter man diese Ansicht wiederhole, zur selbsterfüllenden Prophezeiung. Das stimmt übrigens mit der Forschungsarbeit von Ilona Otto überein, Professorin für Gesellschaftliche Auswirkungen des Klimawandels am Wegener Center für Klima und Globalen Wandel an der Universität Graz. Sie arbeitet über *Social Tipping Points*: Auch scheinbare Minderheiten (wie etwa die Klimaaktivisten) können zu gesellschaftlichem Wandel führen, wenn sie die Unterstützung von 17 bis zu 20 Prozent der Bevölkerung finden. Es braucht eine gewisse kritische Masse an Menschen, um solche „sozialen Kipppunkte" zu erreichen, so Otto, die dann zu massiven Veränderungen und zur breiten Annahme früherer Minderheitspositionen führen. Unklar ist noch, ob die Trendsetter einer bestimmten Schicht angehören müssen.

Immer wieder wird deutlich, wie wichtig andere Menschen für die Bewältigung unserer Ängste sind – soziale Einbildung ist ein Faktor, den wir auch in der Medizin nicht genügend als Quelle für Gesundheit wertschätzen können. So berichtet auch Britt Wray von der Recherche zu ihrem Furcht-Buch: „Ich bin vielen Menschen begegnet, die nicht wussten, wie sie mit ihrer Angst umgehen sollen. Wir müssen darauf achten, dass wir uns davon nicht lähmen lassen, dass wir nicht an den Weltuntergang glauben und denken, es sei ohnehin alles zu spät. Denn die jetzige Situation motiviert zu neuen Verbindungen und stärkt das Vertrauen zwischen Menschen – das ist die positive Seite der Krise."

KRIEG UND MEDIEN

„Frieden schaffen ohne Waffen." In historischen Ausmaßen ist es noch nicht lange her, dass die ostdeutschen Bürgerrechtler Rainer Eppelmann und Robert Havemann 1982 diesen Appell veröffentlichten. Sowjetische SS-20-Mittelstreckenraketen und die Drohung mit amerikanischen Pershings II gaben der Friedensbewegung in West- wie Ostdeutschland damals enormen Aufschwung. Einige Jahre später wurden die Raketen auf beiden Seiten gemäß eines Vertrags zwischen Gorbatschow und Reagan zerstört. Damals fürchtete man, dass Mitteleuropa zur Kampfzone zwischen den Supermächten werden könnte. Heute sind wir unversehens in einer ähnlichen Situation durch den Ukrainekrieg, wo es sicher um mehr geht als um eine territoriale Auseinandersetzung oder die viel beschworene demokratische Selbstbestimmung des Landes. Plötzlich findet ein Krieg unmittelbar an der Grenze zur NATO statt, gerade mal 1000 Kilometer von Berlin entfernt. Zwei Drittel der Deutschen haben Angst, dass der Krieg übergreifen könnte, so eine Erhebung der Bertelsmann Stiftung. In den viel weiter entfernt liegenden USA sind es ähnlich viele, die mit Stress reagieren, laut einer Befragung der *American Psychological Association*.

Jugendliche mit Angst vor einem Atomkrieg haben ein deutlich erhöhtes Risiko, innerhalb der nächsten fünf Jahre psychisch auffällig zu werden, fanden finnische Public-Health-Experten heraus. Das sei zu wenig bekannt und erfordere mehr Aufmerksamkeit, so die Forscher. Denn es gehe nicht nur um eine kurzfristige psychische Belastung durch die politische Lage, sondern um ein längerfristiges gesundheitliches Risiko. Ob die Kriegsangst aber nur eine Begleiterscheinung besonders sensibler Jugendlicher sei oder aber ursächlich für psychische Probleme, das könne momentan noch nicht entschieden werden. Auch Borwin Bandelow erlebt angesichts der neuen geostrategischen Konflikte bei seinen Patienten Zittern, Schlafstörungen und Panikanfälle. Im Gegensatz zur Coronakrise, so der Angst-Experte, könne man selbst wenig aktiv zu seinem eigenen Schutz beitragen. Maske und Impfung hülfen hier nicht weiter. Da die Situation völlig unberechenbar sei, könnten wir auch rational gegen die Angst wenig ausrichten. Umso wichtiger sei es, sich nicht in die Isolation zu flüchten, sondern mit anderen über die eigenen negativen Gefühle zu sprechen. Die Harvard Medical School führt das hohe Maß an Kriegsangst (69 Prozent) in den USA auf die seelische und körperliche Erschöpfung durch die Covid-Pandemie zurück und gibt Empfehlungen wie

- sich mit der (Kriegs-) oder Konfliktgeschichte der eigenen Familie auseinanderzusetzen,
- den Alltag durch Rituale der Selbstfürsorge zu stabilisieren,
- Realität an die Stelle von Fantasien zu setzen,
- viel Kontakt zur Natur zu pflegen: Schon 15 Minuten täglich reduzieren Anspannung und Ängste,
- Atemübungen zu machen,
- körperlich aktiv zu bleiben: eine umfassende Metaanalyse zeigt bei Angststörungen deutliche positive Effekte durch Training,
- Achtsamkeit zu praktizieren,
- Solidarität und Verbundenheit mit anderen zu stärken (zum Beispiel in der Flüchtlingshilfe, aber auch in anderen sozialen Bereichen).

Den wissenschaftlichen Hintergrund zu diesen Ratschlägen finden Sie im folgenden Kapitel über Mind-Body-Medizin beziehungsweise im Übungsprogramm (ab Seite 82). Im Kern geht es darum, ein Stück Kontrolle wiederzuerlangen, ganz pragmatisch gedacht, etwa indem wir uns mit Energiesparen und den Stromtarifen auseinandersetzen, anstatt nur Angst davor zu haben.

MEDIEN FACHEN DAS FEUER AN

Ein wichtiger Fokus, auch in der Harvard-Analyse, ist der Medienkonsum. Negativnachrichten gehören zu den sogenannten Aufmerksamkeitsregeln, die der norwegische Friedensforscher Johan Galtung schon vor einem halben Jahrhundert postulierte.

Sie haben an Aktualität nichts verloren. Sie strukstrukturieren die Wahrnehmung der Medienmacher, bilden einen Filter in der Masse der Neuigkeiten – genauso wie Kontroversen, Status der Kommunikatoren oder Superlative. Deshalb trifft in der Covid-Debatte beinahe jede Expertenmeinung auf Widerspruch eines anderen Experten, so unbedeutend der oder die auch sein mögen. Von der Klimakrise weiß man, dass sie in der öffentlichen Wahrnehmung lange verschleiert wurde, weil immer wieder Zweifel durch abweichende Meinungen gestreut wurden, obwohl es sich dabei um obskure Verlautbarer handelte. Heute ist bekannt, dass etwa in den USA eine Industrieinitiative Millionen Dollar investierte, um den Warnungen vor dem Klimawandel zu widersprechen, Jahre vor der Ära von Fake News und Post Truth.

Berichte über Gewalt nähren eine Spirale der Verzweiflung, bestätigt eine Studie amerikanischer Wissenschaftler zum Bombenattentat beim Boston-Marathon 2013, denn Menschen mit Angst suchen häufig zusätzlich nach negativen Informationen. Das gilt auch für politisch besonders Interessierte. Die Medien geben diesem Interesse nach, weil sie, zumindest die privatwirtschaftlich organisierten, Umsatz machen müssen. Hinzu kommt der durch die Digitalisierung ermöglichte 24/7-Rhythmus: Rund um die Uhr stehen die unterschiedlichen Medien in Konkurrenz zueinander. Alles, was nur annähernd eine Meldung sein könnte, auch wenn es noch kaum Belege dafür gibt, wird versendet, denn wer zuerst punktet, der bekommt die meisten Klicks oder hohe Einschaltquoten. Also wird auch hier alles vermeldet, was die Russen sagen, was die Ukrainer sagen, was die Amerikaner sagen, wo sie einander widersprechen – meist ohne, dass wir die Richtigkeit oder die PR-Strategie dahinter auch nur annähernd beurteilen könnten.

Das beunruhigt, ähnlich wie die Bilder vom Krieg, die via Twitter so unmittelbar wie noch nie auf unsere Handys kommen. Sie versetzen den Körper in einen Stresszustand. Mitfühlen muss aber nicht mitleiden bedeuten. Das lernt man etwa durch regelmäßiges Meditieren (mehr dazu auf Seite 88). Doch auf jeden Fall sollten Sie, um Ihre Ängste zu reduzieren, Ihren Medienkonsum gezielt beschränken, zum Beispiel auf eine Nachrichtensendung am Tag. Schauen Sie nicht ständig auf Ihr Handy, stellen Sie Push-Meldungen bis auf Weiteres ab. Nutzen Sie auch Ihre sozialen Medien nicht länger als rund eine halbe Stunde täglich. Und: Keine Horrornachrichten vor dem Zubettgehen.

Entsprechend wird in den Essener Kliniken für Naturheilkunde den Patienten immer empfohlen, während der Behandlung auf Medien zu verzichten und ihren Handygebrauch auf das Notwendigste zu beschränken. Fernseher und Radios fehlen auf den Zimmern. Nachrichtensendungen im Fernsehen drücken generell auf die Stimmung und tragen dazu bei, dass persönliche Sorgen gravierender empfunden werden als vor dem Medienkonsum, so eine ältere Studie aus den USA. Sie erweitern sogar das Spektrum negativer Gedanken. „Wir sollten nicht vergessen, dass nicht die Nachrichten die Wirklichkeit sind", betont der Umwelttheologe Panu Pihkala in seinem Klima-Blog. „WIR sind die Wirklichkeit. Und alles Wesentliche bekommen wir auch ohne Medien mit."

WELLENREITEN IM CHAOS: DAS UNBEKANNTE

„Surfing on the Edge of Chaos“ war um die Jahrtausendwende ein Buch des prominenten US-Unternehmensberaters Richard Pascale. Im Kern fokussierte es sich auf die Ergebnisse der Komplexitätsforschung und postulierte, dass nichts mehr planbar sei. Wandel und Innovation wären nur im Rahmen eines chaotischen Prozesses möglich: Wir sollten uns also auf eine Reise in das Unbekannte vorbereiten. Das Unbekannte aber ist für uns schwer auszuhalten und es steckt im Kern jeder Angst. Die ist „eine komplexe Reaktion mit kognitiven, emotionalen, körperlichen und Verhaltensanteilen“, schrieb der Psychiater Aaron Beck (1921–2021), einer der „Väter“ der Verhaltenstherapie. „Sie wird ausgelöst durch widrige Ereignisse oder Umstände, die als unvorhersehbar und unkontrollierbar für das Leben eines Menschen eingeschätzt werden.“

Kontrollverlust ist ein weiteres wichtiges Thema bei allem, was mit Angst zu tun hat. Seit den 1990er-Jahren wird in der Psychologie über den Faktor Unsicherheit *(uncertainty)* geforscht, denn wir leben in einem fluiden Zeitalter der ständigen Veränderung. Das hat sich im Rahmen aller globalen Krisen gezeigt, zuletzt im Zusammenbruch der Lieferketten durch die Pandemie, in der plötzlichen Energieknappheit, in der sich schlagartig wandelnden geopolitischen Situation. Außerdem sind wir Teil einer Multioptionsgesellschaft und müssen ständig Entscheidungen zwischen einer Vielfalt von Optionen treffen, zum Beispiel welchen Mobilfunkvertrag, was für eine Krankenversicherung, welche Partnerin bei Tinder usw. Es ist der, so der Soziologe Peter Gross, „unaufhörliche Versuch, die Kluft zwischen gelebten Wirklichkeiten und erträumten Möglichkeiten zu überwinden“. Die jüngere Generation reagiert auf diese Art von Belastung mit einer

EINE FRAGE DER EINSTELLUNG

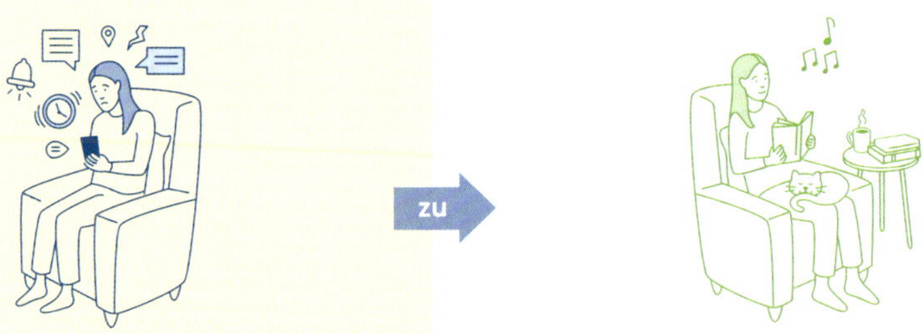

FOMO
Fear of missing out
(die **Angst**, etwas zu verpassen)

- Fokussieren Sie sich nicht auf das, was Ihnen fehlt.
- Tun Sie nichts, nur weil andere es tun.
- Lösen Sie sich von der Technologie.
- Hören Sie auf, sich zu beschweren.

JOMO
Joy of missing out
(die **Freude**, etwas wegzulassen)

- Fokussieren Sie sich auf das, was Sie haben.
- Tun Sie etwas, das Sie glücklich macht.
- Nehmen Sie Kontakt zu echten Menschen auf.
- Gratulieren Sie sich selbst oder danken Sie jemandem.

„No-Show-Politik": Kurzfristige Absagen von Zusagen sind schon lange kein Tabu mehr – auch nicht komplette Nicht-Kommunikation.

Das „Nichtaushalten" von Unsicherheit *(Intolerance of Uncertainty)* ist inzwischen ein Forschungsgegenstand im Zusammenhang mit Angststörungen – als Alltagserfahrung tritt es aber auch häufig auf. Je nachdem wie stark Unsicherheit empfunden wird, äußert sie sich in gezielter Furcht vor etwas Bestimmtem oder in eher generellen Ängsten. Im Gehirn, darauf weisen Studien hin, spielen sich Sicherheit und Unsicherheit in Wahrnehmung und Bewertung in unterschiedlichen Regionen der Großhirnrinde ab. Ist die Ungewissheit stark, schwächt das unsere Fähigkeit, uns auf das Unbekannte der Zukunft vorzubereiten. Sorgen, Furcht und Angst machen sich breit, lange bevor ein Wandel oder negative Ereignisse eintreffen. Das konnte die britische Psychologin Jayne Morriss in einem Experiment bestätigen: Sie erklärte den Probanden, sie würden gleich einen leichten Stromschlag erhalten, es sei aber nicht sicher, ob sie das überhaupt spüren würden. Diejenigen, die von sich selbst sagten, dass sie mit Unsicherheiten nur schwer umgehen könnten, zeigten deutlich mehr Reaktionen im Gehirn wie auch im Organismus als die anderen – obwohl der Stromstoß bei allen ausblieb.

Diese Unfähigkeit, mit unsicheren Situationen fertigzuwerden, ist wie eine Art Allergie unserer Gesellschaft, beschreibt das *Anxiety*, eine kanadische NGO, die sich mit Angst befasst. Viele Menschen gingen der Unsicherheit schon bei geringsten Anzeichen aus dem Weg oder versuchten, für alles einen Plan zu machen, um sich zu schützen. Sie schreiben To-do-Listen oder kontrollieren alles zweimal, was sie getan haben. Oft tun sie sich schwer zu delegieren. Sie prokrastinieren, schieben also alles zeitlich hinaus, manche überladen sich mit Aktivitäten, nur um die wirklich wichtigen Entscheidungen zu vermeiden. Das alles, so *Anxiety*, verschlingt viel Zeit und Energie.

UNSICHERHEIT BEI COVID-19

Der Aspekt der Unsicherheit war auch ein zentraler Teil der Belastung durch die Covid-Pandemie, bei der sich täglich alles zu ändern schien. Niemand konnte sicher sagen, wie stark Arbeitsplatz, Schule oder Mobilität beeinträchtigt sein würden. Anfangs war noch nicht einmal klar, auf welchen Wegen das Virus am ansteckendsten war und über seinen Ursprung wird noch heute gestritten. Ein Team der Universität Illinois hatte 2020 Jugendliche zu ihrer selbst eingeschätzten Intoleranz von Unsicherheit befragt und diese Erhebung zwei Jahre später mitten in der Covid-Pandemie wiederholt. Bei denjenigen, die ein starkes Kontrollbedürfnis hatten, wirkte sich die Infektionswelle am negativsten aus, was ihre psychischen Reaktionen betraf. Veränderungen an der Anterior Insula im Gehirn sprachen für eine Zunahme von Angst, Depression und Stress.

Die Verhaltenstherapie macht Angebote, mehr Toleranz für das Unbekannte aufzubauen, denn eins ist klar: In der Welt, in der wir leben, können wir Unsicherheit nicht ausschließen und sie wird eher noch zunehmen.

MIT DEN GEFÜHLEN JONGLIEREN LERNEN: DIE MIND-BODY-MEDIZIN

Nun möchte ich Ihnen die Möglichkeiten der Mind-Body-Medizin vorstellen, der Weiterentwicklung der klassischen naturheilkundlichen Ordnungstherapie. Sie beschäftigt sich mit dem Lebensstil, vor allem aber auch sehr gezielt mit den Gefühlen, die uns bewusst oder unbewusst motivieren, und der Art, wie wir damit umgehen können. Vor allem bietet die Mind-Body-Medizin viele Ansätze, wie Sie Ihre Eigenkompetenzen stärken und besser für sich sorgen können.

An den Evangelischen Kliniken Essen-Mitte, wo ich 1999 eine Modell-Klinik für Naturheilkunde gründete und diese über 20 Jahre leitete, wurde die Mind-Body-Medizin zum ersten Mal in Deutschland weiterentwickelt, klinisch umgesetzt und an meinem Lehrstuhl an der Universität Duisburg-Essen auch intensiv erforscht. An der Universitätsklinik Essen baue ich inzwischen in Zusammenarbeit mit Dr. Anna Paul, der Vorsitzenden *der International Assotiation for Mind Body Medicine and Health,* ein Mind-Body-Lab auf, um krankheitsspezifische Anwendungen zu entwickeln – zum Beispiel zur Behandlung von Long-Covid-Patienten. Unser Modell der *Mind Body Medicine in Integrative and Complementary Medicine (MICOM)* spricht alle für die Gesundheit wichtigen Bereiche des Lebensstils an, die eine Person in ihrem Alltag selbst beeinflussen, ausführen und umsetzen kann. In Essen sind das Patienten mit schweren chronischen Krankheiten, die dadurch nachhaltige Besserung erfahren, dass sie etwas an die Hand bekommen, was sie mit in ihren Alltag nehmen können. MICOM verhilft aber auch Menschen zu besserer Lebensqualität, die sich einfach nur etwas Gutes tun wollen oder auch gesundheitlichen Schäden vorbeugen möchten. Stressbewältigung und Gefühlsregulation sind dabei zentrales Lernziel. Sie werden also, wenn Sie das 6-Wochen-Programm am Ende des Buches absolviert haben, mit Aufregungen und Ängsten besser umgehen können und allein dadurch gesünder leben.

MIND-BODY-MEDIZIN GEGEN DIE ANGST

Menschen, die unter manifesten Angststörungen wie Panikattacken oder einer Phobie leiden, können sicher auch von den Inhalten dieses Buches profitieren. Geheilt werden können sie aber meistens nur durch eine psychologische Intervention, in der Regel eine Verhaltenstherapie (siehe Seite 47). Manche Betroffene verbringen Jahre bei ihrem Heilpraktiker, bevor sie herausfinden, dass sie neben körperbezogenen Therapien mit einer psychologischen Begleitung gut beraten wären. Und weil die Heilungschancen so gut sind, kann ich das nur empfehlen. Auf jeden Fall profitieren werden aber diejenigen unter Ihnen, die noch kein diagnostisches „Angst-Etikett" tragen und noch nicht bei Arzt oder Ärztin durch Ängstlichkeit aufgefallen sind. Die sich eher mal „zusammenreißen" und gewillt sind, sich nicht unterkriegen zu lassen, aber doch spüren, wie die Angst in ihnen hochsteigt, weil sie das Gefühl haben, sie schaffen es einfach nicht mehr, sie verlieren die Kontrolle. Zu vieles verändert sich in ihrem Umfeld und in der Welt. Sie haben keine irrationale Furcht vor Spinnen oder Spritzen, sondern ganz reale Ängste und Unsicherheiten. Ihnen bieten wir die Möglichkeit, wieder Tritt zu fassen und ihre Ressourcen für Resilienz schonend aufzubauen.

DIE FREIHEIT DES BEOBACHTERS

Es geht in diesem Buch nicht darum, Ihre Ängste verschwinden zu lassen, so wie Sie vielleicht ab und zu ein Aspirin gegen Kopfschmerzen nehmen. Angst ist ein wichtiges Warnzeichen und eine Botschaft an uns selbst. Es geht vielmehr darum, dass Sie grundsätzlich Ihren Umgang mit Ihren Gefühlen überdenken und diese auf neue Art wahrnehmen lernen. Das betrifft nicht nur negative Empfindungen wie die Angst, sondern den gesamten Kanon unserer fundamentalsten Gefühle: Wut, Trauer, Angst, Eifersucht, Ekel, aber auch Liebe, Freude und Glück. Denn sie sind miteinander verbunden und halten sich – im positiven Fall – gegenseitig in Schach. Wie ein Jongleur sollten Sie deshalb die Bälle ihrer Emotionen in der Balance und in Bewegung halten können.

Gefühlsregulation – warum ist das wichtig? Emotionen leiten und lenken uns, manchmal reflexhaft, manchmal erlernt, aber immer, bevor wir überhaupt zum Nachdenken kommen. Das macht Wut so gefährlich und die Angst so bedrohlich. Und die Liebe so magisch. Aber es gibt Möglichkeiten, diesen Automatismus zu unterbrechen, und diese üben wir auch mit unseren Patienten ein. Sie lernen: Das Unterdrücken eigener Bedürfnisse ist ähnlich schädlich wie das hemmungslose Ausleben von Impulsen oder das Sich-Verlieren in widersprüchlichen Emotionen. Ziel ist es also, sich von seinen Gefühlen nicht überwältigen zu lassen, um durch sie keinen Schaden zu nehmen. Für die Angst gilt das in besonderem Maße, denn sie fordert dem Organismus sehr viel ab.

ACHTSAMKEIT IST DIE BASIS

Die Basis unseres Programms ist die Achtsamkeit. Jon Kabat-Zinn, ein US-amerikanischer Molekularbiologe und Stressforscher, der im Labor des Medizin-Nobelpreisträgers Salvador Luria gearbeitet hatte, stellte 1990 ein inzwischen legendäres Programm zur Stressbewältigung vor: die *Mindfulness-Based Stress Reduction (MBSR)*. Die wichtigsten Elemente entlehnte er dem Zen, der indischen Vipassana-Meditation und dem Yoga, entkleidete sie aber ihres spirituellen Hintergrunds, um sie kulturübergreifend möglichst vielen Menschen zur Verfügung zu stellen. Sein achtwöchiges Programm wird inzwischen in aller Welt gelehrt, seine Übungen von Millionen Menschen praktiziert. Sie finden Sie in Büchern, auf CDs und selbstverständlich auch im Internet, mitunter angeleitet von ihm selbst. Es gibt zahlreiche Studien, welche die Wirkung zum Beispiel auf Nerven- und Immunsystem nachweisen. Das Gehirn verändert sich bei regelmäßigem Üben (siehe Seite 88).

Die Achtsamkeit lehrt uns, wie wir, anstatt uns unseren Gefühlen auszuliefern, eine Art Beobachterposition einnehmen können. Wir lernen, nicht reflexhaft oder automatisch zu reagieren, sondern uns bewusst wahrzunehmen, ohne jede Wertung. Dabei passiert etwas ganz Entscheidendes: Im Vorgang des Beobachtens entsteht ein Raum – zwischen dem Reiz, der Gefühle auslöst, und unserer Reaktion darauf.

Ein solcher Raum gibt uns Freiheit, betonte der Wiener Psychiater Viktor Frankl (1905 bis 1997), der Begründer der Logotherapie und Existenzanalyse, die Freiheit, uns für eine Reaktion zu entscheiden. Dadurch, schrieb er, „können wir reifer werden und haben Einfluss auf unser Glück." Das klingt jetzt vielleicht sehr philosophisch, aber die Praxis mit unseren Patienten zeigt, wie viel wir mit dem Hintergrund dieses Entscheidungsspielraums verändern können: Wir können zum Beispiel lernen, die Signale unseres Körpers wieder besser wahrzunehmen und zu verstehen. Wir können unsere Nerven stärken, etwa durch Yoga. Oder Wut, Aggression oder Panik abbauen durch Muskelaktivität in der Bewegung. Wir gewinnen Energie zurück, wenn wir lernen, unproduktive Gedanken zu entlarven oder auch, uns gezielt zu entspannen. Selbst unsere Ernährung spielt eine Rolle, denn immer mehr Forschungsergebnisse deuten darauf hin, dass der Darm und das Wohlergehen seiner Bewohner, des Mikrobioms, über die Darm-Hirn-Achse unmittelbaren Einfluss auf unsere Gefühle haben (siehe

ELEMENTE DER MIND-BODY-MEDIZIN

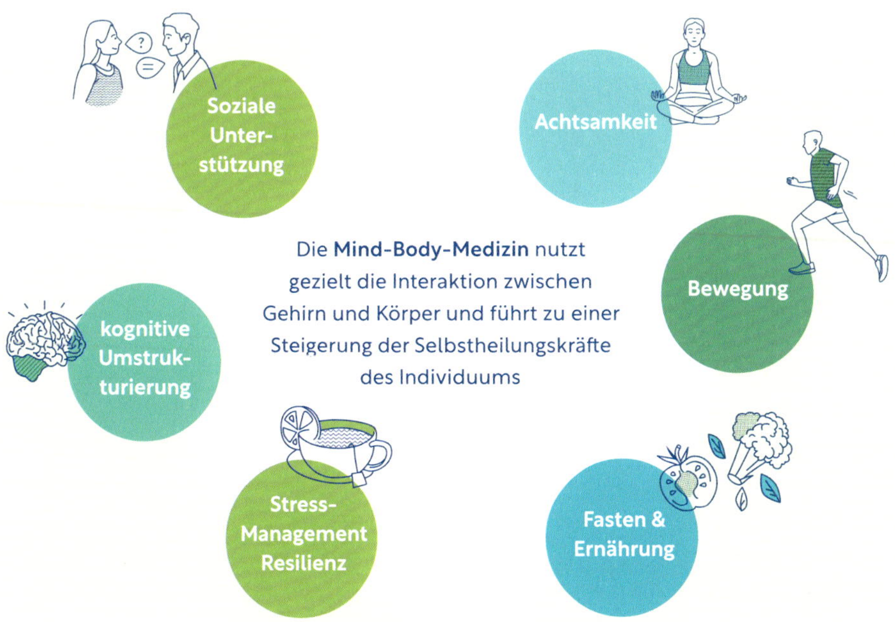

Soziale Unterstützung
Achtsamkeit
Die **Mind-Body-Medizin** nutzt gezielt die Interaktion zwischen Gehirn und Körper und führt zu einer Steigerung der Selbstheilungskräfte des Individuums
Bewegung
kognitive Umstrukturierung
Stress-Management Resilienz
Fasten & Ernährung

Seite 117 ff.). Der bewusste Umgang mit unseren Emotionen ist notwendig für eine gesunde Widerstandskraft und die Basis für Wohlergehen und Gesundheit.

DIE FÄHIGKEIT ZUR SELBSTERKENNTNIS

Wie kamen wir zur Mind-Body-Medizin? Als wir 1999 die Klinik für Naturheilkunde in Essen eröffneten, als streng evaluiertes Pilotprojekt des Landes Nordrhein-Westfalen, gab es in Europa kaum wissenschaftliche Belege für die Wirksamkeit von naturheilkundlichen Verfahren. Die Evidenz aber war Voraussetzung für die Finanzierung der Therapien durch die Krankenkassen. Da entdeckten wir, dass es in den USA zu unseren Themenkomplexen bereits jede Menge Forschung gab, zu etwas, was die staatliche Gesundheitsbehörde *National Institutes of Health (NIH)* „Mind-Body-Medizin“ nannte und später zusammenfassend so definierte: „Mind-Body-Medizin fokussiert auf das Zusammenspiel von Gehirn, Psyche, Körper und Verhalten sowie die wirkungsvollen Pfade, mittels derer Gefühle, Gedanken, Spiritualität, soziales Leben und Verhalten unmittelbaren Einfluss auf die Gesundheit nehmen können. Grundlegend ist als Ansatz, die Fähigkeit jedes Menschen zur Selbsterkenntnis und zur Selbstfürsorge anzuerkennen und zu fördern. Die Techniken, die zur Anwendung kommen, gründen darin.“

Dieser biopsychosoziale Ansatz steht in der Tradition ganzheitlicher therapeutischer Ansätze, wie sie bereits in der Antike galten, wo es auch darum ging, den „inneren Arzt“ in den Patienten zu wecken. In der klassischen Naturheilkunde dient dazu die Ordnungstherapie, die sich mit der Lebensführung, mit Ernährung, Entspannung und Bewegung befasst. In der Mind-Body-Medizin, die ihre Wurzeln in der modernen Stressforschung hat, wird dieses Prinzip der Selbstregulation zu neuem Leben erweckt und erweitert.
Auf der Basis der Neurowissenschaften, der Immunologie, der Psychologie und Gesundheitspädagogik spielen nun auch Achtsamkeit, Entspannungstechniken, Imagination, Meditation, Yoga, Tai-Chi, Qigong, kognitiv-verhaltensbezogene Techniken und soziale Unterstützung eine weitere Rolle. Stressbewältigung und Gefühlsregulation stehen im Mittelpunkt, ganz nach dem Motto „Nicht die Umstände bestimmen des Menschen Glück, sondern seine Fähigkeit zur Bewältigung der Umstände.“

WAS IST GESUNDHEIT? DIE SALUTOGENESE

Das Zitat stammt von Aaron Antonovsky (1923–1994), dem Begründer einer Theorie, was die Gesundheit eigentlich ausmacht: der „Salutogenese“. 1960 war er mit seiner Frau aus den USA nach Israel übersiedelt und hatte in Jerusalem eine Stelle als Medizinsoziologe angenommen. In einer empirischen Studie über die Auswirkungen der Wechseljahre bei israelischen Frauen fiel ihm auf, dass von denjenigen, die das KZ überlebt hatten, mehr als jede vierte seelisch stabil und gesund war. Was hatte, so fragte sich Antonovsky, diesen Frauen trotz aller Entbehrungen und traumatischen Erlebnisse die Kraft verliehen? In ausführlichen Interviews mit den Betroffenen entwickelte Antonovsky seine Lehre von der Entstehung von Gesundheit. In ihrem Zentrum stehen drei Kriterien: „Verstehbarkeit“ (Begreife ich das, was passiert? Kann ich es mir erklären?) und „Handhabbarkeit“ (Ich bin schon mit Schlimmerem fertiggeworden. Das passiert mir nicht noch mal!). Der dritte Faktor in Antonovskys Matrix der Gesundheit ist die „Sinnhaftigkeit“. Das beste Beispiel dafür ist der Lebensweg des bereits erwähnten Psychiaters Viktor Frankl, der nach seinen Erfahrungen als KZ-Häftling die Logotherapie begründete und ein Zitat von Friedrich Nietzsche zu seinem Leitspruch nahm: „Wer ein Warum zum Leben hat, erträgt fast jedes Wie.“ Liebe und Spiritualität, die Hoffnung in eine Person oder auch das Vertrauen in eine größere Kraft können, das belegen auch Studien, die Heilung beschleunigen und Leben verlängern. Sind alle drei Bedingungen erfüllt, spricht Antonovsky von einem Kohärenzgefühl (lat. *cohaerere* = zusammenhängen). Er meint damit das Wissen um den inneren Zusammenhang verbunden mit äußerem Halt. Je stärker der Kohärenzsinn, desto stabiler ist die psychische Gesundheit – auch die Angst bekommt dann einen anderen Stellenwert: Sie dominiert nicht mehr.

EIGENE POTENZIALE WECKEN

Eine weitere wichtige Grundannahme der Salutogenese ist, dass Gesundheit und Krankheit keine Gegensätze sind, sondern Pole eines Kontinuums, das sich mal mehr der einen, mal der anderen Richtung zuneigt. Nach diesem Verständnis ist niemand völlig gesund oder nur noch krank. Jeder von uns hat bis zum letzten Moment seines Lebens „gesunde“ Anteile, die Fähigkeit, etwas Eigenes zu leben, er oder sie selbst zu sein. Jon Kabat-Zinn, der Begründer der Achtsamkeitslehre, formulierte das so: „Solange Sie atmen, läuft mehr richtig bei Ihnen als falsch.“ Eine meiner Patientinnen, unheilbar erkrankt an Bauchspeicheldrüsenkrebs, überwand die Demütigung, so schwer erkrankt zu sein, durch Meditation: „Ich habe gelernt, in Würde zu sitzen“, sagte sie und lächelte bei unserem Gespräch.

Die Salutogenese ist die Basis der Mind-Body-Medizin und ein Gegenentwurf zur Lehre von der Entstehung der Krankheiten, der Pathogenese, die üblicherweise die Medizin bestimmt. Sie ist die Basis meiner Arbeit, denn es geht meinem Team und mir darum, die individuellen Potenziale in den Menschen zu wecken und zu stärken – erst das macht medizinische Therapien nachhaltig. Akut kann die moderne Medizin wahre Wunder vollbringen, zum Beispiel in der Notfallmedizin oder Kardiologie. Langfristig aber können Menschen mehr für sich selbst tun als jeder Arzt. Man muss sie nur anleiten, wie das geht – denn es gibt einen Urwald unseriöser Therapieangebote auf dem freien Markt, dem sollte man sich nicht ausliefern. Und man muss Mut machen und Vertrauen haben.

NEGATIVES DENKEN ENTLARVEN

Als Erstes müssen wir uns und unsere Gefühle besser kennenlernen. Vor allem geht es darum, sich klarzumachen, wie stark unser Alltag von negativen Gedanken bestimmt wird. Manche schießen so schnell durch unseren Kopf, dass sie uns nicht einmal bewusst werden. Doch der Körper reagiert sofort mit Anspannung und Abwehrreaktionen. Negative Gedanken beeinflussen den Organismus, die Stimmung und natürlich auch das Verhalten – was Angstkrankheiten ganz eindrucksvoll zeigen. Es ist wichtig, durch Selbstbeobachtung zu lernen, welche Gedankenmuster Sie verfolgen und wie viel Stress Sie sich damit machen. Viele Menschen verbringen viel Zeit mit unnötigem Grübeln darüber, was in ihrem Leben alles schiefgehen und welche Verluste sie erleiden könnten. Doch wir können unsere Gedanken verändern. Dazu müssen wir sie zunächst auf ihre Richtigkeit überprüfen. „In meinem Leben habe ich unvorstellbar viele Katastrophen erlitten", soll schon Mark Twain (1835–1910) gesagt haben: „Die wenigsten davon sind wirklich eingetreten."

Wie ich schon erwähnte, hat die Evolution dafür gesorgt, dass Warnsignale wie die Angst im Gehirn Vorrang erhalten, weil sie potenziell lebenserhaltend sind. Ganz automatisch fängt unser Geist an, Risiken mit Erfahrungen abzugleichen und Sorgen zu produzieren. Je nach Erwartungshaltung blenden wir andere Denkoptionen aus, was unsere subjektiven Annahmen weiter verstärkt. Wir selektieren und bekommen zunehmend einen Tunnelblick. Je mehr wir spekulieren, desto negativer werden unsere Fantasien, und das Schlimme ist, dass das Gehirn keinen Unterschied macht zwischen unseren Erwartungen und der Realität: Die Vorstellung, etwas zu verlieren, schmerzt fast ebenso wie ein realer Verlust.

BEWUSST POSITIV DENKEN

Wie sehr sich negative Gedanken oder Angstgefühle in unserem Bewusstsein festsetzen, ist nicht nur eine Frage der Mentalität, ob wir eher Optimisten oder Pessimisten sind. Wir können den evolutionären Vorrang des Negativen „aushebeln", in dem wir uns bewusst für einen positiven Blick auf die Dinge entscheiden, dafür, dass das Glas Wasser eben halb voll ist statt halb leer. Dass unsere Wahrnehmung nicht die einzig mögliche ist, sondern eine Frage der Sichtweise, verdeutlichen Kippbilder, die schon den Philosophen Ludwig Wittgenstein (1889–1951) zum Nachdenken angeregt haben, hier das Beispiel von der Ente und dem Hasen:

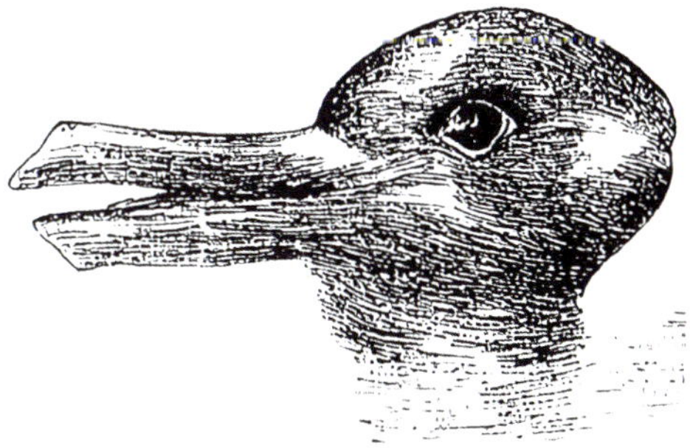

Schnabel oder Ohren? Wittgenstein nannte das Verwirrspiel „Aspektwechsel", für unterschiedliche Sichtweisen derselben Sache. Die Wahrnehmungspsychologie weiß, dass von mehreren Personen, die einen Raum beschreiben sollen, keine einzige Schilderung einer anderen gleicht. Die Polizei macht diese Erfahrung immer wieder bei Zeugenaussagen. Sie können das mit Partner, Bürokollegen oder Freunden ausprobieren und werden erstaunt sein: Trotz Vorhandensein aller zur Verfügung stehenden Informationen wird nur ein Teil der Realität wahrgenommen, der Rest wird ausgeblendet. Ein berühmtes Beispiel für selektive Wahrnehmung ist das Gorilla-Experiment von Psychologen der Universität Illinois, das Sie sich auf Youtube ansehen können (https://bit.ly/3dEK3yS; englisch). Leider kann ich das hier nicht weiter beschreiben, sonst wird Ihre Wahrnehmung von mir beeinflusst.

DER EINFLUSS DES KÖRPERS

Die Angst sitzt nicht nur im Kopf, sondern auch im Körper. Mehr Sensibilität für unsere Körpersignale hilft uns, unberechtigte Ängste als solche wahrzunehmen und aufzulösen. Neue Kenntnisse dazu kommen von der Interozeption, der Innenwahrnehmung, einem ziemlich jungen Forschungsgebiet an der Schnittstelle von Neurowissenschaften, Biophysik und Psychologie. Die Botschaften des Körpers richtig zu verstehen, haben wir häufig verlernt. Die Zivilisation hat uns um viele intuitive Wahrnehmungen gebracht, weil diese in einem technisch-wissenschaftlichem Umfeld immer weniger gebraucht wurden. So können nur noch höchstens 20 Prozent der Menschen ihren Herzschlag durch Konzentration auf ihr Inneres wahrnehmen, ohne dass sie den Puls mit der Fingerkuppe tasten. Ein Drittel hat große Probleme damit. Die Hälfte der Bevölkerung liegt irgendwo dazwischen.

Wissenschaftlerinnen wie Olga Pollatos, Psychologieprofessorin an der Universität Ulm, üben mit Probanden, Angst und ihre körperlichen Auslöser bewusst wahrzunehmen. Prüfungsangst zum Beispiel kann daran liegen, dass der Prüfling in einer ähnlichen Erwartungslage schon mal versagt hat und diese Erfahrung kein zweites Mal machen will. Sein Gehirn vermittelt ihm diese abgespeicherte Erinnerung durch Unbehagen. Die Aufregung kann aber auch daher rühren, dass er am Morgen sein Frühstück nicht essen konnte und sein Körper Stress signalisiert, was sich wie Angst anfühlt. Deshalb kann es Sinn machen, nicht mit leerem Magen in eine Klausur zu gehen. Unsere Intuition kann uns täuschen. Dann verwechseln wir automatisch vermittelte Körperempfindungen (etwa Frösteln) mit dem, was unser Verstand daraus für Wahrnehmungen kreiert, nämlich Furcht. Wer Körper und Kopf auseinanderdividieren kann, findet Ansatzpunkte, mit der Angst umzugehen. Tanja Hechler, Psychotherapeutin an der Universität Trier, hat zum Beispiel festgestellt, dass Kinder mit chronischen Schmerzen (wie etwa Kopfweh) oft besonders ängstlich sind. Unbewusst fürchten sie bei jeder Bewegung, dass sie wehtut. Diese Angst können sie aber gezielt verlernen, wenn sie als Übung den „Hampelmann" springen und die Erfahrung machen, dass dadurch kein Kopfweh entsteht.

KANN MAN FURCHT LÖSCHEN?

Nervenbahnen sind Einbahnstraßen. Es gibt mehr Leitbahnen von der Amygdala zur Großhirnrinde (präfrontaler Cortex, PFC) als umgekehrt, deshalb beeinflussen die vom Gehirninneren ausgehenden Gefühle wie Angst stärker unser Bewusstsein, als wir umgekehrt Kontrolle über unsere Emotionen ausüben können. Das ist zwar möglich, aber nur über Umwege, so Klaus Grawe, prominenter Psychotherapeut, dazu sind gezielte und wiederholte Lernerfahrungen nötig. Das ist das Prinzip der Desensibilisierung, die zum Beispiel bei einer Phobie eingesetzt wird. Die Betroffenen müssen sich kontrolliert und in unterschiedlicher Intensität einer Angstsituation aussetzen, bis diese immer schwächer wird und schließlich verschwindet (siehe Seite 9).

Wirklich ausgelöscht werden kann der Angstreiz nicht, so Grawe, denn er ist in der Amygdala eingebrannt. Außerdem gibt es außerhalb der therapeutischen Praxis, im normalen Leben, keine Garantie, dass nicht doch irgendwo eine Spinne auftaucht, der Lift stecken bleibt oder das Flugzeug abstürzt. Jede heikle Situation, die auch nur an den Auslöser erinnert, verstärkt die Angst, deshalb bleibt diese unter Normalbedingungen so hartnäckig bestehen. Der Organismus vergisst nichts, sondern speichert Erfahrungen in einer Nervenmatrix, die rationalem Denken häufig nicht zugänglich ist. Die Großhirnrinde kann lernen und den Angstimpuls hemmen. Aber verschwinden tut die Angst nicht. Sie schläft nur.

Angstreaktionen, das lesen Sie in diesem Buch immer wieder, ähneln den Wirkungen von Stress. Interessant ist, dass Stress eine alte Angst wieder wecken kann. Der Neurowissenschaftler Joseph LeDoux, vom *Center for Neural Science* an der Universität New York, hat das untersucht. Er konnte zeigen, dass Stresshormone Angststörungen verstärken. Deshalb können Panikreaktionen auch dann auftreten, wenn der übliche Auslöser nicht vorhanden ist. So kann etwa eine Schlangenphobie, die seit Jahren abgeklungen ist, beim Verlust eines nahestehenden Menschen wieder aufflammen. Das gilt vermutlich nicht nur für explizite Angststörungen, sondern auch für andere Ängste oder Depressionen.

ANGST UND STRESS ALS WURZEL VON KRANKHEIT

Wer Angst hat, hat auch Stress. In der wissenschaftlichen Literatur werden beide Zustände dadurch unterschieden, dass die Angst ein unterschwelliges Dauergefühl sei, während Stress konkrete, zeitlich begrenzte Auslöser habe. In der Praxis aber löst sich diese Unterscheidung mehr oder weniger auf, weil die meisten Menschen auch durch Stress chronisch belastet sind. Stressbewältigung ist ein zentrales Thema in Naturheilkunde und Mind-Body-Medizin, denn die Übererregung mit all ihren körperlichen und psychischen Folgen ist ein Katalysator für Krankheit. Insbesondere chronische Leiden wie Rheuma oder Migräne, aber auch Allergien werden durch Dauerstress befeuert. Und auch wenn viele Patientinnen und Patienten die Ursache ihrer Beschwerden außerhalb suchen – bei den Umständen, unter denen sie leben –, so beruht der tägliche Stress, dem sie sich aussetzen, doch vor allem auf inneren Mustern, zum Beispiel, weil sie zum Perfektionismus neigen. Oder weil sie Angst haben zu versagen.

Jede medizinische Therapie kann nur dann nachhaltig Erfolg haben, wenn sie solche Gefühls- und Verhaltensmuster aufzudecken hilft und den Patienten die Möglichkeit gibt, in diesem Bereich etwas über sich selbst zu lernen. Doch auch jenseits von Krankheit und medizinischer Behandlung ist es wichtig, Anzeichen von Stress wahrzunehmen und zu lernen, ihm entgegenzuwirken, um nicht irgendwann krank zu werden. Der Lebensstil spielt dabei eine zentrale Rolle. Er ist eng mit der Epigenetik verknüpft. Diese stellt eine Matrix dar, auf deren Basis Genanlagen aktiviert oder blockiert werden. Biochemische Schalter können – vereinfacht gesagt – die Erbinformation an- oder abschalten, ohne dass sich die Sequenz der DNS selbst verändert. Lebensstilfaktoren wie Bewegung, Ernährung und Entspannung wirken auf diese Prozesse ein. Der US-Kardiologe Dean Ornish zeigte an Männern mit einer weniger aggressiven Form von Prostatakrebs, dass sich durch drei Monate gesundes Leben in rund 500 Genen Aktivitätsveränderungen erzielen ließen. 48 Gene wurden an- und 452 ausgeschaltet, darunter solche, die das Tumorwachstum fördern. Eine vegetarische Ernährung, Bewegung und Achtsamkeit, konnte Ornish zeigen, können auch verhärtete Adern wieder durchlässiger machen.

GEERBTE EMPFINDSAMKEIT

Umgekehrt kann Stress, zum Beispiel im frühen Kindesalter, solche Expressionsmuster negativ verändern und ein Leben lang dafür sorgen, dass die Betroffenen empfindsamer auf Belastungssituation reagieren. Dieses „epigenetische Gedächtnis", mit dem etwa traumatische Erlebnisse langfristige biologische Spuren hinterlassen, spielt auch eine Rolle bei Angsterkrankungen.

Wissenschaftler des Max-Planck-Instituts für Psychiatrie in München konnten zum Beispiel zeigen, dass neugeborene Mäuse, obwohl nur für kurze Zeit von ihrer Mutter getrennt, ihr Leben lang Schwierigkeiten hatten, sich an Stresssituationen anzupassen. Ihr Gehirn wurde dauerhaft überschwemmt mit Vasopressin, einem Eiweißmolekül, das wichtig ist für die Produktion von Stresshormonen, aber auch für Gedächtnis, Emotion und Sozialverhalten. Das machte sie anfälliger für Krankheiten und es zeigt, so der Neuroendokrinologe Dietmar Spengler vom MPI, dass künftig bei der Erforschung psychiatrischer Erkrankungen epigenetische Faktoren viel stärker berücksichtigt werden müssen. Hier kommt wieder die Naturheilkunde ins Spiel, denn sie befasst sich im Kern mit dem Lebensstil.

VERSAGENSANGST ALS KRANKHEITSAUSLÖSER

Aber das gilt nicht nur für psychiatrische Leiden. Nach meiner Erfahrung spielt Angst als Stressauslöser eine große Rolle als Ursache oder Begleiterscheinung vieler, wenn nicht aller Krankheiten. Gelingt es uns, hinter die körperlichen Symptome zu blicken, entdecken wir nicht selten die Angst zu versagen, nicht geliebt zu werden, Erwartungen nicht erfüllen zu können, zu vereinsamen. Als Arzt sehe ich täglich, wie sich Ängste im Körper festsetzen, Formen annehmen wie einen Bandscheibenvorfall oder ein Magengeschwür, eine entzündliche Darmerkrankung oder auch chronische Migräne. Der Prozess ist komplex und läuft je nach Individuum, genetischer Disposition und persönlicher Lebensgeschichte ganz unterschiedlich ab. Aber es ist doch erstaunlich, welche Rolle Ängste gerade bei langwierigen chronischen Krankheiten spielen. Chronische Angst geht zum Beispiel mit einem zwei- bis siebenfach erhöhten Risiko für Herz-Kreislauf-Krankheiten einher. Das Stresshormon Cortisol im Blut steigt an. Störungen des Schlafs, der wichtig für die Regeneration ist, sind typisch.

George Crile (1864–1943), ein amerikanischer Chirurg und Physiologe, hatte sich schon um die Wende zum 20. Jahrhundert mit der Beziehung von Gehirn und Stress, in seinem Fall Schmerzen, beschäftigt. Er hatte die These, dass Schmerz nicht nur dazu dient, uns akut auf eine Verletzung aufmerksam zu machen. Sondern dass er außerdem zu Furcht und Angst führe, in der wie in einer Art Gedächtnis die Erinnerung bewahrt werde. Auf diese Weise, so Crile, könnten die Individuen lernen und erneute Gefahrensi-

SO WIRKT STRESS AUF DAS GEHIRN

Morphologische und Gewebeveränderungen

- Volumenveränderung
- verminderte Funktion von Nerven und Gliazellen
- verminderte neuronale Vernetzung

Zelluläre Effekte

- Zellatrophie, Verlust
- Verminderte Neurogenese
- Verlust der Synapsenfunktion
- Destabilisierung des Zytoskeletts

Molekulare Veränderungen

- Absterben von Nervenzellen durch Glutamat/Exzitotoxitizität
- Veränderungen intrazellulärer Signale
- Veränderungen der Synapsenproteine

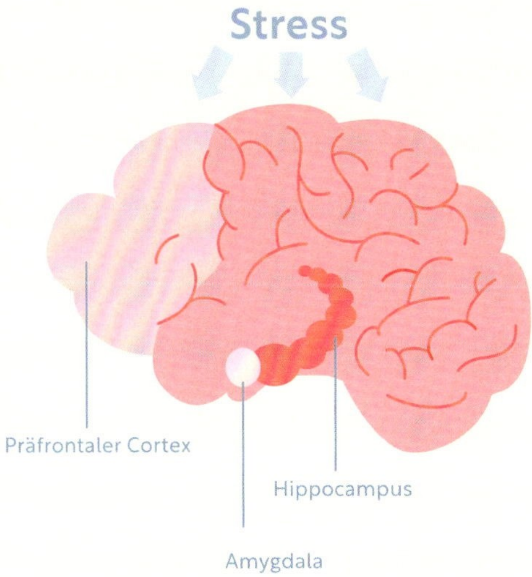

tuation vermeiden. Schon damals beobachtete er, dass sich körperliche Verletzungen und psychische Schmerzen in ihren Wirkungen auf den Organismus stark ähnelten, und wurde zu einem der ersten Wissenschaftler, die ein modernes Trauma-Konzept entwickelten.

Das Verflixte am Stress ist, dass er langfristig die Gesundheit schädigt, auch wenn der Anlass für die Aufregung längst vorbei ist. Permanent besorgt zu sein (*worrisome thinking*) war anfangs nur ein Thema in der Beschäftigung mit klassischen Angststörungen. Doch die Psychosomatik griff das Thema auf und übertrug es auf den gesamten Organismus. Das Konzept der „anhaltenden Wahrnehmung" *(perseverative cognition)* geht sogar davon aus, dass unsere Psyche der entscheidende Mediator beim Entstehen chronischer Krankheiten ist. Es sind weniger die konkreten Stressoren wie das Fließband, das Telefon oder der brüllende Ehemann/die Ehefrau. Es sind unsere Gedanken: Wenn sie ständig um dieselben negativen Erlebnisse kreisen und unsere Erwartungen pessimistisch sind, dann wird der Stresskreislauf im Körper aktiviert, auch wenn wir uns dessen häufig nicht bewusst sind. Je starrer das Denken wird, desto mehr sind zentrale Körperfunktionen wie die Herzrate beeinflusst. Wenn wir es nicht schaffen, diesen Negativ-Kreislauf zu verlassen, unsere Denkmuster wahrzunehmen und anzuerkennen und positive Ressourcen für die Bewältigung unserer Belastungen aufzubauen, folgen Depressionen und Ängste. Stress ist nicht nur ein Phänomen, das mal die Nerven kitzelt und kurzfristig die „Kampf-oder-Flucht"-Reaktion aktiviert. Langfristig führt er zu massiven Veränderungen des Gehirns (siehe Grafik oben).

VOM MUSKELPANZER UND VON ANDEREN PHÄNOMENEN

Dass man schon in den frühen Tagen der Psychoanalyse eine Beziehung zwischen Körper und Psyche vermutete, zeigte sich in der Tatsache, dass die Patienten dem Arzt nicht gegenübersaßen, sondern sich auf eine Couch legen sollten. Das sollte es erleichtern, innere Widerstände aufzugeben. Einer der umstrittensten, aber auch der kreativsten Therapeuten war der österreichische Psychoanalytiker Wilhelm Reich (1897 – 1957). Der Zeitgenosse und Kritiker von Sigmund Freud postulierte einen Zusammenhang zwischen dem körperlichen Ausdruck eines Menschen und seiner psychischen Haltung. Seiner Ansicht nach äußerte sich die Unterdrückung von emotionalen Impulsen in der Körpermuskulatur, in einem „Muskelpanzer". Das konnte eine Verspannung genauso gut sein wie eine Erschlaffung.

Reich war der erste Analytiker, der die körperlichen Reaktionen auf seelische Prozesse genauer untersuchte. Therapeutisch arbeitete er an der gezielten Freisetzung von unterdrückten Emotionen wie Lust, Wut, Angst und Trauer, die auch den Körper befreien sollte. Er entwickelte Theorien, wie Körperregionen mit bestimmten Gefühlen zusammenhingen. Reich hat viele interessante Fragen aufgeworfen, geriet aber wegen seinen sexualtherapeutischen und energetischen Vorstellungen zunehmend in die Isolation. Als er begann, in den USA sogenannte Orgonakkumulatoren zur Krebsbehandlung bauen zu lassen, wurde ihm, der auch noch Marxist war, in der antikommunistischen McCarthy-Ära der Prozess wegen Scharlatanerie gemacht. Er starb nach siebeneinhalb Monaten Haft im Gefängnis. Die *Food and Drug Administration* ließ damals alle Schriften von Reich, die das Wort Orgon, sein Begriff für eine postulierte Universalenergie, enthielten, vernichten. Heute befindet sich das, was von Reichs Nachlass übrig ist, in der *Harvard Medical School*. Er hat körperzentrierte Therapieverfahren inspiriert, etwa den Urschrei oder die Gestalttherapie.

Zum Beispiel entwickelte einer seiner Schü ler, der New Yorker Arzt und Psychotherapeut Alexander Lowen (1910 – 2008), eine körperbezogene „biodynamische" Therapie. Sie versteht eine flache Atmung und eingeschränkte Beweglichkeit als Abwehr beängstigender Gefühle, vor allem in der frühen Kindheit, und arbeitet je nach Körpersignalen daran, die körperlichen Blockaden aufzulösen. Bei der Durcharbeitung der Konflikte gehen verbale Aufarbeitung und körperliche Interventionen Hand in Hand. Häufig werden dabei Erinnerungen an die ursprünglich abgewehrten Emotionen wach. Ein Beispiel aus einer bioenergetischen Praxis: Im Gespräch zwischen Klient und Therapeut geht es darum, die körperlichen Erfahrungen aus den Übungen mit den seelisch-geistigen Haltungen zu verknüpfen. Die bioenergetische Analyse setzt auf die körperlich-biologisch verankerten Selbstheilungskräfte des Menschen und das Potenzial zur Selbstregulation.

DIE NEURALTHERAPIE

Blockaden sind auch ein Thema der Neuraltherapie: Der Arzt Ferdinand Huneke (1891 – 1966) wollte seine Schwester von einem schweren Migräneanfall befreien und injizierte ihr ein örtliches Betäubungs-

AUS MEINER PRAXIS

Eine Patientin, 31 Jahre alt, litt unter wiederholten Ohnmachtsanfällen. Körperliche Ursachen ließen sich nicht feststellen. Aus Angst davor, sich nicht unter Kontrolle zu haben und in der Öffentlichkeit Aufsehen zu erregen, verließ die junge Frau kaum mehr das Haus. Je mehr sie versuchte, ihre Ängste zu überwinden, desto schwächer fühlte sie sich. In der bioenergetischen Therapie forderte der Therapeut, dass sie eine bestimmte abwehrende Körperhaltung einnehmen sollte, so als werde sie geschlagen. Sie hob die Hände schützend über den Kopf und duckte sich seitlich weg. „Bleiben Sie so stehen", sagte der Therapeut, „und atmen Sie ruhig weiter." Plötzlich musste die Frau sich abrupt auf den Boden setzen, dann legte sie sich hin und begann zu weinen. Im anschließenden Gespräch erzählte die Patientin, dass sie die Übung völlig emotionslos durchgeführt hatte. Zwar war sie als Kind viel geschlagen worden, aber das nun sozusagen nachzustellen, empfand sie als lächerlich und allzu durchsichtig. Sie wartete darauf, die Haltung auflösen zu dürfen. Plötzlich durchfuhr sie jedoch eine enorme Wut. Sie schien aus ihrem Körper zu kommen, nicht aus ihrem Kopf. Aber in dem Moment, wo ihr die Wut bewusst wurde, kam das Gefühl der Ohnmacht wieder und sie musste sich hinsetzen.

*Im weiteren Verlauf der Therapie stellte sich dieses Erlebnis als ein Schlüsselmoment heraus: Die Ohnmachtsanfälle der Frau hörten auf. Sie hatte verstanden, dass die Hilflosigkeit eine Reaktion aus ihrer frühen Kindheit war und die Wut erfahren, die durch die Ohnmacht körperlich blockiert worden war. Im Gespräch mit dem Therapeuten wurde dieses Gefühl auch kognitiv bearbeitet. Körperliche Symptome lassen sich nicht selten auf emotionale Krisen zurückführen, die im Gehirn eingeschlossen sind. Körperarbeit, allein durch gezielte Augenbewegungen, zeigt eine moderne Traumatherapie (*EMDR, Eye Movement Desensitization and Reprocessing*), kann solche Blockaden lösen und Heilung ermöglichen.*

mittel (Procain) in die Armvene. Er übersah dabei, dass dieses Mittel eigentlich nur in den Muskel gespritzt werden durfte. Doch seine Schwester vertrug das Mittel gut, ihre Beschwerden waren sofort besser. Huneke und sein Bruder Walter entwickelten daraus eine Therapie, die gereizte Nervenregionen, sogenannte Störfelder ins Visier nimmt. Dazu zählen Narben oder Entzündungsherde wie Weisheitszähne, die mit Procain- oder Lidocain-Injektionen behandelt werden. Ein Erklärungsansatz ist, dass solche Störfelder die Körperkommunikation blockieren und damit die Selbstregulation des Organismus behindern. Wie das aber physiologisch funktionieren soll, ist noch völlig offen, und die Neuraltherapie kann nicht auf wissenschaftlichen Konsens bauen. Die therapeutische Lokalanästhesie für sich ist hingegen sehr gut untersucht. Dabei werden Betäubungs-

AUS MEINER PRAXIS

Eine Patientin, die seit zwei Jahren unter schweren Rückenschmerzen litt, empfand sich im Verlauf der Neuraltherapie plötzlich hilflos wie ein Säugling und sagte später, sie habe das seltsame Gefühl gehabt, jemand mache sie auf und gucke nach, was in ihr kaputt sei. Dann fiel ihr ein, dass ihre Mutter ihr erzählt hatte, dass sie als Baby sehr schwer krank gewesen sei. Es überfielen sie Gefühle von großer Einsamkeit und Traurigkeit, sie wurde von Weinkrämpfen überrascht und grübelte zwei Tage lang, bis sie am dritten Morgen aufwachte und sich ganz unerwartet „wie neugeboren" fühlte.

„Mir ist ein Kugelschreiber aus der Hand gefallen, da habe ich ihn aufgehoben", erzählte eine andere Patientin, die seit zehn Jahren eine wehe Schulter plagte. „Plötzlich ist mir aufgefallen, dass das überhaupt nicht mehr wehgetan hat. Die Schmerzen waren so gut wie weg!" Dieser Erfolg hielt Monate an, bestätigte der Hausarzt, als wir ihn nach einem halben Jahr kontaktierten. In beiden Fällen hatte sich der wiedergefundene seelische Schmerz gezeigt und den körperlichen anscheinend aufgelöst. Oft wird solchen Patientinnen zu einer Operation geraten, die aber meist nur neue Probleme mit sich bringt.

mittel in Nerven injiziert, um Reizleitungen zu unterbrechen, was vorübergehend Schmerzen stillt und über das Lösen von Verspannungen der Muskulatur auch heilen kann. Das erklärt aber noch nicht die erstaunlichen Therapieerfolge. Wir haben auch in Workshops mit Neuraltherapie-Experten wie -Kritikern versucht, das Thema aufzuhellen und interessante Ergebnisse dokumentiert und publiziert. Aber es bleiben viele Fragen offen. Die therapeutische Lokalanästhesie für sich ist hingegen sehr gut untersucht.

Durch das Unterspritzen der umstrittenen Störfelder werden jedenfalls in zum Teil weit entfernten Körperregionen Prozesse ausgelöst, was sich nur mit einer Aktivierung von Nervenleitungen erklären lässt. Einzelne Patienten berichten von Bildern, die unerwartet auftauchen – ein längst vergessener Unfall in der Kindheit, eine bedrohliche Situation, ein Verlust, den man längst überwunden glaubte, Trauer.

KÖRPERSCHMERZ – SEELENSCHMERZ

Psychosomatiker wie die Orthopädin Hildegund Heinl (1919–2005) haben ganz ähnliche Erfahrungen gemacht. In ihrem Buch „Körperschmerz – Seelenschmerz" hat sie gemeinsam mit ihrem Sohn Peter Heinl, einem Psychiater und Psychotherapeuten, viele Beispiele zusammengetragen. Angefangen hätten sie damit, so die Autoren, zunächst auf Familiengeschichten und epigenetische Diagnosen als Erklärung der Zusammenhänge von Psyche und Körper zurückzugreifen, doch dann habe sich der Bezugsrahmen von Symptomen und Hintergründen ständig erweitert: über Erziehungspraktiken zu religiöser Prägung, Krankheiten, Unfällen und Naturkatastrophen. Hildegund Heinl schreibt: „Immer wieder stieß ich auf Spuren seelischer Gewalterfahrung, sei es durch Kränkungen, Entwertungen, Abwertungen, Erniedrigungen und Demütigungen. Auch ohne das Vorliegen körperlicher Gewalterfahrungen reicht allein eine Verletzung der seelischen Integrität aus, um psychosomatische Spätfolgen zu hinterlassen." Noch Jahre und Jahrzehnte später könnten körperliche Schmerzsyndrome von diesem psychischen Leid herrühren.

BERÜHRUNG, ÄUSSERLICH UND INNERLICH

Innerhalb der Neurowissenschaften hat António Damásio, Professor an der *University of Southern California,* dafür gesorgt, dass das Zusammenspiel von Kopf und Körper wieder stärker in den Vordergrund gerückt ist. Vermittelt über die dynamische Vernetzung von Hormon-, Immun- und Nervensystem führen nicht nur äußere Stimuli, sondern auch Gefühle wie Angst oder Wut zu körperlichen Reaktionen. Das kann unbewusst und reflexhaft, aber auch bewusst ablaufen. Ich finde Damásios Arbeit besonders interessant, weil sie für mich die Erklärung dafür ist, dass die körperbezogenen Therapien der Naturheilkunde – wie Wickel und Auflagen, Massagen oder Akupunktur – zu psychischen Veränderungen führen, denn das ist meine klinische Erfahrung. Äußere Berührung, behaupte ich, führt zu innerer Berührung.

Wenn man Damásio folgt, ist das so: Die Kerngebiete des Hirnstamms, des Hypothalamus und des basalen Vorderhirns werden laufend mit Signalen aus allen Teilen des Organismus versorgt – über Marker wie Hormone, Glukose, Sauerstoff, Kohlendioxid oder den pH-Wert. Diese Botschaften werden von den Nervenzellen im Gehirn gelesen. Als Reaktion schütten bestimmte Regionen ihrerseits weitere Botenstoffe aus. Das verändert den Körper in Bruchteilen von Sekunden, zum Beispiel werden Gefäße eng gestellt und die Muskeln verhärten sich. Dieses komplexe Wechselspiel von Reizen und Reaktionen verdichtet sich dann zu sinnhaften Mustern, den inneren Gefühlen, die letztlich zu Bewusstsein führen. Individuelle Reaktionsmuster werden bewusst, sie können gedacht, als Vorstellungen formuliert und auch als Verhalten ausgeführt werden.

Damásio macht dabei eine Unterscheidung zwischen *emotions*, damit meint er körperliches Spüren und das weitgehend automatisierte Reagieren auf äußere Impulse, zum Beispiel wenn man vor einem Auto zur Seite springt. Und *feelings,* den inneren Gefühlen, die auf einer zweiten Ebene aus diesen Eindrücken entstehen und letztlich Bewusstsein erzeugen. Sein Modell beschreibt, wie äußere Reize im Körper weiterverarbeitet und zu einem Netz der Körpererinnerung werden, das bewusst werden kann, aber nicht muss. Therapeutische Anwendungen können diese Körpererinnerung wecken, weil sie mit Berührungen und Temperaturreizen verbunden sind. Damásio glaubt zumindest, dass äußere Reize (die *emotions*) stets dazu führen, dass das Gehirn den Zustand des Organismus neu überprüft und quasi „durchscannt" – das kann zu Rückkoppelungen der Botenstoffkreisläufe führen und dazu, dass Prozesse in Gang kommen, körperliche Blockaden aufgehoben werden.

Nach meinem Verständnis könnte das erklären, warum einzelne Patientinnen und Patienten durch Flashbacks körperliche Besserung erfuhren. Heidemarie Haller hat diesen *emotional release*, diese Gefühlsentladungen, an 22 unserer Patienten und Patientinnen, die mit Neuraltherapie behandelt wurden, untersucht. Die Befragten beschrieben dabei das Gefühl eines inneren Tumults sowie emotionale Ausbrüche mit Tränen und der Rückkehr von verschütteten Erinnerungen. Interessant war, dass dies in keinem Fall zu einer Retraumatisierung führte. Meist veränderte sich nach solchen überstandenen Krisen die Körperwahrnehmung und die Schmerzen nahmen ab. Der emotionale Aufruhr hielt bis zu zwei Tagen an.

Damásios Ansatz könnte auch erklären, warum die in der Naturheilkunde so wichtigen Anwendungen – also Wickel, Auflagen, Heilmassagen, Aromatherapie, aber auch Atemübungen und Bewegung – psychische Prozesse auslösen: Weil sie zu *emotions* und in der Folge zu *feelings* führen. Das liefert wertvolle Ansätze für die Therapie von überschießenden Gefühlen, zum Beispiel der Angst. Und es kann Menschen ansprechen, die zwar emotional beschwert sind, aber keine klassische Klientel für einen Psychotherapeuten sind, oder diejenigen, die eine Hemmschwelle verspüren, wenn es um psychologische Hilfe geht. Oder die langen Wartezeiten umgehen wollen.

GERANGEL UM DAS GERANGEL IM KOPF

Der britische Reiseschriftsteller Tim Parks lieferte mit „Die Kunst stillzusitzen“ eine sehr amüsante Beschreibung der autobiografischen Reise zu sich selbst, wie er es nannte. Anlass war eine äußerst schmerzhafte und

REIZREAKTION UND GEFÜHLE

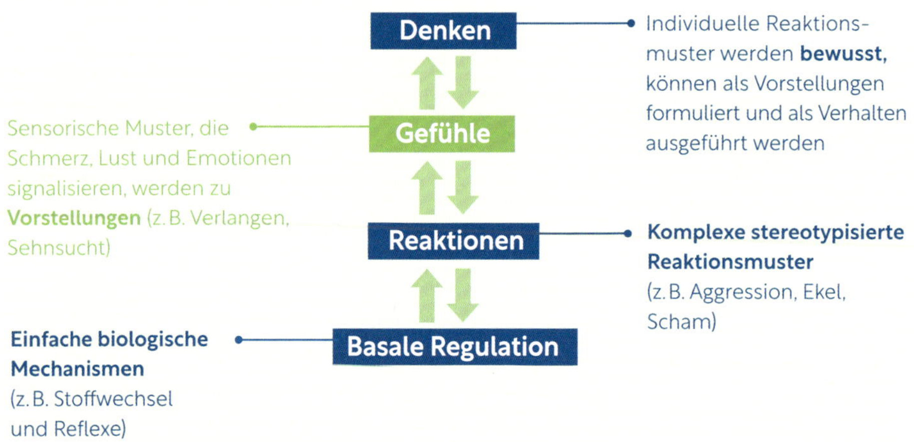

Die Sinne helfen uns, die Umwelt wahrzunehmen, und wir reagieren mit Reflexen wie Flucht. Aus Erfahrungen werden Muster, die wir Gefühle nennen. Das Denken macht sie bewusst.

nicht heilen wollende Prostataentzündung. Im Rahmen vieler Irrungen und Wirrungen landete er schließlich in Indien, wo ihm ein Facharzt für ayurvedische Medizin sagte, er müsse zunächst einmal das „Gerangel“ in seinem Kopf beseitigen, bevor sein Körper heilen könne. Parks war empört: „Meinen Sie etwa, die Symptome sind alle nur psychosomatisch?“ Der Doktor lächelte: „Für dieses Wort haben wir nicht allzu viel Verwendung, Mr. Parks.“ Seine Frau ergänzte: „Psychosomatisch würde schließlich bedeuten, dass sie den Kopf vom Körper trennen könnten ...“

In der westlichen Medizin ist das anders. Hier bekommt mehr oder weniger jedes Organsystem seinen eigenen Facharzt – mit dem Ergebnis, dass die Patienten je nach Ausrichtung auch mitunter ganz unterschiedlich beurteilt und therapiert werden. So konkurrieren auch Psychiater und Psychologen beziehungsweise psychosomatische Fachärzte und Psychotherapeuten um die Frage, wer am besten geeignet sei, wenn seelische Aspekte eine Rolle spielen. Als die Fachgesellschaft der Psychiater 2012 offiziell mitteilte, zukünftig auch den Begriff Psychosomatik im Titel führen zu wollen, wurde das von den Psychotherapeuten und Psychosomatikern als „feindliche Übernahme“ verstanden, so das „Deutsche Ärzteblatt“.

ÄRZTE FÜR PSYCHE UND KÖRPER

Wie viel verstehen Mediziner von Gefühlen und Ängsten? 1986 erst war die Qualifikation der psychosomatischen Grundversorgung (PGV) eingeführt worden. Sie soll – etwa beim Hausarzt, Internisten oder Gynäkologen – ermöglichen, dass die Zusammenhänge zwischen seelischen Aspekten und körperlichen Symptomen aufgedeckt werden und den Patienten bei der Krankheitsbewältigung geholfen wird. Den Facharzt für Psychosomatik und Psychotherapie – inzwischen sind es über 3000 – gibt es seit 1992. Über 10 000 ambulante Ärzte haben die Zusatzbezeichnung Psychotherapie oder analyse erworben.

Anlaufstellen gibt es also. Doch die Querelen zwischen den doch sehr unterschiedlichen Facharzt-Kulturen tragen nicht dazu bei, das ohnehin fragile Vertrauen in die Psycho-„Sparten“ zu stärken. So erklärten in einer internationalen Umfrage in 28 Ländern über 60 Prozent der Befragten, sie würden keinen der entsprechenden Experten konsultieren. Nur sechs Prozent bekannten sich dazu, mehrfach im Jahr bei einem Psychologen Hilfe zu suchen. Trotzdem ist der Anteil an Patienten, die Symptome haben, ohne dass sich dafür eine körperliche Ursache finden lässt, immer noch hoch. Bei immerhin 40 bis 50 Prozent der Menschen, die ihren Hausarzt aufsuchen, findet sich keine organische Ursache. Der Brustkorb tut vielleicht weh, aber in 90 Prozent der Fälle ist kein physisches Problem zu erkennen. Auch Kopfschmerz lässt sich bei diesen Arztbesuchen zu 80 Prozent nicht körperlich erklären, wie Heidemarie Haller das in einem umfangreichen Review im „Deutschen Ärzteblatt“ analysiert hat.

Wenn der Körper verrückt spielt und scheinbar ohne Grund Symptome produziert, heißt das in der Medizin somatoforme Störung. Solche Patienten ziehen von Arzt zu Arzt und sie unterziehen sich immer neuen Untersuchungen, doch ohne Ergebnis. Das produziert auch bei ihren Ärzten Frust und führt nicht selten zu sperrigen Arzt-Patienten-Beziehungen. Denn wenn wir Ärzte nicht helfen können, verlieren wir auch schon mal das Vertrauen in unsere Heilkunst und das wirkt auf den Patienten zurück. Jedes Jahr leiden an die 30 Prozent der erwachsenen Bevölkerung an einer als psychisch oder psychosomatisch diagnostizierten Störung. Beinahe ein Viertel der Arbeitsunfähigkeitszeiten und rund 40 Prozent der Frühberentungen gehen auf dieses Konto. Hartnäckig hält sich bei vielen Medizinern wie auch Patienten das Vorurteil, psychosomatische Erkrankungen wie Fibromyalgie, Reizdarm oder nicht zu erklärender Schwindel seien in erster Linie Nervensache. Das aber stigmatisiert. Die Betroffenen haben entweder das Gefühl, irgendwie nicht richtig im Kopf zu sein oder aber sie fühlen sich mit ihren körperlichen Symptomen nicht ernst genommen.

SORGE ALS SYMPTOM

Menschen mit somatoformen Störungen leiden meiner Meinung nach häufig unter einer verdeckten generalisierten Angststörung. Sie haben furchtsame Erwartungen, zum Beispiel im Hinblick auf die Partnerschaft oder den Job. Sie fühlen sich ruhelos oder sind leicht zu ermüden. Sie schlafen schlecht oder klagen über Verspannungen und Schlaflosigkeit, aber vielleicht nicht gerade in der Kombination und Häufigkeit, welche das Diagnosemanual (DSM-IV) als Kriterien für die Diagnose einer Angststörung vorsieht. Deshalb bleiben sie gewissermaßen „unter dem Radar“. Aber sie leiden unter den verschiedensten Symptomen und Krankheiten und die Lebensqualität ist stark eingeschränkt. Diese Patientinnen und Patienten werden von den Ärzten oft nicht ernst genommen. Bis es so weit ist, dass zum Beispiel eine Angststörung als Ursache körperlicher Beschwerden festgestellt ist, haben die Betroffenen im Durchschnitt sieben Jahre mit der Suche nach Hilfe verbracht.

Gemessen an den Kriterien der internationalen Klassifikationsliste ICD ist der Kreis der Menschen mit einer diagnostizierten generalisierten Angststörung klein: Auf dem Papier sind nur zwei Prozent der Bevölkerung betroffen. In der Praxis aber haben viele chronisch kranke Menschen – und die machen rund 40 Prozent der Bevölkerung aus – Ängste, bewusste und unbewusste. Wir haben dazu einen Review verfasst. Er zeigt, dass diese verdeckten, unterschwelligen generalisierten Angststörungen doppelt so häufig sind wie die offizielle Form und – im Verhältnis zu angstfreien Personen – zu vielen Problemen führen: intensiverem Leiden, mehr Tablettenkonsum, häufigeren Arztkontakten. Das Risiko, weitere mentale oder auch körperliche Symptome zu entwickeln, ist groß. Das Gesundheitssystem, so die Schlussfolgerung, muss diesen Phänomenen mehr Aufmerksamkeit schenken, um Leid, aber auch Kosten zu reduzieren.

HILFLOSIGKEIT ABSTREIFEN

Leider ist das medizinische „Setting“, die Umgebung, in der Untersuchungen und Behandlungen stattfinden, selten eines, das Angst reduziert. Im Gegenteil – die Räumlichkeiten der Medizin sind meist steril und wenig anheimelnd, die beteiligten Personen wechseln häufig, die Kommunikation mit den Patientinnen und Patienten ist Nebensache und ihre Mitarbeit bei der Therapie wird auf ein Minimum reduziert. Das Entscheidende ist

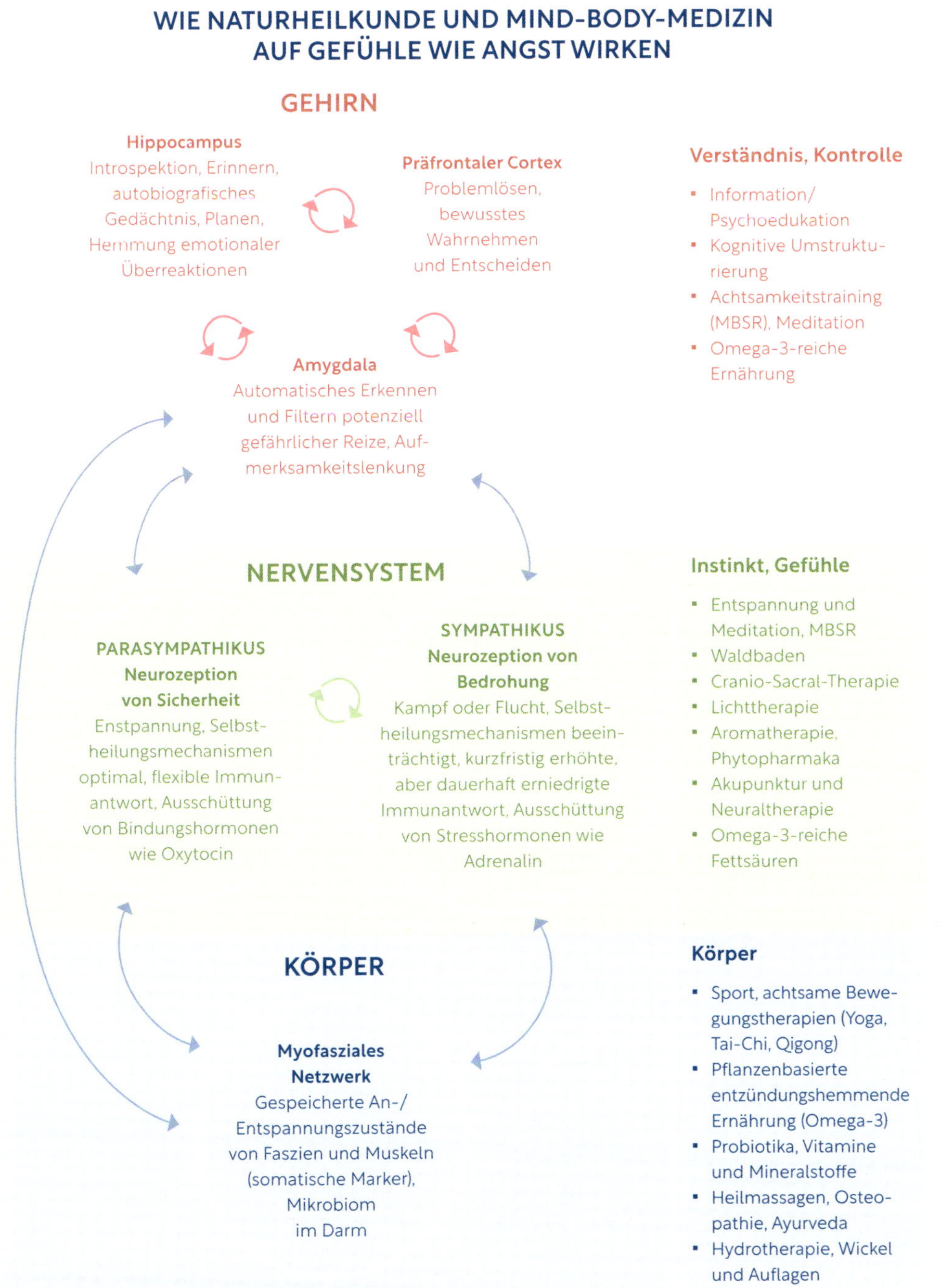

Im Gehirn (rot) liegen die Zentren der Angstregulation. Das Nervensystem (grün) reguliert Stress. Der Körper (blau) ist ein Netzwerk von Muskeln und Fasern. Da alle miteinander verbunden sind, kann man auf allen drei Ebenen Einfluss auf Gefühle nehmen. (Quelle: Haller, Dobos 2023)

Adhärenz: Die Betroffenen sollen den Anweisungen des Arztes folgen. „Am besten ist, Sie machen gar nichts!" ist ein häufiger Satz, den etwa Krebspatienten von ihrem Onkologen hören. Der Hintergrund ist verständlich: Tumortherapien bemühen sich um ein empfindliches Gleichgewicht zwischen Zerstörung und Erhaltung, das leicht gestört werden kann. Aber der Punkt ist nicht nur, dass die Patienten sehr viel selbst für sich tun können, um die Nebenwirkungen der Behandlung zu lindern. Es wird auch zu wenig getan, um die Angst zu behandeln, die Psyche und Körper belastet und die Heilungschancen verschlechtert. Damit meine ich nicht in erster Linie Verhaltenstherapie, Akupunktur oder Medikamente. Am wichtigsten ist die Möglichkeit, die Hilflosigkeit abstreifen und selbst etwas gegen die Bedrohung tun zu können. Das ist ein wichtiges Lernziel der Mind-Body-Medizin.

DIE INTEGRATIVE SICHT AUF DIE ANGST

Die integrative medizinische Sicht erweitert das konventionelle Therapieangebot mit Medikamenten bzw. Psychotherapie um Methoden der wissenschaftsgeprüften Naturheilkunde und Mind-Body-Medizin. Dazu zählen neben manuellen Verfahren wie Auflagen und Wickel oder Heilmassage auch Atem- und Entspannungsübungen sowie Imagination. Diese Kombination wirkt ganzheitlich – nicht nur auf den Körper, sondern auch auf Stammhirn und Großhirnrinde. Einen besonderen Stellenwert haben dabei die Achtsamkeits-basierten Verfahren Meditation, Yoga, Tai-Chi, Qigong.

Als junger Assistenzarzt hatte ich zum Thema Eigenkompetenz ein Aha-Erlebnis, das mich letztlich zur Naturheilkunde brachte. Ich arbeitete an der Universitätsklinik Freiburg auf einer Rheumastation. Einige Kollegen amüsierten sich über Patienten, die nach Jahren oder sogar Jahrzehnten naturheilkundlicher Selbstbehandlung – zum Beispiel durch gezielte Ernährung – nun doch fachärztliche Hilfe suchten. „Geht wohl doch nicht ohne die böse Schulmedizin", witzelten sie. Ich hingegen war – gerade weil ich damals sehr an der naturwissenschaftlichen Seite der Medizin interessiert war – beeindruckt, wie lange es viele dieser Patienten (manchmal über Jahrzehnte) ohne Cortison und Antirheumatika geschafft hatten, nur mit einem bestimmten, gesunden Lebensstil und Selbstvertrauen.

Gedanken und Gefühle, lässt sich zusammenfassend sagen, haben großen Einfluss auf unsere Selbstheilungskräfte. Sie können im negativen Fall Entzündungsprozesse auslösen, die unser Immunsystem schwächen, Angst und Ohnmacht unterdrücken den inneren Heilungsprozess. Umgekehrt aktivieren Freude, Gelassenheit und das Gefühl, verbunden zu sein, die Abwehrkräfte und schützen uns vor Krankheiten. Auch Humor ist ganz wichtig.

AUS MEINER PRAXIS

Einer meiner Patienten, 67, litt unter extremer Herzangst. Wegen Rhythmusstörungen war er ablatiert worden, das heißt, der Kardiologe hatte versucht, den Nervenknoten im Herz per Katheter zu veröden, um die Reizleitungen zu normalisieren. Bei seinem Typ von Erregungsleitungs-Störung liegt die Erfolgsquote eigentlich bei über 90 Prozent, aber sein Herz blieb unruhig. Hinzu kamen Sorgen, nicht mehr belastbar zu sein, denn in Rente zu gehen, konnte sich der Mann als Selbstständiger, der zeit seines Lebens um seine Existenz kämpfen musste, aus wirtschaftlichen Gründen nicht leisten. Die Herzangst nahm so überhand, dass der Patient jeden Monat erneut einen Kernspin machen ließ und dafür jeweils mehrere hundert Euro bezahlen musste. Jedes Mal blieb er ohne Befund, aber die Angst ließ nicht nach.

Das Herz reagiert sehr sensibel auf Gefühle wie Angst oder Ärger. Weil es lebenswichtig ist, fühlen wir uns in besonderer Weise davon abhängig. Es scheint eine Art Eigenleben zu führen. Patienten, die bei anderen Menschen einen Herztod erleben mussten, entwickeln nicht selten Herzangst.

Ähnlich wie die allgemeine Hypochondrie ist die Herzangst nicht leicht zu behandeln, denn je mehr man auf das Herz achtet, desto mehr Kapriolen schlägt es. Dieser Herzangst-Patient eroberte sich ein Stück Autonomie zurück, indem er Meditieren lernte und dadurch den oben beschriebenen Raum zwischen seine Wahrnehmung und seinen Körper legte. Er fühlte sich nicht mehr von seinem Herzen beherrscht, sondern wurde in die Lage versetzt, ihm freundlich zuzuhören.

NATURHEILKUNDE FÜR EINE DICKERE HAUT: DAS 6-WOCHEN-PROGRAMM

Resilienz zu entwickeln ist ein wichtiger Aspekt, der uns dabei hilft, uns gegen widrige Umstände zu wappnen. Wir können unsere Widerstandskraft stärken, indem wir unsere Fähigkeit zur Selbstwahrnehmung schulen. Achtsamkeit, aber auch Ernährung, Bewegung und naturheilkundliche Selbsthilfe tragen dazu bei. Ziel ist die Regulation von Gefühlen und Stress. Das folgende Übungsprogramm zeigt Ihnen, wie positiv sich das auch auf Ängste auswirkt.

„Du, lass dich nicht verhärten in dieser harten Zeit", lautete ein Lied des ostdeutschen Barden Wolf Biermann: „Die allzu hart sind, brechen, die allzu spitz sind, stechen und brechen ab sogleich." Wenn wir zu spröde sind, gehen wir kaputt, findet auch die amerikanische Familientherapeutin Pauline Boss, ehemalige Professorin an der Universität von Minnesota, die mit 87 Jahren gerade ein Buch über Resilienz geschrieben hat. „Wenn du dich nicht veränderst", sagte sie in einem Interview mit der „New York Times", „dann entwickelst du dich nicht", und sie warnt mit Hinblick auf die Corona-Pandemie davor, an ein „Zurück zur Normalität" zu glauben. Es geht nicht um eine Garantie für ein positives, stressfreies Leben, sondern darum, mit dem, was wir haben, besser umzugehen. Das ist auch das Ziel unseres 6-Wochen-Programms, das wir Ihnen im Folgenden vorstellen.

Resilienz – in die Psychologie wurde dieser Begriff für eine flexible Widerstandskraft vor rund 50 Jahren übernommen, als die Psychologin Emmy Werner (1929 – 2017) auf Hawaii arbeitslose Jugendliche untersuchte und feststellte, dass rund ein Drittel von ihnen mit den widrigen Umständen ihrer Herkunft deutlich besser zurechtkam als die Mehrheit. Das war der Auslöser einer Vielzahl von Studien, die sich aus unterschiedlichen Perspektiven mit den biologischen, psychologischen, sozialen und kulturellen Aspekten der Resilienz auseinandersetzten. Dazu gehörte auch die Arbeit von Aaron Antonovsky (siehe Seite 51 f.).

DER SCHLÜSSEL IST SELBSTWAHRNEHMUNG

Ein wichtiger Faktor unserer Widerstandskraft ist die Fähigkeit zur Selbstwahrnehmung. Wie wir uns selbst mit unseren Stärken und Schwächen erleben, auch wie wir unseren Körper empfinden, entscheidet mit darüber, wie wir mit Herausforderungen umgehen. Je besser wir uns kennen und unsere Fähigkeiten einschätzen können, desto mehr können wir dazulernen und für uns selbst tun. Wir nennen das auch Selbstwirksamkeit. Achtsamkeit, wie sie von Jon Kabat-Zinn in Programme umgesetzt wurde, schult das Körpergefühl und damit auch die Selbstwahrnehmung. Auf diese Weise wird auch die Selbstwirksamkeit gestärkt. Selbst gesetzte Ziele tragen dazu bei. Optimismus eröffnet uns ganz neue Wege, auf die wir, solange wir in unseren negativen Gedankenmustern gefangen sind, vermutlich gar nicht gekommen wären. Auch die Bereitschaft, Verantwortung zu übernehmen, stärkt die Resilienz. An all diesen Punkten kann man arbeiten und dazulernen. Dieses Übungsprogramm soll Ihnen dabei helfen.

Ein ganz wichtiger Punkt, der im Rahmen der Achtsamkeit trainiert wird, aber auch darüber hinaus wirkt, ist die Akzeptanz. Alles, was in das Feld der Aufmerksamkeit tritt, soll zunächst einmal sein dürfen. Das betrifft auch negative Gefühle wie unangenehme Körperempfindungen, mangelndes Selbstwertgefühl oder Ängste. Sie sind Bestandteile von uns selbst und sollen nicht gleich unter den Tisch gekehrt werden, sondern wahrgenommen und akzeptiert werden, auch wenn dies zunächst schwerfällt. Erst dann kann man sie auf ihre Berechtigung überprüfen. Nähere Informationen zur Achtsamkeit finden Sie in dem Lesestoff zur Woche 1 unseres Programms (siehe Seite 85).

FRÜHER STRESS UND SPÄTERE KRANKHEIT

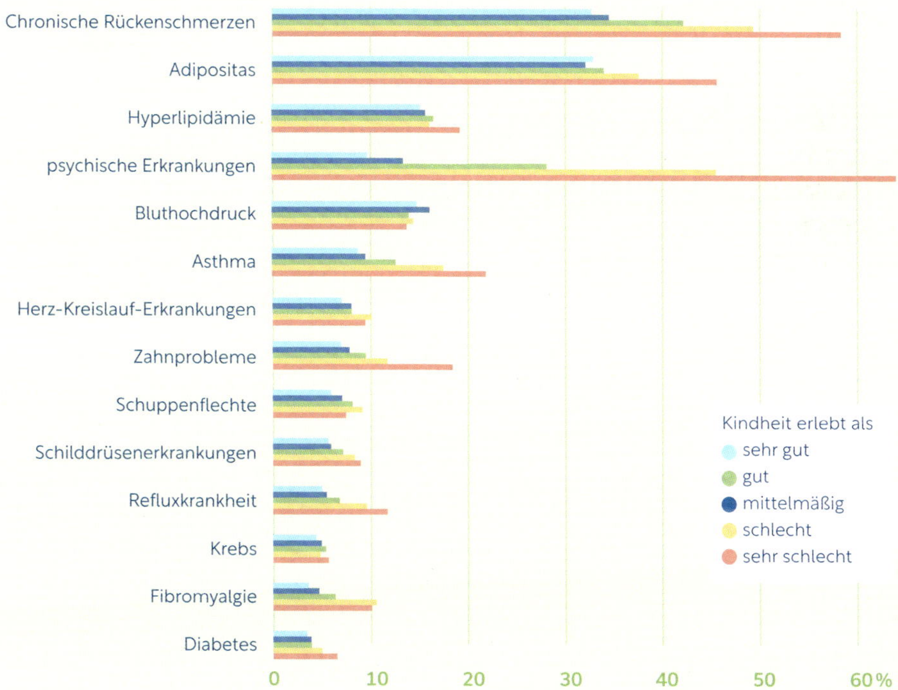

Die HUNT-Studie befragte 125 000 Norweger (2006 – 2008). (Quelle: Tomasdottir, 2015)

LEBENSSTIL ALS PRÄVENTION

Wie wir leben, das beeinflusst unseren Körper und unsere Psyche gleichermaßen. Die klassische Naturheilkunde hat dafür Selbsthilfeansätze entwickelt – zum Beispiel thermische Wasseranwendungen, Heilkräuter, Körperübungen oder Fastenkuren. Hinzu kommen aus der Mind-Body-Medizin Lifestyle-Programme wie die bereits erwähnte *Mindfulness-Based Stress Reduction (MBSR)* von Jon Kabat-Zinn (siehe Seite 49) oder die verschiedenen Anti-Stress-Programme des amerikanischen Kardiologen Herbert Benson. Der hatte bereits in den 1970er-Jahren meditierende buddhistische Mönche untersucht und festgestellt, dass diese durch Konzentration gezielt Stress entgegenwirken konnten. Während ihrer Meditationen wurde die „Kampf-oder-Flucht"-Reaktion des Nervensystems quasi umgekehrt zu einer *Relaxation Response*, einer Entspannungsantwort des Organismus, welche den Körper beruhigt. Mit einfachen Atemübungen können auch Nicht-Meditierende dieses Ziel erreichen. In den USA sehr prominent ist sein Kollege Dean Ornish, der unter anderem den Ex-Präsidenten Bill Clinton zum Veganer bekehrte, weil dieser unter schweren Verengungen der Herzkranzgefäße litt und schon mehrere Bypässe und Stents erhalten musste.

Die positive Wirkung solcher Interventionen gilt besonders für Stress, dessen Wurzeln bereits in der frühen Kindheit liegen. Er prägt entscheidend unsere Verletzlichkeit gegenüber psychischen Erkrankungen: Lebensstilempfehlungen werden Sie auch in unserem 6-Wochen-Programm finden. Mit Konsequenz und Ausdauer lässt sich über den Lebensstil auch die Epigenetik positiv beeinflussen – das heißt die Frage, ob Erbanlagen aktiviert oder blockiert werden. Zum Beispiel können Krebsgene abgeschaltet werden.

KEINE PATENTREZEPTE

Das gehört zu den ersten Botschaften, die Patientinnen und Patienten aus den Gruppentreffen in der Klinik mit in ihr Zimmer nehmen: Jeder Mensch ist anders. Die Kunst des Erfolgs besteht darin, dass wir die Patienten dort abholen, wo sie genau in diesem Moment stehen, denn es ist wichtig, dass ihre Bedürfnisse ernst genommen und berücksichtigt werden.

Als Leser oder Leserin dieses Buches kann ich Sie nur symbolisch an die Hand nehmen. Sie müssen sich selbst als Erstes ehrlich befragen, ob Sie wirklich bereit zu Verhaltensänderungen sind. Gute Vorsätze sind schnell gefasst. Aber nur, wenn Sie sich selbst nicht belügen, vermeiden Sie auf Dauer Frustrationen und Enttäuschungen. Und die sechs Wochen sollten Sie schon durchhalten, um eine positive Wirkung an sich feststellen zu können. Diese Zeit ist das Minimum, in dem Verhaltensänderungen sich über das Tun auch in das Wollen im Gehirn „eingraben". Hinterher, soviel darf ich verraten, wird alles mit Sicherheit leichter.

Bitte erwarten Sie keine sofortigen Erfolge. Veränderungen sind immer ein Prozess, den Sie mit unserem Programm anstoßen. Manche Dinge fallen Ihnen vielleicht zunächst einmal unangenehm auf, etwa innere Unruhe bei dem Versuch, sich zu entspannen, oder Langeweile bei einer Achtsamkeitsübung. Je nachdem, wo Ihre persönlichen Schwachstellen, aber auch Bedürfnisse liegen, verläuft dieser Prozess vielleicht in kleinen Zickzack-Kurven, aber das ist nicht schlimm: Es ist Ihr eigener Weg!

EIGENINITIATIVE IST GEFRAGT

Diesen Prozess der Selbstfindung kann Ihnen kein Arzt abnehmen. Für die Naturheilkunde und Mind-Body-Medizin sind Ihre Motivation, Ihre individuellen Lebensumstände und Ihre Gesundheitsvorstellungen entscheidend für das Gelingen. Dieses 6-Wochen-Programm bietet Ihnen einen Querschnitt aus den unterschiedlichen Lebensstilbereichen, erklärt – wissenschaftlich untermauert – die Wirkungen und Ziele der Übungen und ermöglicht Ihnen, Dinge nicht nur zu verstehen, sondern auch auszuprobieren. Alle Übungen dienen der Gefühlsregulation und wirken dabei auch auf Ängste, mit unterschiedlicher Intensität. Das übergeordnete Ziel ist der Aufbau von Resilienz, einer lebendigen Widerstandskraft für mehr Lebensqualität und Gesundheit.

Wie Sie Ihre sechs Wochen gestalten, ist bereits ein Teil des Prozesses. Indem Sie Ihre Ziele formulieren, wöchentlich überprüfen und vielleicht auch korrigieren, machen Sie sich gleichzeitig klar, wie wichtig sie Ihnen sind und wie es um Ihre Zuversicht bestellt ist. Das Planen der Woche (Wann mache ich was?, Wo baue ich die tägliche Achtsamkeitsübung ein?, Welche Wege lege ich zurück?) bleibt ganz Ihnen überlassen. Wir wollen Ihnen nichts überstülpen, Sie müssen sich Ihre Prozessschritte vielmehr selbst aneignen. Und wenn Sie die Ergebnisse schließlich in Ihrem Einleger-Tagebuch dokumentieren, gibt Ihnen das nochmals die Möglichkeit zur Reflexion.

DIE VORBEREITUNG

Fragen Sie sich also zu Beginn, ob Sie schon einmal von einer Lebensstiländerung profitiert haben und lassen Sie sich, falls das der Fall ist, nochmals durch den Kopf gehen, wie das damals war: Was war hilfreich für das Gelingen? Oder woran ist es damals gescheitert? Vielleicht können Sie daraus lernen. Wir haben diesem Buch ein kleines Übungsheft beigelegt – notieren Sie hier Ihre Erfahrungen. Manchmal hilft es schon, einen Gedanken niederzuschreiben, um zu mehr innerer Klarheit zu finden. Gleichzeitig hilft das, Veränderungen festzustellen und die eigene Entwicklung zu verfolgen.

Sie möchten lernen, mit Ihren Gefühlen selbstbestimmter umzugehen? Was sind Ihre Ziele? Formulieren Sie diese in dem Feld darunter mithilfe der AROMA-Formel:

- **A**ktiv: Schreiben Sie nicht, „Ich würde am liebsten“ oder „Man sollte“. Schreiben Sie zum Beispiel: „Ich werde meinen Lebensstil auf mehr Gesundheit ausrichten.“ Oder: „Ich werde vor der Angst nicht mehr wegrennen.“
- **R**ealistisch: Wenn man gleich alles richtig machen will, das kann auch Stress auslösen. Setzen Sie sich machbare Ziele, etwa: „Ich will jeden Abend 20 Minuten meditieren, um meinen Stresspegel zu senken.“
- **O**ptimistisch: Gute Ziele enthalten keine Verneinung, sondern sind positiv formuliert, zum Beispiel statt „Ich will keine Angst mehr haben“, lieber „Ich stelle mich meinen Problemen.“
- **M**essbar: Gute Ziele sind kontrollierbar.
- **A**nnehmbar: Sie sind ethisch und moralisch vertretbar.

HINAUS INS GRÜNE

Natur kann Medizin sein und ist deshalb die Basis der Heilkunde von Pfarrer Sebastian Kneipp (1821–1897) und Maximilian Bircher-Benner (1867–1939). Ihre Kritik an der Entfremdung des Menschen von seinen Ursprüngen ist im Zeitalter von Klimakatastrophe und Artenverlust aktueller denn je. Die Natur gibt es heute bereits auf Rezept.

Im Jahr 2050 sollen nach Schätzungen zwei Drittel der Weltbevölkerung in Städten leben. Für Deutschland wird schon für 2030 angenommen, dass dies rund zwei Drittel der Bürger betreffen wird. Dass ein Spaziergang durch die Stadt weniger positive Auswirkungen hat als ein Spaziergang im Grünen, das ist bereits nachgewiesen worden. Britische Forscher werteten über 18 Jahre die Daten zu rund zehntausend Bürgern aus und fanden heraus: Der Umzug ins Grüne verbesserte dreimal mehr das psychische Wohlbefinden als eine Hochzeit. Eine deutsche Studie ergab, dass allein der freie Blick auf den Himmel Einfluss auf das Wohlbefinden hat.

Die Weltgesundheitsorganisation (WHO) zieht 2016 aus einer Zusammenfassung der Studien den Schluss, dass ein Aufenthalt in der Natur der Stressreduktion dient und einen positiven Einfluss auf die Psyche hat.

Aus Japan kommt die Waldtherapie. 1982 wurde sie dort von der nationalen Forstverwaltung ins Gespräch gebracht. Inzwischen ist das „Waldbaden“ in Japan und Korea eine anerkannte medizinische Therapie, und auch in Deutschland werden immer mehr Walderholungsgebiete ausgewiesen. Einer der wichtigsten Experten ist Qing Li, Professor an der Medizinischen Fakultät an der Uni

DER WALD WIRKT AUF PSYCHE, HORMONE UND IMMUNSYSTEM

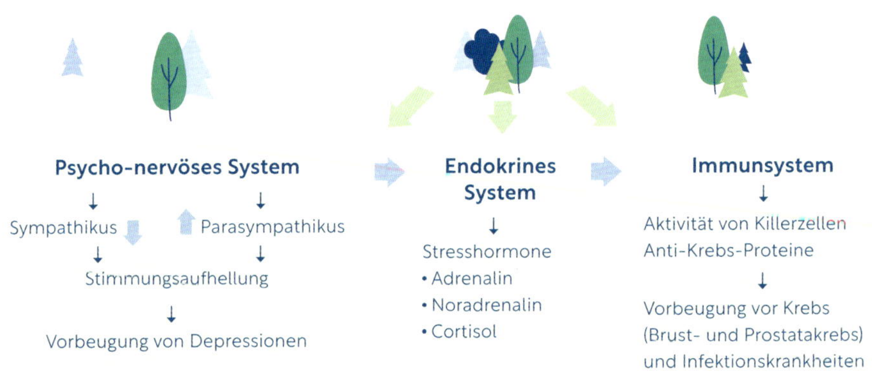

Nervensystem, Botenstoffhaushalt und Immunsystem sind eng miteinander verknüpft. Der Kontakt zum Wald stärkt so auch die Psyche.

Tokio. In vielen Studien konnte er aufzeigen, dass ein Aufenthalt im Wald auf komplexe Weise auf Psyche, Nerven und Immunsystem wirkt: Blutdruck und Herzfrequenz sinken, das Nervensystem beruhigt sich. Die Zahl der natürlichen Killerzellen der Immunabwehr steigt. Der Blutzuckerspiegel sinkt.

Unsere Sehnsucht nach Natur, das sind archaische Erinnerungen an unsere evolutionären Ursprünge. Denn in der Realität nimmt der nicht vom Menschen geschaffene Anteil der Biosphäre rasant ab. Eine landverbrauchende statt -erhaltende Land- und Forstwirtschaft, Zersiedelung und Umweltverschmutzung sind die Hauptursachen für einen drastischen Rückgang der biologischen Vielfalt, der bereits zum Untergang Tausender Tier- und Pflanzenarten führte und Lebensräume bedroht.

Für die Klimaangst (siehe Seite 36 f.) spielt die reale Bedrohung des Planeten eine große Rolle und besonders hier wird der Kontakt zur Natur als wichtigste Prävention oder auch Therapie empfohlen. Die britischen Ökonomen George MacKerron und Susana Mourato haben über eine Mappiness-App den Zusammenhang von Glück und Natur erforscht: Über 20 000 Briten dokumentierten an unterschiedlichsten Orten ihre Stimmung. Das Ergebnis: Grün (Parks, Wälder, Wiesen) und Blau (Meer, See, Fluss) machten am glücklichsten. Das Wissenschaftsjournal „nature" wies darauf hin, dass Städter im Vergleich zur Landbevölkerung 20 Prozent mehr Angststörungen aufwiesen und sogar 40 Prozent mehr psychische Erkrankungen, die durch Stimmungsschwankungen (mood disorders) charakterisiert waren.

HEILSAME SINNESIMPLUSE

Was es genau ist, das diese positive Wirkung der Natur und speziell des Waldes ausmacht, charakterisiert mein Kollege Andreas Michalsen, Professor für Klinische Naturheilkunde an der Berliner Charité: Licht und Farben, Bewegung, Stille, subtile Geräusche, die Haptik des Waldbodens und natürlich vor allem die vielen verschiedenen ätherische Öle. Diese Art von Aromatherapie, konnte Waldexperte Qing Li zeigen, funktioniert sogar, wenn die Düfte (ohne das Wissen der Versuchspersonen) in ein Schlafzimmer eingeleitet werden. Im Übrigen: Schon ein Foto vom Wald (oder ein Video) reduziert stressbedingte Hirnaktivität – so tief ist dieses archaische Bild unserer Vergangenheit als Spezies in uns verankert. Auch in Märchen und Sagen berührt der Wald als Topos das Unbewusste des Menschen.

Natur macht gesund: In Großbritannien litten diejenigen Menschen psychisch am wenigsten unter der Covid-19-Pandemie, die Zugang zu Grünflächen hatten. Holländische Forscher hatten schon früher festgestellt, dass bei Städtern, die im Umkreis von einem Kilometer eine Grünfläche aufsuchen konnten, das allgemeine Erkrankungsrisiko um 20 Prozent sank. Im kanadischen Toronto nahm das Diabetes-Risiko dort ab, wo viele Bäume standen. Zehn Bäume rund um einen Wohnblock verjüngten den Gesundheitsstatus der Bewohner um bis zu sieben Jahre. Es gäbe noch viele beeindruckende Studien, die ich hier zitieren könnte. Und da die Städte als klimapolitische Maßnahme nicht weiter versiegelt, sondern begrünt werden sollen, ließen sich hier nachhaltige Kombinationen von Klimaschutz und Gesundheit erzielen.

Wichtig ist eine gute Planung, denn wie oft scheitern gute Vorsätze an dem Argument „keine Zeit". Suchen Sie einen Zeitraum aus, in dem Sie Ihre Übungswochen möglichst zusammenhängend absolvieren können. Planen Sie täglich rund eine Stunde für sich ein:

- 30 Minuten sollten Sie jeden Tag in der Natur, in Parks oder im Wald verbringen, und zwar in Bewegung. Joggen ist erlaubt, aber Langsamkeit ist hier Trumpf: Ihre Sinne registrieren beim Gehen oder Walken weit mehr der vielfältigen Eindrücke der Natur, ihre Gerüche, das Spiel des Lichts in den Blättern, die Farben und Formen. Denken Sie an unsere intuitive Liebe zur Natur, die Biophilie (siehe Seite 39).

Da Angst die sinnliche Wahrnehmung einengt, ist dieses „Bad" in der Natur besonders wichtig. Lassen Sie Ihren MP3-Player zu Hause und schalten Sie das Handy aus – sonst trennen Sie Kopf und Körper, die Sie doch gerade vereinen wollen. Sie können Partner oder Partnerin mitnehmen, aber probieren Sie einmal, die 30 Minuten gemeinsam zu schweigen. Sie werden erstaunt sein, was Sie sich hinterher zu erzählen haben. Sie können diesen Teil der Übungen natürlich auch variieren: zum Beispiel 20 Minuten flott gehen und die restlichen 10 Minuten in Stille in der Natur sitzen und ihr zuhören.

- 30 weitere Minuten entfallen im Schnitt täglich auf eine spezielle Übung aus einem von sechs Lebensstilbereichen: Achtsamkeit, naturheilkundlicher Selbsthilfe, körperlicher Fitness sowie Segmenten, die sich explizit mit Gefühlsregulation, Motivation und sozialer Unterstützung befassen.

TAGEBUCH DER GEFÜHLE

In dem Übungsheft finden Sie Vorlagen für die einzelnen Wochen und Tage. Notieren Sie in den betreffenden Spalten, wie es Ihnen mit den Übungen ergangen ist: Hatten Sie besondere körperliche oder psychische Empfindungen? Ist Ihnen etwas aus irgendeinem Grund schwergefallen oder haben Sie sogar spontan Freude dabei empfunden? Oder haben Sie überhaupt nichts gespürt? Ängste führen tendenziell zur Erstarrung (siehe Seite 16), die Spanne, in denen Reaktionen auf einen Reiz wahrgenommen werden, wird enger. Das führt längerfristig zu Krankheit. Deshalb ist es genau das Ziel dieses Programmes, Ihre Reaktionsmöglichkeiten wieder zu erweitern und Ihre individuellen Ressourcen dafür freizulegen. Im Idealfall stößt jede einzelne Übung in den sechs Wochen etwas in Ihnen an, was zu einem Prozess führt, zu Veränderung und schließlich Wandel.

Wie Sie den Verlauf anordnen, also an welchem Tag Sie Ihre jeweilige Übungswoche beginnen, ist im Prinzip egal. Da Verständnis ein wichtiger Faktor der Resilienz ist – Sie erinnern sich an die Studien von Aaron Antonovsky (siehe Seite 52) – bietet es sich jedoch an, die Woche mit einem Informationsblock zu beginnen, der sich detaillierter mit den jeweiligen Lebensstilbereichen und ihrer Wirkung auf unsere Gefühle auseinandersetzt. Auf dieser Basis können Sie Ihr eigenes Verhalten für sich reflektieren. Für diesen theoretischen Einstieg haben Sie vermutlich am Wochenende am ehesten Muße, weil Sie dort am wenigsten von Ihren täglichen Verpflichtungen abgelenkt werden. Deshalb finden Sie diese Informationseinheiten jeweils am Anfang einer Übungswoche, die wir am Samstag/Sonntag mit „Lesen und lernen“ beginnen lassen. Zusammengefasst heißt das also:

- Übungsheft bereitlegen,
- Motivation und individuelle Bereitschaft klären,
- Ziele formulieren (AROMA; siehe Seite 71),
- Zeitraum suchen,
- Zeit einplanen (täglich 1 Stunde),
- starten!

DAS VORGEHEN

Entsprechend des Salutogenese-Modells von Aaron Antonovsky (siehe Seite 51) müssen drei Ebenen zusammenspielen, um Resilienz zu entwickeln: Die Information (die in diesem Modell jeweils auf das Wochenende gelegt wird) hilft dem Verstehen. Das Üben entspricht dem, was Antonovsky die „Handhabbarkeit“ nannte: Sie lernen, mit Herausforderungen umzugehen, einfach mal zu tun, anstatt immer nur zu grübeln. Die dritte Ebene ist die Sinnfindung. Aber Sie sehen ja bereits Sinn darin, mehr Resilienz aufzubauen, sonst hätten Sie sich für dieses Buch gar nicht erst interessiert. In der Summe der drei Ebenen entsteht „Kohärenz“, eine die Gesundheit fördernde Lebensorientierung, die Basis der Salutogenese.

Jede der sechs Wochen hat ein Lebensstilthema als Schwerpunkt. Dafür erhalten Sie auf den folgenden Seiten Informationen und Erklärungen für ein besseres Verständnis, vorzugsweise ist das Ihre Lektüre für das Wochenende.

An jedem Tag der Woche gibt es dann eine bis zu 30-minütige Übung aus verschiedenen Lebensstilbereichen, die aber mit dem jeweiligen Wochenthema, das ständig im Bewusstsein bleibt, verknüpft wird. Nicht nur sollte das Übungsprogramm möglichst vielfältig sein, die unterschiedlichen Themen greifen ohnehin alle ineinander: Wenn Sie beginnen, Stress frühzeitiger wahrzunehmen, bekommen Sie vielleicht Lust auf Entspannung. Und wenn Ihnen negative Gedanken kommen, hilft eventuell Bewegung.

Jede und jeder von Ihnen wird unterschiedlich stark auf die Übungen reagieren und individuelle Erfahrungen machen – wichtig ist dabei, das erst zuzulassen und sich dann auch bewusst zu machen. Dabei hilft das Erfahrungsprotokoll in dem Übungsheft. Es zeigt Ihnen Fortschritte bzw. Hürden, an denen Sie noch weiter feilen können. Vielleicht wollen Sie das 6-Wochen-Programm auch irgendwann wiederholen. Dann haben Sie einen Vergleich und eine Dokumentation Ihrer Entwicklung.

Die zwei Basisübungen sollten Sie täglich durchführen und möglichst auch nach den sechs Wochen fortsetzen: eine halbe Stunde Spaziergang durchs Grüne, bei jedem Wetter. Und: Reservieren Sie dreimal täglich eine Minute für Achtsamkeit, idealerweise über den Tag verteilt. Beispiele für Mini-Übungen finden Sie auf den folgenden Seiten. Suchen Sie sich für jeden Tag eine Übung aus, die Sie dann dreimal wiederholen!

VIELE IDEEN FÜR EINE MINUTE ACHTSAMKEIT

Wie oft haben wir eine Minute, in der wir Leerlauf haben: In der Supermarktschlange, an der Bushaltestelle, beim Arzt. Oder genau jetzt. Diese kleine Pause genügt, um große Wirkung zu erzielen, deshalb sollten Sie sich (mindestens) dreimal täglich eine Minute Zeit für sich nehmen. Probieren Sie jeden Tag eine andere der folgenden superkurzen Achtsamkeitsübungen aus:

ONE-MOMENT-MEDITATION

Der Psychologe Martin Boroson hatte die Idee zu einer Moment-Meditation, um zu zeigen, wie schnell sich die mentale Verfassung eines Menschen verändern kann. Und weil Momente so schnell vorbeigehen, hat er sie auf eine Minute erweitert:

- Setzen Sie sich auf einen Stuhl, die Beine nebeneinander auf dem Boden. Richten Sie sich auf, sitzen Sie gerade, aber nicht verspannt, stellen Sie sich einen Faden vor, der von der Mitte ihres Kopfes nach oben ins Universum führt. Atmen Sie ruhig und natürlich.

- Stellen Sie sich einen Timer auf eine Minute, dann legen Sie ihre Hände locker auf die Oberschenkel, parallel zueinander. Sie dürfen auch lächeln.

- Schließen Sie die Augen und los geht's. Konzentrieren Sie sich auf Ihren Atem. Wenn Ihre Gedanken abschweifen, dann ist das nicht schlimm. Sagen Sie sich dann einfach „hhmm" und kehren Sie zu ihrer Atmung zurück.

ZÄHLMEDITATIONEN

Diese Kurzmeditationen, sogenannte Minis, funktionieren wie die Moment-Meditation, nur dass Sie während des Ein- und Ausatmens gedanklich langsam zählen. Möglich sind unterschiedliche Varianten, die Sie auch hintereinander ausprobieren können – vielleicht praktizieren Sie jede fünfmal. Dazwischen ein, zwei Minuten normal atmen und dann zur nächsten Übung.

Von 1–4 zu 4–1

Also: einatmen 1, 2, 3, 4, ausatmen 4, 3, 2, 1. Wiederholen Sie das Ganze fünf- bis zehnmal.

Von 1–4 zu 6–1

Einatmen 1, 2, 3, 4, dann ausatmen 6, 5, 4, 3, 2, 1. Die verlängerte Ausatmung stärkt den beruhigenden Parasympathikus. Wiederholen Sie die Zählmeditation mehrfach.

Atmen und Zählen im Wechsel

Einatmen, ausatmen und von 10 an rückwärts zählen. Einatmen, ausatmen 9, einatmen, ausatmen 8 usw., bis Ihre Lungen ganz leer sind.

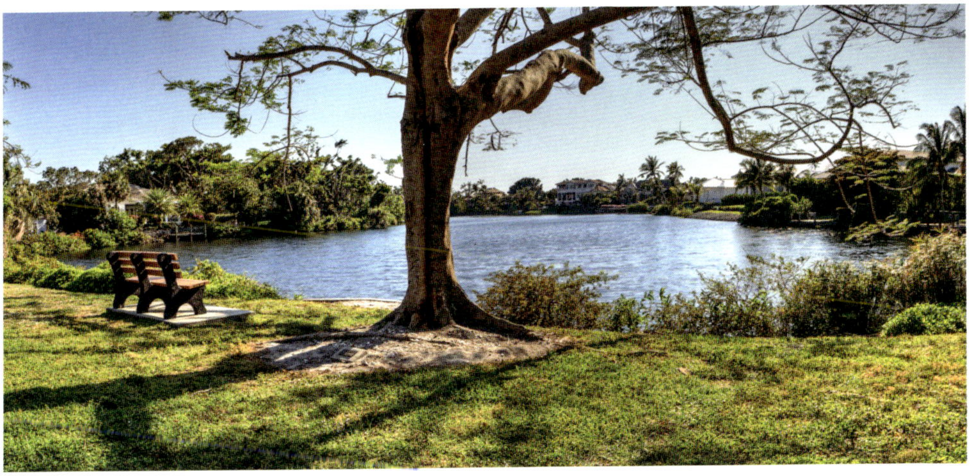

INNERE BILDER

Unsere Vorstellungskraft ist ein großartiges Instrument, auf Psyche und Körper einzuwirken. Sie eröffnet Fenster zum Unbewussten und wird deshalb in der Psychotherapie, aber auch in der Medizin angewendet. Unter anderem ist Imagination eine Hilfe in der Schmerzmedizin. Positive Bilder verändern auch die Aktivität des Nervensystems.

Blumen pflücken

Sie sitzen oder liegen in entspannter Haltung, schließen die Augen und stellen sich vor: Sie wohnen in einem Haus und davor liegt ein Garten mit vielen bunten Blumen. Sie gehen hinaus und suchen die für Sie schönste Blume. Sie lassen sich Zeit dabei und wandern mit Ihren Blicken über das Blütenmeer. Schließlich wählen Sie eine Blume aus, tragen sie ins Haus und stellen sie in eine Vase und auf den Tisch. Sie können nun den ganzen Tag über immer wieder in den Garten hinausgehen und eine zweite, dritte und vierte Blume holen, bis die Vase einen ganzen Strauß enthält.

Hinaus in den Garten oder die Natur

Sie sitzen oder liegen in entspannter Haltung, schließen die Augen und stellen sich vor: Sie gehen durch einen Garten oder einen anderen Ort im Grünen, den Sie lieben. Sehen Sie sich in aller Ruhe darin um. Hören Sie den Wind in den Blättern, riechen Sie das Gras, greifen Sie vielleicht die Rinde eines Baumes usw.

Erinnerung an einen Urlaubsort

Sie sitzen oder liegen in entspannter Haltung, schließen die Augen und Sie erinnern sich – an einen schönen Urlaub, in dem Sie sich wohlgefühlt und entspannt haben. Dann versuchen Sie sich innerlich zurückzuversetzen in eine der Situationen, an die Sie sich erinnern. Spüren Sie vielleicht die Wärme, die Meeresluft, die Sonnenstrahlen, den Geruch des Wassers?

Vorstellung eines Kraftorts

Vielleicht waren Sie mal an einem Ort, wo Sie Energie gespürt haben – die Energie bestimmter Felsen, eines heiligen Ortes wie

Stonehenge, auch Kirchen haben oft Kraftfelder, oder eines Vulkans. Ihr Kraftort kann aber auch nur in Ihrer Imagination existieren: eine blaue Höhle oder ein luftiger Gipfel, auch ein Baum, der Sie trägt. Verweilen Sie dort für eine kleine Weile und spüren Sie die Kraft, die durch Sie strömt.

Vorstellung eines inneren Kraftsymbols

Das Bambusrohr wird häufig zitiert als Symbol von Stärke: biegsam, aber widerständig. Wenn Sie in sich gehen – was ist Ihre Stärke und welche Form würden Sie ihr geben? Ist sie leicht und biegsam oder schwer und erdig? Rund oder eckig? Steckt sie im Kopf oder im Bauch? Oder ist es ein Blitz, der das Feuer in Ihnen zündet? Experimentieren Sie.

LÄCHELN UND INNEHALTEN

Lachen und Lächeln gehören zu unseren ersten Gefühlsausdrücken. Sie sind sehr komplexe Reaktionen auf die Umwelt, wecken Lustgefühle und verändern kurzfristig die gesamte Körperchemie.

▶ Setzen Sie sich entspannt auf einen Stuhl, die Beine nebeneinander, die Füße auf dem Boden. Legen Sie beide Hände in Rauteform auf den Bauch, die Daumen im Bauchnabel, die Zeigefinger zeigen nach unten. Sie atmen tief ein und drücken den Bauch quasi durch die offene Raute. Dann lächeln Sie – und selbst, wenn Ihnen gar nicht danach ist, signalisieren Sie dem Gehirn, dass es Ihnen gut geht. Und schon schüttet es mehr Wohlfühlhormone wie Dopamin aus. Aber es muss schon ein warmes Strahlen sein, ein halbherziges Lächeln reicht nicht. Schließlich genießen Sie diesen Zustand und lassen ihn auf sich wirken.

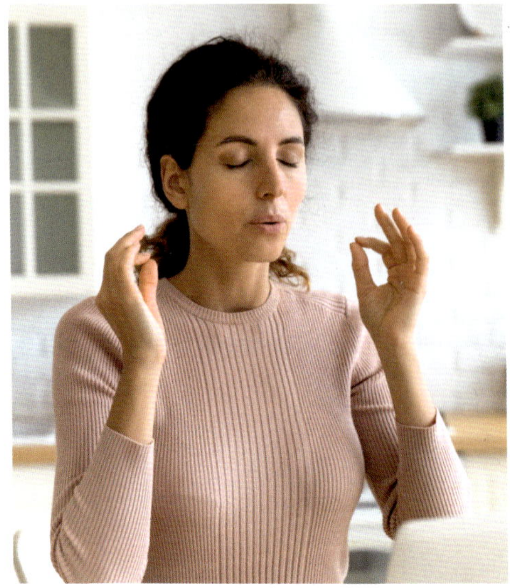

ATEMÜBUNGEN

Atmen geschieht willkürlich, aber er lässt sich beeinflussen. So kann man die äußere und die innere Welt verbinden. Das hilft, Stress im Körper abzubauen.

Fingeratmung

Aus dem Yoga kommen die Mudras, die unterschiedlichen Fingerhaltungen, die bei der Meditation oder auch dem Pranayama, den Atemübungen des Yoga, eingenommen werden. Sie sind nicht nur symbolischer Natur, sondern sie wirken über Rückmeldungen der Nerven der einzelnen Finger auf Gehirn und Chakren, die Energiezentren des Körpers. Gleichzeitig tragen sie dazu bei, dass wir unsere Konzentration vertiefen.

▶ Setzen Sie sich aufrecht auf einen Stuhl. Lassen Sie die Schultern sinken. Die Hände liegen locker auf den Oberschenkeln, die Handflächen zeigen nach oben. Schließen Sie die Augen.

▶ Drücken Sie die obersten Glieder von Daumen und Zeigefinger aufeinander, während Sie einatmen. Halten Sie den Druck noch einige Sekunden, dann lösen Sie sanft mit einer Ausatmung die Finger voneinander.

▶ Mit der nächsten Einatmung drücken Sie den Daumen auf den Mittelfinger und wiederholen dort die Übung. Führen Sie das nach und nach mit allen Fingern bis zum kleinen Finger durch und dann wieder rückwärts. Atmen Sie ein paar Mal tief und öffnen Sie die Augen.

Wechselatmung

Eine fokussierende Übung ist die Wechselatmung: Für das Nadi Shodana beugen Sie Zeige- und Mittelfinger in Richtung Ballen, Ringfinger, Daumen und kleiner Finger sind abgespreizt (Vishnu Mudra). Mit diesen halten Sie nun die Nasenlöcher abwechselnd zu und atmen durch das jeweils freie ein: links ein, rechts aus, nun rechts ein, links aus usw. Die Übung wirkt harmonisierend, auch zwischen den beiden Gehirnhälften, in denen Rationalität und Gefühle mit unterschiedlichem Schwerpunkt verankert sind. Für diese Übung sollten Sie schon etwas Erfahrung in der Atemlenkung haben, sonst könnte es sein, dass das Nervensystem aktiviert statt beruhigt wird.

Die Wahrnehmung des Atems

Diese rhythmische Bewegung des Zwerchfells (siehe Seite 91) aktiviert den gesamten Rumpf. Der Blutfluss wird gefördert, die Bauchorgane und das Sonnengeflecht, ein wichtiger Nervenknotenpunkt zwischen Brustbein und Bauchnabel, werden massiert. Das fördert unter anderem die Verdauung. Am besten legen Sie sich entspannt auf ein Sofa oder eine Matte. Eine Hand liegt oberhalb des Bauchnabels und verfolgt das Heben und Senken des Zwerchfells. Sie können Ihre Hände auch auf andere Körperteile legen und dem nachgehen, wo der Atem sich überall bemerkbar macht.

Über den Horizont atmen

In Kombination mit unserer Vorstellungskraft ist bewusstes Atmen noch wirkungsvoller.

▶ Setzen Sie sich bequem und aufrecht auf einen Stuhl, die Füße nebeneinander auf dem Boden. Richten Sie Ihren Kopf gerade auf der Wirbelsäule aus, das Kinn sinkt leicht in Richtung Brustbein, der Mund ist entspannt, die Zähne berühren sich nicht.

▶ Atmen Sie ein und drehen Sie den Kopf dabei langsam nach rechts: Stellen Sie sich vor, sie blicken über einen weiten Horizont, über das Meer oder von einem Berggipfel aus. Mit dem Ausatmen dreht sich der Kopf in die Ausgangsstellung. Dann dasselbe nach links. Mehrfach wiederholen.

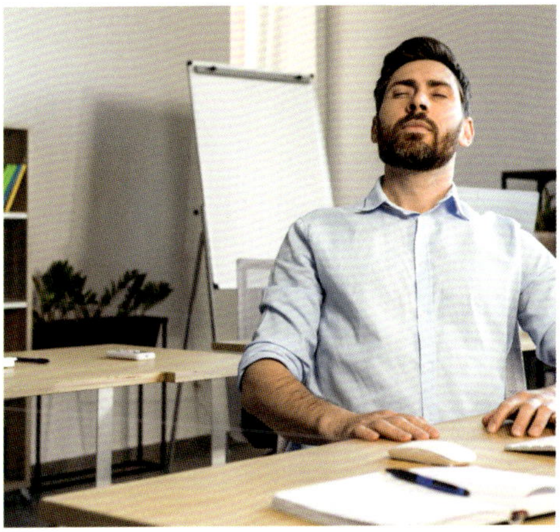

MINIS AUS DER PROGRESSIVEN MUSKELENTSPANNUNG (PME)

Dieses Verfahren wird von vielen Menschen anderen Arten von Anti-Stress-Übungen vorgezogen, weil es nicht lange dauert und leicht durchzuführen ist. Die ausführliche Anleitung zu diesem einfachen Entspannungsverfahren finden Sie auf Seite 114. Sie können aber auch Teile davon auskoppeln und als kurze Achtsamkeitsübungen nutzen, zum Beispiel wahlweise:

- Den ganzen Körper für sieben Sekunden anspannen, dabei ruhig weiteratmen und dann loslassen. Mehrfach wiederholen.

- Gesicht, Hals, Nacken und Schuler für sieben Sekunden anspannen und wieder lösen. Mehrfach wiederholen.

- Arme und Hände anspannen, erst links und lösen, dann rechts und lösen, mehrfach wiederholen.

- Den Rumpf anspannen und langsam lösen, mehrfach wiederholen.

- Gesäß, Beine und Füße anspannen und lösen, erst links, dann rechts. Mehrfach wiederholen.

SINNESÜBUNGEN

Die Sinne sind unsere Tore zur Außenwelt. Viele von uns machen sich das erst bewusst, wenn ein Sinnesorgan beeinträchtigt ist, zum Beispiel das Ohr. Diese Minis schärfen die Wahrnehmung. Das Patente daran ist: Sie finden überall im Alltag ihren Platz – ob das jetzt im Supermarkt, beim Kochen oder beim Putzen ist.

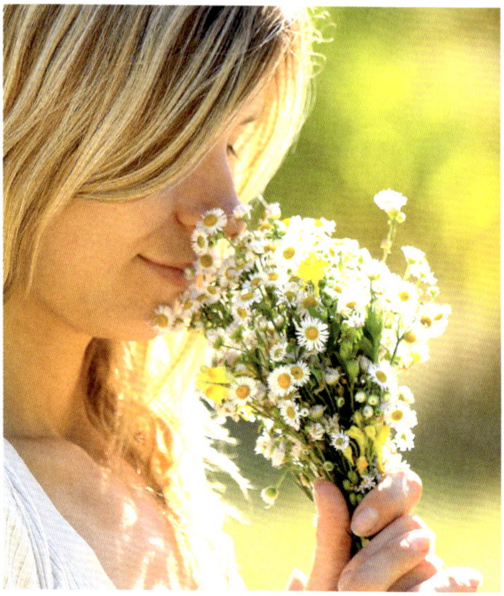

Sehen

Konzentrieren Sie sich eine Minute lang auf das, was Sie sehen, folgen Sie den Farben und Formen mit den Augen, lassen Sie die Welt unscharf werden und versuchen Sie, mit offenen Augen in Ihr Inneres zu blicken.

Riechen

Konzentrieren Sie sich eine Minute lang auf das, was Sie riechen, die Raumluft, das Papier auf Ihrem Schreibtisch, der Kaffeegeruch aus der Küche – oder anderes. Vielleicht haben Sie Blumen vor sich stehen: Ist der Blütenduft wahrzunehmen?

Spüren

Konzentrieren Sie sich eine Minute lang auf das, was Sie spüren, Ihre Haut, wenn Sie sich morgens eincremen, die Wolle Ihres Pullovers, die Schuhe, in denen ihre Füße stecken, der Regen in Ihrem Gesicht. Sind Ihre Schultern verspannt? Ist Ihr Kiefer locker? Wie tief atmen Sie, bis in den Bauch?

Schmecken

Wie schmeckt Wasser? Was entdecken Sie: Säure? Salz? Wie lässt sich der Geschmack am ehesten beschreiben? Schmecken Sie den Tag über verschiedenste Lebensmittel. Denken Sie an die Rosinenübung (Seite 86) und genießen Sie die Sensationen Ihres Gaumens.

Hören

Welche Geräusche gibt es um Sie herum? Wie können Sie vor Ihrem inneren Ohr Geräusche hin- und herschieben, vom Hintergrund in die Nähe fokussieren oder umgekehrt? Welche Geräusche sind Alltag, welche besonders? Welche menschengemacht, welche aus der Natur?

EINFACH MAL SO ...

Der Trick der Achtsamkeit ist, dass man sie nicht nur in Abgeschiedenheit, sondern auch mitten im Alltag praktiziert, in jedem einzelnen Moment. Nicht alle Lebenslagen eignen sich dafür, aber mehr, als Sie denken. Es ist ein enormer Fortschritt, wenn Ihnen plötzlich der Gedanke kommt: „Hoppla, was tue ich eigentlich gerade?“, um sich dann Ihrem Leben für kurze Zeit ganz bewusst zuzuwenden. In vielen Alltagssituationen können Sie achtsam sein, sich voll auf das konzentrieren, was Sie gerade machen (ohne zu bewerten), bespielsweise beim achtsamen Gehen:

Reduzieren Sie Ihre Geschwindigkeit und achten Sie auf Ihre Schritte: Welchen Abstand haben sie? Berühren Ihre Füße den Boden flüchtig oder mit festem Schritt? Wie fühlt sich der Boden an? Welches Geräusch machen Ihre Schritte?

In ähnlicher Weise können Sie:

- achtsam duschen,
- achtsam in der Warteschlange stehen,
- achtsam Bus fahren,
- achtsam an der roten Ampel warten,
- achtsam den Rechner hochfahren lassen.

ANTI-ANGST-MINI

Minis eignen sich wegen ihrer Kürze auch zum „Anschleichen“ an Ihre Angst. Versuchen Sie mal, wie sich das anfühlt: Konfrontieren Sie sich für einen kurzen Moment mit Ihrer Angst. Betrachten Sie sie, nehmen Sie wahr, was das an Gefühlen, Gedanken und Körperreaktionen auslöst. Dann lassen Sie die Angst wieder ziehen.

> **!** **STÖRUNGEN VERMEIDEN**
>
> Bei den Minis ist es wie im Theater: Das Handy bitte ab- oder stumm schalten! Sonst ruft garantiert genau jetzt jemand an oder schickt eine SMS. Hilfreich ist auch, wenn Sie sich am Anfang jeder Übung einen Timer auf eine Minute einstellen. Anschließend schütteln Sie Ihren Körper einmal durch, atmen tief ein und aus, lächeln und gehen dann wieder in Ihren Alltag.

AUF EINEN BLICK

WOCHE	1 ACHTSAMKEIT ALS BASIS	2 NATURHEILKUNDE FÜR DIE SEELE	3 KÖRPERLICHE FITNESS
SAMSTAG/ SONNTAG	▶ Lesen und lernen	▶ Lesen und lernen	▶ Lesen und lernen
MONTAG	▶ Zwerchfellatmung	▶ Atembeobachtung	▶ Bodyscan
DIENSTAG	▶ Wechseldusche	▶ Akupressur	▶ Sich mit Aromen verwöhnen
MITTWOCH	▶ Morgenbewegung ▶ Achtsam essen ▶ Soulfood	▶ Nordic Walking oder Yoga ▶ Soulfood	▶ Yoga ▶ Soulfood
DONNERSTAG	▶ Stresssignale wahrnehmen	▶ Progressive Muskel-entspannung	▶ ABC-Übung
FREITAG	▶ Ein Bild der eigenen Angst malen	▶ Selbstwirksamkeit	▶ Selbstmitgefühl
TÄGLICHE BASISÜBUNGEN	▶ 3 x 1 Minute Achtsamkeit ▶ 30 Min. gehen in der Natur	▶ 3 x 1 Minute Achtsamkeit ▶ 30 Min. gehen in der Natur	▶ 3 x 1 Minute Achtsamkeit ▶ 30 Min. gehen in der Natur

Das 6-Wochen-Programm

4 RAUS AUS DEM ANGSTKREISLAUF	5 EMOTIONEN IN BALANCE	6 STABILITÄT IM ALLTAG
▶ Lesen und lernen	▶ Lesen und lernen	▶ Lesen und lernen
▶ Gehmeditation	▶ Meditation mit Fokus auf Gefühle	▶ Achtsamkeit im Alltag
▶ Balance-Tee ▶ Feuchtkalter Brustwickel	▶ Lavendel-Herzauflage	▶ Leberwickel
▶ Radfahren oder Yoga ▶ Soulfood	▶ Schwimmen oder Yoga ▶ Soulfood	▶ Kraftübungen oder Yoga ▶ Soulfood
▶ Gedankliche Verzerrungen auflösen	▶ ABCD-Übung	▶ Stopp! – Atmen! – Ändern!
▶ Paradoxe Intention	▶ Ein Beziehungsnetz zeichnen	▶ Ein Fest feiern
▶ 3 x 1 Minute Achtsamkeit ▶ 30 Min. gehen in der Natur	▶ 3 x 1 Minute Achtsamkeit ▶ 30 Min. gehen in der Natur	▶ 3 x 1 Minute Achtsamkeit ▶ 30 Min. gehen in der Natur

WOCHE 1

„ACHTSAMKEIT ALS BASIS SICH SELBST VERTRAUEN RAUM SCHAFFEN"

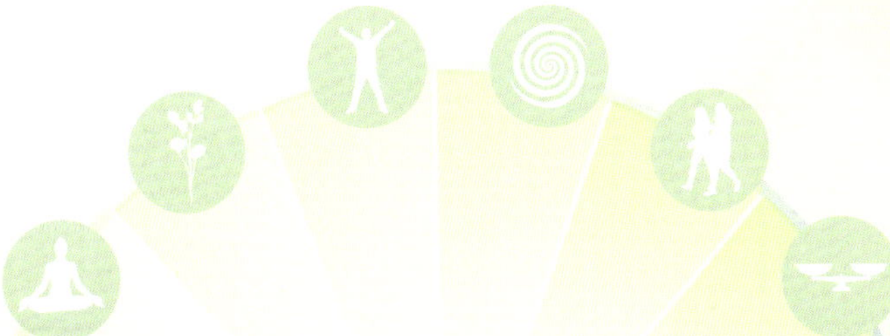

Übungsheft

In 6 Wochen zu mehr Belastbarkeit, weniger Panik und starken Nerven

SO NUTZEN SIE DIESES ÜBUNGSHEFT

Verstehen, üben, spüren und bewerten – das sind die Säulen jeder Verhaltensänderung. Dieses kleine Übungsheft soll Ihnen dabei helfen, den Überblick zu behalten, denn es gibt viele Möglichkeiten, wie Sie etwas für Ihre Psyche tun können. Sie müssen nicht alles von dem, was in dem 6-Wochen-Programm steckt, permanent umsetzen. Unser Programm ist kein abgeschlossener Lehrplan, mit dessen Hilfe Sie eine Art Anti-Angst-Abschluss erhalten könnten. Es ist eher ein Rezeptbuch für Ihre Entwicklung. Das reiche Angebot an Möglichkeiten soll Sie das entdecken lassen, was Sie vielleicht längerfristig für gute Laune und bessere Nerven in Ihren Alltag integrieren möchten. Die Option zur Auswahl stärkt Ihre Selbstwirksamkeit.

Tragen Sie also täglich ein, was Sie an Übungen geschafft haben, und auch Ihren Zeitaufwand. Bewerten Sie, ob es Ihnen leicht- oder schwerfiel, ob es angenehm war oder eher nicht so. Am Ende jeder Woche steht ein Symbol für Ihr Verhältnis zur Angst, das sicher wechselnd ist. Sie müssen Ihre Angst nicht benennen – wenn Sie das möchten, können Sie auch jede Woche einen Satz dazu an das Ende der Seite stellen.

Das mag unspektakulär klingen, aber in diesem Prozess verändern Sie sich. Vielleicht haben Sie auch mal eine schlechte Angst-Woche, aber dann entdecken Sie, dass die nächste umso besser lief. Oder Sie stellen fest, dass sie besonders viel Zeit in die Ernährung gesteckt haben, aber Bewegung und Entspannung dabei zu kurz kamen. Hartnäckige Charaktere fahnden nach ihren Defiziten und nehmen sich vor, nachzuarbeiten, andere greifen genau das auf, was sie als angenehm kennengelernt haben und beschließen, dabei zu bleiben.

Bevor Sie mit dem Programm beginnen, sollten Sie Ihre früheren Erfahrungen notieren und mithilfe der AROMA-Formel (rechts) Ihre Ziele formulieren. Nach den 6 Wochen können Sie die AROMA-Formel erneut anwenden und prüfen, was Sie bisher gelernt haben. Was nehmen Sie mit in die Zukunft? Vielleicht haben Sie in zwei oder drei Monaten Lust, das Übungsprogramm zu wiederholen, um Ihre neu gesteckten Ziele zu erreichen!

MEIN LEBEN VERÄNDERN

FRÜHERE ERFAHRUNGEN

Ernährungsumstellg. nach Hashi-Diagnose
+ besser Schlaf
+ besseres Gewicht, ausgeglichen, glücklich
+ weniger Nacken- und Kopfweh

MEIN JETZIGES ZIEL (AROMA-FORMEL)

- **A**KTIV:
  Ich werde die Angst aushalten
- **R**EALISTISCH:
  Ich will jeden Tag Bewegung an frischer Luft.
- **O**PTIMISTISCH:
  Ich stelle mich negativen Gefühlen und versuche sie auszuhalten
- **M**ESSBAR:
  Bewegung = messbar
- **A**NNEHMBAR:
  positiv denken!

WOCHE 1 ACHTSAMKEIT ALS BASIS

SAMSTAG/ SONNTAG	MONTAG	DIENSTAG	MITTWOCH
▶ 30 Min. Gehen in der Natur	▶ 30 Min. gehen in der Natur	▶ 30 Min. gehen in der Natur	▶ 30 Min. gehen in der Natur
▶ 3 x 1 Min. Achtsamkeit	▶ 3 x 1 Min. Achtsamkeit	▶ 3 x 1 Min. Achtsamkeit	▶ 3 x 1 Min. Achtsamkeit
▶ Lesen und lernen ▶ Rosinenübung	▶ Zwerchfellatmung	▶ Wechseldusche	▶ Morgenbewegung ▶ Achtsam essen ▶ Soulfood

Wie gestresst bin ich allgemein?

1 2 3 4 5 6 7 8 9 10

(1 = ganz wenig bis 10 = sehr)

DONNERSTAG	FREITAG	BEWERTUNG
▶ 30 Min. gehen in der Natur	▶ 30 Min. gehen in der Natur	
▶ 3 x 1 Min. Achtsamkeit	▶ 3 x 1 Min. Achtsamkeit	
▶ Stresssignale wahrnehmen	▶ Ein Bild der eigenen Angst malen	
		Wie zeitaufwendig war es? (z. B. in Minuten)
		Wie schwer war es? (von schwer bis kinderleicht)
		Wie angenehm war es? (meine subjektive Bewertung)

Wie ist mein Angststatus?

WOCHE 2 NATURHEILKUNDE FÜR DIE SEELE

SAMSTAG/ SONNTAG	MONTAG	DIENSTAG	MITTWOCH
▸ 30 Min. gehen in der Natur	▸ 30 Min. gehen in der Natur	▸ 30 Min. gehen in der Natur	▸ 30 Min. gehen in der Natur
▸ 3 x 1 Min. Achtsamkeit	▸ 3 x 1 Min. Achtsamkeit	▸ 3 x 1 Min. Achtsamkeit	▸ 3 x 1 Min. Achtsamkeit
▸ Lesen und lernen	▸ Atembeobachtung	▸ Akupressur	▸ Nordic Walking oder Yoga ▸ Soulfood

Wie gestresst bin ich allgemein?

1 2 3 4 5 6 7 8 9 10

(1 = ganz wenig bis 10 = sehr)

DONNERSTAG	FREITAG	BEWERTUNG
▶ 30 Min. gehen in der Natur	▶ 30 Min. gehen in der Natur	
▶ 3 x 1 Min. Achtsamkeit	▶ 3 x 1 Min. Achtsamkeit	
▶ Progressive Muskelentspan-nung	▶ Selbstwirksamkeit	
		Wie zeitaufwendig war es? (z. B. in Minuten)
		Wie schwer war es? (von schwer bis kinderleicht)
		Wie angenehm war es? (meine subjektive Bewertung)

Wie ist mein Angststatus?

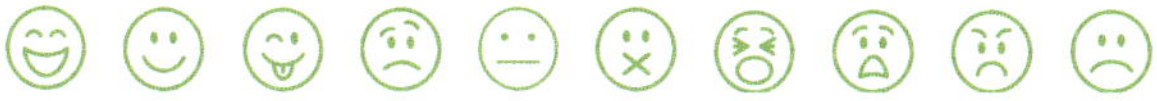

WOCHE 3 KÖRPERLICHE FITNESS

SAMSTAG/ SONNTAG	MONTAG	DIENSTAG	MITTWOCH
▶ 30 Min. gehen in der Natur	▶ 30 Min. gehen in der Natur	▶ 30 Min. gehen in der Natur	▶ 30 Min. gehen in der Natur
▶ 3 x 1 Min. Achtsamkeit	▶ 3 x 1 Min. Achtsamkeit	▶ 3 x 1 Min. Achtsamkeit	▶ 3 x 1 Min. Achtsamkeit
▶ Lesen und lernen	▶ Bodyscan	▶ Sich mit Aromen verwöhnen	▶ Yoga ▶ Soulfood

Wie gestresst bin ich allgemein?

1 2 3 4 5 6 7 8 9 10

(1 = ganz wenig bis 10 = sehr)

DONNERSTAG	FREITAG	BEWERTUNG
▶ 30 Min. gehen in der Natur	▶ 30 Min. gehen in der Natur	
▶ 3 x 1 Min. Achtsamkeit	▶ 3 x 1 Min. Achtsamkeit	
▶ ABC-Übung	▶ Selbstmitgefühl	
		Wie zeitaufwendig war es? (z. B. in Minuten)
		Wie schwer war es? (von schwer bis kinderleicht)
		Wie angenehm war es? (meine subjektive Bewertung)

Wie ist mein Angststatus?

WOCHE 4 RAUS AUS DEM ANGSTKREISLAUF

SAMSTAG/ SONNTAG	MONTAG	DIENSTAG	MITTWOCH
▶ 30 Min. gehen in der Natur	▶ 30 Min. gehen in der Natur	▶ 30 Min. gehen in der Natur	▶ 30 Min. gehen in der Natur
▶ 3 x 1 Min. Achtsamkeit	▶ 3 x 1 Min. Achtsamkeit	▶ 3 x 1 Min. Achtsamkeit	▶ 3 x 1 Min. Achtsamkeit
▶ Lesen und lernen	▶ Gehmeditation	▶ Balance-Tee ▶ Feuchtkalter Brustwickel	▶ Radfahren oder Yoga ▶ Soulfood

Wie gestresst bin ich allgemein?

1 2 3 4 5 6 7 8 9 10

(1 = ganz wenig bis 10 = sehr)

DONNERSTAG	FREITAG	BEWERTUNG
▶ 30 Min. gehen in der Natur	▶ 30 Min. gehen in der Natur	
▶ 3 x 1 Min. Achtsamkeit	▶ 3 x 1 Min. Achtsamkeit	
▶ Gedankliche Verzerrungen auflösen	▶ Paradoxe Intention	
		Wie zeitaufwendig war es? (z. B. in Minuten)
		Wie schwer war es? (von schwer bis kinderleicht)
		Wie angenehm war es? (meine subjektive Bewertung)

Wie ist mein Angststatus?

WOCHE 5 EMOTIONEN IN BALANCE

SAMSTAG/ SONNTAG	MONTAG	DIENSTAG	MITTWOCH
▶ 30 Min. gehen in der Natur	▶ 30 Min. gehen in der Natur	▶ 30 Min. gehen in der Natur	▶ 30 Min. gehen in der Natur
▶ 3 x 1 Min. Achtsamkeit	▶ 3 x 1 Min. Achtsamkeit	▶ 3 x 1 Min. Achtsamkeit	▶ 3 x 1 Min. Achtsamkeit
▶ Lesen und lernen	▶ Meditation mit Fokus auf Gefühle	▶ Lavendel-Herzauflage	▶ Schwimmen oder Yoga ▶ Soulfood

Wie gestresst bin ich allgemein?

1 2 3 4 5 6 7 8 9 10

(1 = ganz wenig bis 10 = sehr)

DONNERSTAG	FREITAG	BEWERTUNG
▶ 30 Min. gehen in der Natur	▶ 30 Min. gehen in der Natur	
▶ 3 x 1 Min. Achtsamkeit	▶ 3 x 1 Min. Achtsamkeit	
▶ ABCD-Übung	▶ Ein Beziehungsnetz zeichnen	
		Wie zeitaufwendig war es? (z. B. in Minuten)
		Wie schwer war es? (von schwer bis kinderleicht)
		Wie angenehm war es? (meine subjektive Bewertung)

Wie ist mein Angststatus?

WOCHE 6 STABILITÄT IM ALLTAG

SAMSTAG/ SONNTAG	MONTAG	DIENSTAG	MITTWOCH
▶ 30 Min. gehen in der Natur	▶ 30 Min. gehen in der Natur	▶ 30 Min. gehen in der Natur	▶ 30 Min. gehen in der Natur
▶ 3 x 1 Min. Achtsamkeit	▶ 3 x 1 Min. Achtsamkeit	▶ 3 x 1 Min. Achtsamkeit	▶ 3 x 1 Min. Achtsamkeit
▶ Lesen und lernen	▶ Achtsamkeit im Alltag	▶ Leberwickel	▶ Kraftübungen oder Yoga ▶ Soulfood

Wie gestresst bin ich allgemein?

1 2 3 4 5 6 7 8 9 10

(1 = ganz wenig bis 10 = sehr)

DONNERSTAG	FREITAG	BEWERTUNG
▸ 30 Min. gehen in der Natur	▸ 30 Min. gehen in der Natur	
▸ 3 x 1 Min. Achtsamkeit	▸ 3 x 1 Min. Achtsamkeit	
▸ Stopp! – Atmen! – Ändern!	▸ Ein Fest feiern	
		Wie zeitaufwendig war es? (z. B. in Minuten)
		Wie schwer war es? (von schwer bis kinderleicht)
		Wie angenehm war es? (meine subjektive Bewertung)

Wie ist mein Angststatus?

Samstag/Sonntag

LESEN UND LERNEN

Seit Jon Kabat-Zinn das MBSR-Programm entwickelte (siehe Seite 49), gilt Achtsamkeit als einer der wirkungsvollsten Wege, Stress zu reduzieren. Doch die meditativen Übungen verändern nicht nur den physiologischen Stress-Kreislauf positiv. Sie schaffen auch einen Raum zwischen der Wahrnehmung und der persönlichen Reaktion darauf, einen Handlungs(spiel)raum.

Um die Selbstheilungskräfte zu stärken bzw. zu aktivieren, müssen unsere Vorstellungen, Einstellungen und Haltungen verändert werden, die sich im Laufe unseres Lebens herausgebildet haben und im präfrontalen Cortex, der Großhirnrinde, verankert sind. Solange wir Kind sind, drücken wir unsere Gefühle und Gedanken sehr unmittelbar mit unserem Körper aus. Doch je älter wir werden, desto mehr lernen wir, unser Inneres vor der Umwelt zu verbergen. Die von außen vermittelten Werte und Normen, zum Beispiel das Stillsitzen in der Schule, verändern uns. Das führt aber auch dazu, dass die eigenen Gefühle und Bedürfnisse in dem Maße, wie sie sich nicht mehr ausdrücken dürfen, von uns selbst immer weniger wahrgenommen werden.

Das möchte die Achtsamkeitspraxis ändern. Sich selbst und die eigenen Gefühle zu akzeptieren, sich selbst wieder zu vertrauen: Auf dem Weg, der Angst einen anderen Platz zuzuweisen, ist das ein wichtiger Schritt. Der Weg dorthin erscheint einfach, aber er erfordert Geduld und Konsequenz. Ein klassischer Einstieg in die Achtsamkeitserfahrung ist die Rosinenübung (die Sie zu Hause auch mit Weintrauben oder Nüssen machen können, siehe Seite 86).

WAS BEWIRKT ACHTSAMKEIT?

So gesehen ist Achtsamkeit ein Kinderspiel, aber mit erstaunlicher Wirkung. Regelmäßig im Alltag praktiziert – das konnten Studien nachweisen –, reduziert Achtsamkeit nicht nur Stress, die Aktivität des Gehirns verändert sich auch: Sie verschiebt sich von der rechten zur linken Seite der Hirnrinde. Das verbessert die Stimmung und hat zum Beispiel im Experiment auch dazu beigetragen, dass die Immunreaktion auf eine Grippeschutzimpfung stärker ausfiel. Bilder des Gehirns zeigen, dass sich langfristig nicht nur die Aktivität verändert, sondern sich auch die Strukturen wandeln. Vor allem bei regelmäßiger Meditation prägen sich die Bereiche für Körperwahrnehmung und Hören stärker aus, ebenso die Sensorik für den Atem und die inneren Organe. Die Nervennetze, die für die Wahrnehmung und Verarbeitung von Gefühlen zuständig sind, scheinen sich im Alter abzubauen. Die Achtsamkeitspraxis verhindert das.

Schon nach wenigen Wochen lassen sich also hirnphysiologische Veränderungen nachweisen, die mit der Selbstwahrnehmung, der Emotionsregulation und einer stabileren Haltung zum Selbst zusammenhängen: Sowohl die Aktivitäten der Amygdala, unseres Angstzentrums, als auch die des Hippocampus, unseres Angstzentrums, werden gedämpft. Der Hippocampus baut beschädigtes Gewebe wieder auf. Die Regionen der Aufmerksamkeit, der Selbstwahrnehmung und der Gefühlsregulation werden aktiviert. Das sind ideale Bedingungen für Lernen, Kreativität und Persönlichkeitsentwicklung.

Aber nicht nur das. Die beruhigende Wirkung der Achtsamkeit verschiebt die Aktivität des Nervensystems vom sympathischen auf den

Die Rosinenübung

- *Nehmen Sie eine Rosine und legen Sie diese auf Ihre flache Hand. Stellen Sie sich vor, dass Sie zum ersten Mal in Ihrem Leben einer solchen Frucht begegnen. Diese Haltung nennt man im Zen-Buddhismus „Anfängergeist“, eine Sinneshaltung der Offenheit, Unvoreingenommenheit und kindlichen Neugier. Sie können sich auch vorstellen, Sie wären wieder klein und würden zum ersten Mal eine Rosine im Kuchen entdecken und herauspicken. Diese Rosine sehen Sie ja wirklich zum ersten Mal.*

- *Betrachten Sie die Rosine nun mit voller Aufmerksamkeit. Wie ist ihre Form? Welche Farbe hat sie? Hat sie ein Muster, eine Struktur? Fallen Ihnen an der Rosine Details auf, zum Beispiel der Rest des Stängels, mit dem die Beere einst an der Rebe hing? Stören Gedanken Ihre Aufmerksamkeit, so nehmen Sie diese wahr, dann aber konzentrieren Sie sich wieder auf die Rosine.*

- *Spüren Sie den Kontakt zu Ihrer Haut. Ist die Hand warm oder kalt? Welche Empfindungen entstehen in Ihnen? Fassen Sie die Rosine zwischen Zeigefinger und Daumen. Welche Konsistenz hat sie? Ist sie weich oder eher hart, klebrig, glatt oder rau? Riechen Sie an der Rosine. Hat sie einen bestimmten Duft? Erinnert Sie das an etwas? Ist das angenehm oder unangenehm?*

- *Berühren Sie anschließend die Rosine sanft mit den Lippen. Wie fühlt sich das an? Sind die Empfindungen in Ober- und Unterlippe gleich? Legen Sie jetzt die Rosine auf Ihre Zunge und versuchen Sie, ihre Struktur und ihr Gewicht zu spüren. Hat die Rosine einen Geschmack, schon bevor Sie sie mit der Zunge zerdrückt haben? Und wie fühlt es sich für Sie an, wenn Sie die getrocknete Weinbeere mit Ihrer Zunge im Mund hin- und herbewegen? Läuft Ihnen das Wasser im Mund zusammen? Beißen Sie nun auf die Rosine: Hat sich etwas verändert? Nehmen Sie ihren Geschmack wahr. Ist die Rosine sehr süß, klebrig oder saftig? Kauen Sie die Rosine zwanzig- bis dreißigmal, erst dann hinunterschlucken!*

- *Schließen Sie für einen Moment die Augen und machen Sie sich bewusst, was Sie bei der Übung wahrgenommen haben.*

parasympathischen, vagalen Zweig (siehe Seite 17). Die Ausschüttung von Stresshormonen wie Adrenalin und Cortisol verringert sich. Die Herzfrequenzvariabilität steigt. Entzündliche Prozesse, die zum Beispiel auch Depressivität fördern, werden gehemmt.

Die Tätigkeit der Immunzellen erhält ein optimales biochemisches Umfeld. Epigenetisch werden krebsfördernde Gene blockiert, die Bildung von Abwehrstoffen und -zellen wie Interferonen und Leukozyten wird verstärkt angeregt. Der oxidative Stress, der zur Zell-

AUS MEINER PRAXIS

Der junge Mann war noch im Studium, als er zu uns in die Naturheilkunde-Klinik nach Essen kam. Er hatte zuletzt während seiner Prüfungsphase so starke Schübe einer entzündlichen Darmerkrankung erlitten, dass er das Semester nicht abschließen konnte. Die Diagnose lautete Colitis ulcerosa – eine Autoimmunreaktion, die den Darm befällt. Der Vater des Patienten war Manager und der Sohn stand unter großem Druck, den ambitionierten Ansprüchen seines Vaters Genüge zu tun. „Schwäche" wie ein Fieber oder eine Migräne wurden nicht toleriert. „Stress" war eher eine Auszeichnung als ein unerwünschter Zustand.

Wer erfolgreich sein will, muss Härte zeigen, das war auch die Auffassung des Sohnes. Wir sprachen mit ihm über die Rolle von Stress, wie er zustande kam und was er anrichten konnte. „Ich habe keinen Stress", war er überzeugt, „ich muss nur im Moment sehr viel erledigen." Rational, also über den Verstand, fanden wir keinerlei Zugang zu dem jungen Mann, zu dominant war in seinem Kopf sein Vater, der eine unheimliche Macht über ihn hatte. Eher intuitiv schlug ich ihm vor, eine Stunde Alexander-Therapie auszuprobieren. Dabei werden über Erkennen und Veränderungen körperlicher Fehlhaltungen Verspannungen gelöst. Später, auf meiner Visite, war der junge Mann wie ausgewechselt. Er hatte plötzlich gespürt, wie anders sich sein Körper anfühlte, je nachdem, ob er einen Baum ansah oder eine Mauer. Mit diesem neu gewonnenen Wissen versehen, sollte er im Übungsraum auf und ab gehen und dabei auf das Gefühl für seinen Körper achten. „Die Therapeutin ging neben mir und tat nichts anderes, als mir über die Herzgegend zu streichen. Plötzlich kam ich mir vor wie ein kleiner Junge, ich erinnerte mich, wie abweisend mein Vater immer gewesen war, wenn ich irgendetwas verbockt hatte, wie er das nannte, und ich eigentlich gar nicht verstand, was ich schon wieder falsch gemacht hatte. Ich habe mich plötzlich an den Tag erinnert, wo ich mir vornahm, immer alles richtig zu machen. Und danach war mein Bauch plötzlich heiß, aber ganz weich!" Ich weiß nicht, ob dieser junge Mann es auf Dauer geschafft hat, die Angst vor seinem Vater abzulegen und sich für sein Leben einen größeren Freiraum zu erobern. Auf jeden Fall hat er eine wichtige Erfahrung gemacht, mit der er nun weiterarbeiten kann.

alterung führt, reduziert sich. Bis hin auf die Ebene des Darms, wo die Stressregulation durch den veränderten Stoffwechsel freundliche Lebensbedingungen für „gute" Bakterien hervorbringt, verbessert Achtsamkeit die körperliche wie psychische Gesundheit. Eine Metaanalyse schlägt deshalb vor, MBSR bei Angststörungen in die Verhaltenstherapie zu integrieren.

MEDITIEREN GEGEN STRESS

Ich selbst meditiere regelmäßig. Angefangen habe ich mit verschiedenen Meditationskursen und -retreats, um ein Gefühl dafür zu bekommen, was zu mir und in meinen Alltag passt. Für mich war der Kauf eines Meditationshockers ein Game Changer – so konnte ich die sitzende Haltung leichter einnehmen und über einen langen Zeitraum halten. Beginnen Sie mit fünf bis zehn Minuten täglich, das erleichtert den Start und kann dann nach und nach bis auf rund 30 Minuten gesteigert werden. Wichtig ist ein regelmäßiger Zeitpunkt. Irgendwo las ich einmal den Satz: „Get up. Pee. Meditate." Ein bekannter Leitspruch ist auch: „Meditiere jeden Tag 30 Minuten, es sei denn, du hast keine Zeit. In diesem Fall solltest du täglich eine Stunde meditieren." In diesem Satz steckt viel Wahrheit, denn in stressigen Zeiten braucht der Körper den Ausgleich durch Meditationspraxis ganz besonders. Ich meditiere jeden Morgen um 6.30 Uhr, bevor ich irgendetwas anderes mache. Sie können das aber auch abends tun, anstatt fernzusehen. Geleitete Meditationen, die in einer großen Zahl online zu finden sind, erleichtern anfangs die Praxis. Oder Sie melden sich für ein Retreat an. Anfangs scheint es mühsam, doch bald werden Sie die tägliche Routine genießen.

ACHTSAMKEIT ÜBEN, MITGEFÜHL STÄRKEN

Ein erhellendes Beispiel für die positive Wirkung auf Gefühle ist das Mitgefühl. Während Mitleiden zum Beispiel bei allen Arten von Helfern (in der Notfallmedizin, bei der Katastrophenhilfe und in anderen emotional aufreibenden Berufen) schnell zum Burn-out führt, schützt die Achtsamkeitspraxis davor, obwohl sie das Mitgefühl stärkt. Das zeigten Studien des Max-Planck-Instituts für Kognitions- und Neurowissenschaften in Leipzig. Das bekannteste Experiment dazu stammt bereits aus den 1970er-Jahren: Damals ließ der Psychologe Daniel Goleman (bekannt durch seine Thesen zur „Emotionalen Intelligenz") Meditierende einen Film über Unfälle bei Holzarbeitern ansehen. Das Ergebnis: Die Probanden reagierten in ihren Stressparametern schneller auf die aufwühlenden Bilder als eine Vergleichsgruppe, beruhigten sich aber auch rascher.

Die Neurowissenschaftlerin und Achtsamkeitsforscherin Britta Hölzel hat mit ihrer Arbeitsgruppe Menschen mit einer generalisierten Angststörung untersucht, die einen MBSR-Kurs absolviert hatten. Vor diesem Kurs und danach bekamen die Probanden Fotos mit gefühlsbewegten Gesichtsausdrücken vorgelegt und sollten diese bewerten. Vor dem Kurs verzeichneten die Forscher eine starke Aktivität in der Hirnrinde – den Versuch, die von der Amygdala ausgehende Angst zu unterdrücken. Nach dem Kurs war die Amygdala weniger aktiv, die Angst also schwächer, und die Regionen der Hirnrinde arbeiteten nicht mehr gegen ihre Impulse, sondern registrierten sie nur. Die Achtsamkeitspraxis dämpft die Übererregung.

„Wenn man sich in Achtsamkeit übt", erklärt Britta Hölzel, „wendet man sich den Empfindungen des gegenwärtigen Moments mit voller Offenheit und Akzeptanz zu. Man verzichtet darauf, in typische, gewohnte Reaktionsmuster zu verfallen, und betrachtet stattdessen die Dinge offen und neugierig so, wie sie sind. Damit setzt man sich den Reizen aus, ohne gleich auf sie zu reagieren. Man spürt einfach die Impulse im Körper in Bezug auf emotionale Situationen, ohne an ihnen anzuhaften oder zu versuchen, sie zu vermeiden. Damit schafft man eine Situation, die dem Exposure ähnlich ist, wie es in der Verhaltenstherapie eingesetzt wird: Patienten werden dazu angehalten, sich angstbesetzten Situationen auszusetzen, anstatt sie zu vermeiden, damit die Furchtreaktionen natürlicherweise vergehen können."

Das Überschreiben alter Muster führt auch zu einer Veränderung im Selbsterleben – eine ganz wichtige Komponente der Achtsamkeit. Starre Selbstbilder lösen sich auf zugunsten des Gefühls, mit einem größeren Ganzen verbunden zu sein. Das wachsende Körpergewahrsein kann dabei helfen, die eigenen Gefühle klar erkennen und deuten zu können – ohne sich von ihnen überwältigen zu lassen.

WO DIE GEFÜHLE SITZEN

Forscher der finnischen Aalto-Universität wollten den Zusammenhang zwischen Körper und Gefühl darstellen und befragten 700 Personen aus Nordeuropa und Taiwan danach, wo diese welche Gefühle in ihrem Körper verorten. Die Ergebnisse waren – transkulturell – sehr ähnlich: Glück erwärmt den ganzen Körper, Stolz nur den Kopf und die Brust. Die Depression macht den kompletten Leib kalt und schlaff, Traurigkeit lähmt die Arme und Beine. Die Angst sitzt vor allem in der Brust.

Egal wo Achtsamkeit geübt wird, sie ist vor allem eine Wahrnehmungsschulung. Es geht darum, im aktuellen Moment zu sein, nicht immer schon drei Schritte voraus, präsent, nicht abwesend in Gedanken oder überwältigt von Gefühlen, ohne Bewertung dessen, was ist. Das MBSR-Programm von Jon Kabat-Zinn, das weltweit praktiziert wird, enthält bestimmte Übungen wie den Bodyscan (siehe Seite 127). Man kann die Achtsamkeit aber auch „informell" praktizieren, sich auf den Atem konzentrieren und den jeweiligen Moment. Achtsamkeit funktioniert also immer und überall – das ist vielleicht der kleine Unterschied zur Meditation, die ein Überbegriff zu verschiedenen Konzentrationstechniken und spirituellen Übungen ist. Sie wirkt ebenso positiv gegen Ängstlichkeit. Auch wenn sich vieles gleicht – beispielsweise die Fokussierung auf den Atem – so ist Achtsamkeit mehr eine Haltung als eine Übung. Der Atemvorgang dient als Anker, um immer wieder zurück zu dem augenblicklichen Moment zu finden, um Körper und Geist zu verbinden.

DER ATEM

Alles, was wir seelisch fühlen oder auch körperlich empfinden, ist mit unserem Atem verbunden. Der Atem verbindet unser Inneres mit dem Äußeren und geschieht unbewusst, genauso wie er sich auch bewusst steuern lässt. Daher ist der Atem auch der zentrale Anker bei jeder Meditation und bei vielen Entspannungsübungen. Gezieltes

Atmen wirkt sich positiv auf unsere Gesundheit aus und kann uns zudem auch helfen, emotional aufwühlende Situationen zu bewältigen. Haben wir Stress, erhöht sich unsere Atemfrequenz und die Lunge erhält nicht genug Sauerstoff. Schon ein tiefer Atemzug kann da Wunder bewirken: Wenn wir bewusst tiefer und ruhig atmen, schaltet das Nervensystem vom Aufreger Sympathikus auf den beruhigenden Parasympathikus um.

Wer Angst hat, der atmet automatisch flach. Der Atem stockt. Das verstärkt häufig noch das Gefühl von Unruhe oder Panik. Zwerchfellatmen (siehe rechte Seite) hilft, das konnte eine taiwanesische Studie an besonders ängstlichen Menschen, die acht Wochen lang tiefes Atmen praktiziert hatten, zeigen. Auch Wechselatmung durch die beiden Nasenlöcher, eine wichtige Yoga-Übung, zeigte gute Erfolge. Das indische Pranayama enthält auch eine Variante, bei der man (durch die Nase) vier Sekunden einatmet, für weitere vier Sekunden den Atem anhält und auf die Zählzeit Vier wieder ausatmet usw. Wer dazu neigt, bereits mit Angst in den Tag zu starten, kann das vorbeugend morgens zehn Minuten lang praktizieren.

WO SITZEN DIE GEFÜHLE IM KÖRPER?

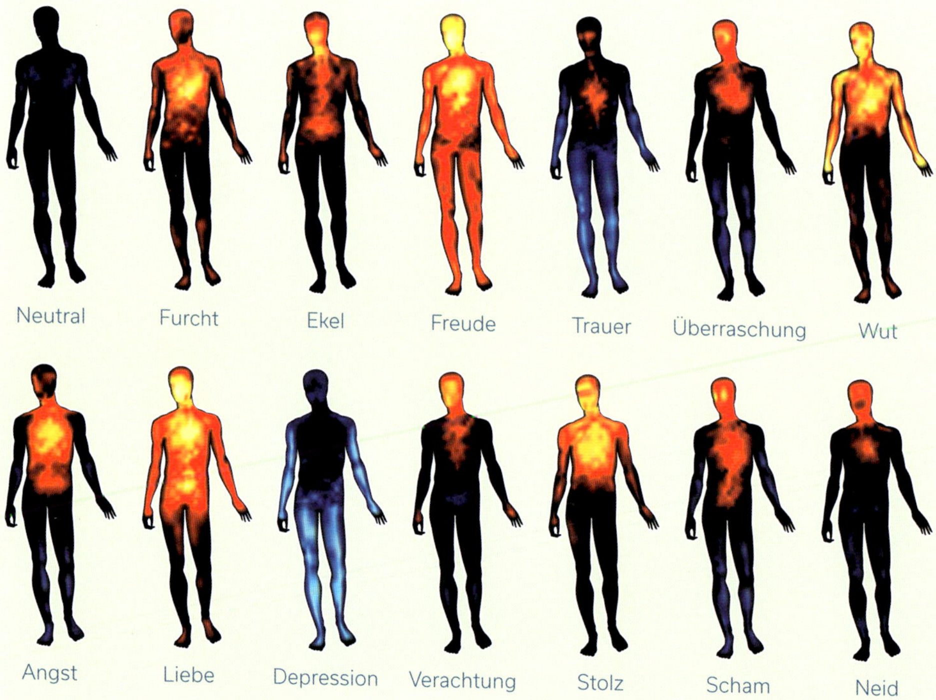

Fragt man Menschen, wo sie Gefühle verorten, reagieren alle gleich: Freude erwärmt von oben bis unten, Depression lähmt die Arme und Beine. Angst sitzt vor allem in der Brust. (Quelle: Nummenmaa Lab, Turku)

Montag

ZWERCHFELLATMUNG

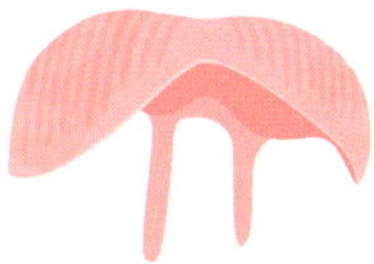

Das Zwerchfell ist unser größter und wichtigster Atemmuskel, doch in der Medizin wird er meist übersehen. Die Lungenheilkunde beschäftigt sich gerade noch mit den Lungenspitzen, aber nicht mit der darunterliegenden Muskel-Sehnen-Platte. Die Gastroenterologen beginnen beim Magen, also unterhalb des Zwerchfells. Doch Osteopathen, Masseure und Physiotherapeuten machen täglich die Erfahrung, wie verspannt das Zwerchfell bei vielen Menschen ist und welche Folgen das, vermittelt durch flache Atmung, auf den gesamten Körper hat.

Beim Einatmen zieht sich das nach oben gewölbte Zwerchfell zusammen, senkt sich und wird flacher. Als Folge dehnt sich die Zwischenrippenmuskulatur nach außen und hebt den Brustkorb an. Dabei entsteht Unterdruck in der Lunge, Luft strömt ein. Die Herzfrequenz steigt an. Beim Ausatmen wird die Lunge kleiner, das Zwerchfell wölbt sich wieder, der Brustkorb senkt sich und drückt die Atemluft hinaus. Die Herzfrequenz sinkt. Diese rhythmische Bewegung wirkt auf den gesamten Rumpf und Bauchraum. Der Blutfluss wird gefördert, die Bauchorgane und das wichtige Sonnengeflecht werden massiert. Meist atmen wir nur in den Brustkorb. Die Lunge wird dann nicht bis in alle Spitzen mit Sauerstoff versorgt.

Zwerchfellatmung erspüren

- *Legen Sie sich am besten auf eine Matte auf den Boden. Schließen Sie die Augen, entspannen Sie sich, geben Sie Ihr ganzes Körpergewicht an den Boden ab. Legen Sie nun eine Hand auf das Brustbein in der Mitte Ihres Brustkorbs und die andere auf Ihren Bauch, unterhalb des Nabels. Lassen Sie Ihren Atem natürlich fließen und nehmen Sie ihn mit Ihren Händen wahr.*
- *Konzentrieren Sie sich ganz auf den Bauch und versuchen Sie, dort das Ende Ihrer Einatmung zu orten. Legen Sie dazu beide Hände oberhalb des Nabels an den unteren Rippenbogen. Atmen Sie tief ein, das Zwerchfell senkt sich. Beim Ausatmen hebt es sich wieder – zart und fein. Spüren Sie nach, wie die Atmung den Unterbauch und das Becken erfasst. Alle Verspannungen lösen sich.*

Dienstag

WECHSELDUSCHE

Wasser ist ein Medium, das unmittelbar Einfluss auf unsere Psyche nimmt: über die Berührung, den Temperaturreiz und in der Natur auch über seine ästhetischen Reize, das Kräuseln der Wasseroberfläche im Wind, das Sprudeln des Bachs oder auch das rhythmische Rauschen der Meereswellen. Pfarrer Sebastian Kneipp soll sich durch Baden in der kalten Donau von einer Tuberkulose geheilt haben. Auf jeden Fall hat er uns eine Vielzahl wirkungsvoller Therapien für alle möglichen Indikationen überliefert.

Nicht jeder kann oder will gleich in einen eiskalten Fluss springen. Aber es gibt eine einfache Kneippsche Übung, die zum festen Bestandteil Ihres Alltags werden sollte, die warm-kalte-Wechseldusche. Das kalte Wasser wirkt antidepressiv und schmerzlindernd, stellte eine Studie fest. Das intensive Erleben der Haut aktiviert den Sympathikus und macht in jeder Hinsicht wach. Aber auch Endorphine, häufig Glückshormone genannt, werden ausgeschüttet. Eine Bedingung ist: immer kalt abschließen!

Kneippsche Übung: Wechseldusche

Nach dem warmen Duschen einmal tief Luft holen und die Brause auf kalt umstellen. Das Prinzip: von unten nach oben und von rechts nach links.

- *Erst rechtes, dann linkes Bein,*
- *dann rechter und linker Arm,*
- *danach über die rechte und linke Schulter.*
- *Schließlich den Nabel umkreisen und das Gesicht kalt abbrausen (auch gut zur Vorbeugung gegen Migräne).*
- *Wer möchte, kann nochmals warm duschen und dann alles wiederholen. Immer kalt aufhören!*

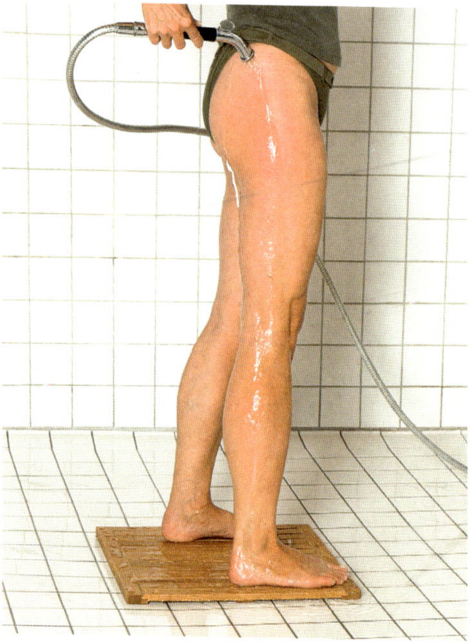

Mittwoch

▶ MORGENBEWEGUNG ▶ ACHTSAM ESSEN ▶ SOULFOOD

Am Dienstag hatten Sie ja nicht allzu viel zu tun – dafür sind die Übungen am Mittwoch etwas ausführlicher: Als Erstes wecken Sie Ihre Vitalität!

In der Naturheilkunde-Klinik in Essen sind alle Patienten eingeladen, sich noch vor dem Frühstück in der Lobby zu einer Art „Frühsport" zu treffen. Sie kennen das vielleicht von Szenen aus Asien, wo sich Menschen zusammenfinden, um routinemäßig gemeinsam auf der Straße Fitnessübungen zu machen, oft aus dem Tai-Chi oder Qigong. In Deutschland sind die meisten Menschen etwas scheuer, vor anderen „Verrenkungen" zu machen. Dabei zeigt gerade das, wie sehr wir Kopf und Körper voneinander trennen.

Aber irgendwann kommen auch die Zögerlichen, und viele Patienten erzählen, dass sie die Praxis der Morgenbewegung mit in ihren Alltag nehmen wollen. Keine Angst, es ist, wie Sie gleich sehen werden, nicht anstrengend: Sie aktivieren damit Ihren Körper, regen Ihren Kreislauf an und mobilisieren Ihre Gelenke. Auch wenn die Übungen nur kurz sind, verbessern sich längerfristig Ihre Beweglichkeit und Konstitution. Diese aktivierende Bewegungsabfolge mit neun Elementen wirkt zudem Stress entgegen.

Morgenbewegung

Wenn Ihnen einzelne der folgenden Übungen besonders viel Spaß gemacht haben, könnten Sie diese auch als Mini-Bewegungspause in den Alltag übernehmen.

Recken, strecken und gähnen

Diese Übung sorgt für einen sanften Übergang von der Nacht in den Tag. Sie werden wach und nehmen den eigenen Körper bewusst wahr. Recken und strecken Sie sich überall. Sie dürfen auch gähnen, knurren und seufzen.

Tiefe Atemzüge mit Armbewegung

Mit dieser Übung bringen Sie Sauerstoff bis in die letzten Lungenbläschen und stabilisieren Ihren Kreislauf. Stellen Sie Ihre Füße parallel und ungefähr hüft- bzw. schulterbreit nebeneinander, damit Sie sicher stehen. Mit der Einatmung heben Sie Ihre Arme seitlich nach oben über den Kopf, strecken Arme und Fingerspitzen zur Decke und mit der Ausatmung senken Sie die Arme wieder. Machen Sie die Bewegungen so groß oder klein, wie es für Sie angenehm ist.

Meridiane klopfen

Die Traditionelle Chinesische Medizin (TCM) beschreibt Energiebahnen, über die das Qi, die „Lebensenergie", fließt. Auf diesen Bahnen liegen auch die Akupunkturpunkte. Die Übung aktiviert diese Punkte und regt den Kreislauf an.

- *Mit Ihrer linken Hand beginnen Sie oberhalb Ihrer rechten Brust mit flacher oder zur Faust geballter Hand zu klopfen oder zu streichen. Wandern Sie mit der Hand weiter an der Innenseite des rechten Arms hinunter über die Handinnenfläche bis zu den Fingerspitzen und klopfen oder streichen Sie hinauf über den Handrücken, die Außenseite des Arms zurück bis zum Schulter-Nacken-Bereich. Wiederholen Sie dies dreimal.*

- *Dann klopfen oder streichen Sie über die Brust zum linken Arm und führen die Übung dort aus. Wiederholen Sie sie auch auf der linken Seite dreimal.*

- *Danach klopfen oder streichen Sie mit beiden Händen entlang Ihres Brustbeins nach unten über den Bauch zu den Hüften und zum Gesäß, an den Außenseiten der Beine hinunter. Wenn möglich, wandern Sie mit den Händen bis zu den Fußrücken, um die Füße herum und über die Beininnenseiten wieder hinauf. Gehen Sie dabei leicht in die Knie und halten Sie Ihren Rücken gerade. Wenn Sie dabei nach vorne sehen, dann hilft das Ihrem Kreislauf. Wiederholen Sie dies dreimal.*

- *Nach dem Abklopfen können Sie die Arme, den Rumpf, die Hüften und die Beine auch noch ausstreichen. Dabei können Sie sich vorstellen, alles aus dem Körper herauszustreichen, was Sie loswerden möchten (zum Beispiel Müdigkeit, Schmerzen, Verspannungen, Unwohlsein oder Sorgen). Abschließend können Sie alles Ausgestrichene noch mit Schwung „zum Fenster rausschicken".*

Ohren kneten

In den Ohren bildet sich der gesamte Organismus ab, darauf basiert die Ohrakupunktur. Diese Übung aktiviert daher Ihren gesamten Körper: Kneten Sie den Außenrand Ihrer Ohrmuschel und dann die ganzen Ohren zwischen Daumen und Zeigefinger, bis die Ohren ganz warm und rot geworden sind.

Brokat-Übung

Das chinesische Qigong ist eine Lebenspraxis, die stärkend wirken und die Gesundheit erhalten soll. „Qi" bezieht sich auf den Energiefluss des Körpers, das „gong" heißt so etwas wie „beharrliches Üben". Zu den Basisübungen zählen die „Brokate", ein Name, der Schönheit und Eleganz wiedergeben soll. Der erste Brokat aktiviert den natürlichen Fluss der Atmung, stärkt die Konzentrationsfähigkeit und verbessert Stabilität, Gleichgewicht und Aufrichtung.

- *Stellen Sie sich hüft- oder schulterbreit hin. Die Knie sind locker, also nicht maximal gestreckt. Ihr Becken ist aufgerichtet, das heißt, Sie machen kein Hohlkreuz. Span-*

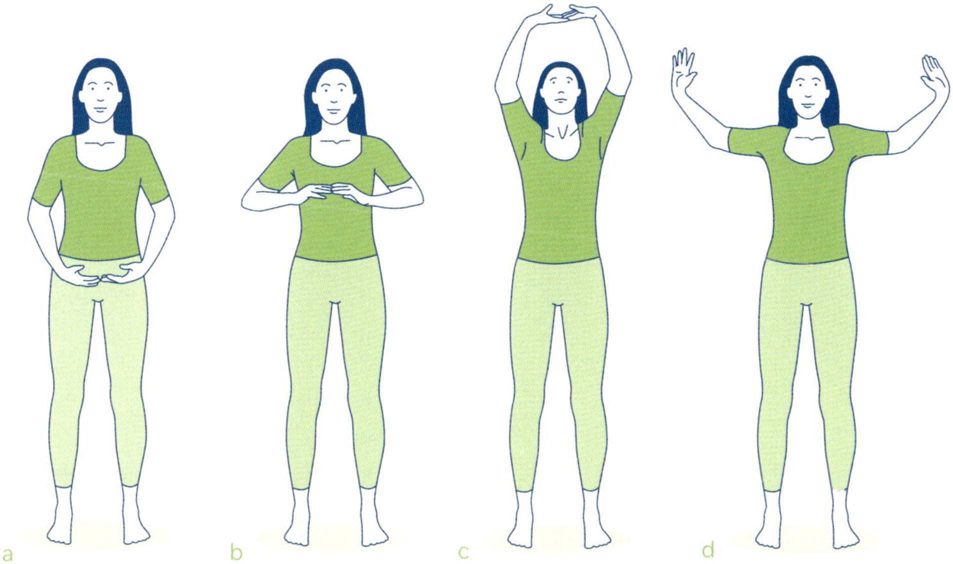

nen Sie Ihr Gesäß leicht an und richten Sie Ihre Wirbelsäule auf. Stellen Sie sich vor, dass jemand sanft an Ihrem Schopf zieht, sodass die Wirbelsäule wie eine Perlenkette an einer Schnur aufgefädelt ist. Ihre Schultern nehmen Sie entspannt nach hinten zurück und lassen sie hängen. Ihr Blick ist geradeaus gerichtet.

- *Verschränken Sie Ihre Hände so vor dem Körper, als würden Sie etwas Leichtes, Großes, Rundes tragen. Die Hände sind in Höhe des Schambeins, die Handinnenflächen zeigen zur Decke und die Arme bilden einen Kreis vor dem Körper (a). Führen Sie Ihre Arme mit entspannten Ellbogen vor dem Körper nach oben, maximal bis auf Brusthöhe. Die Bewegung wird mit dem Satz: „Reguliere den Atem" gedacht oder gesprochen durchgeführt (b).*

- *Drehen Sie nun Ihre Hände, die Handinnenflächen zeigen nun zum Boden. Führen Sie sie zum Körper heran und nach unten: „Beruhige den Geist". Führen Sie anschließend die immer noch verschränkten Hände vor dem Körper im Bogen nach oben – nur so weit, wie es angenehm ist: „Stütze den Himmel" (c). Die Handinnenflächen zeigen nun nach oben. Lassen Sie Ihre Finger auseinandergleiten und bewegen Sie die Arme seitlich mit weichen („fallenden") Ellenbogen nach unten: „Zerteile die Wolken" (d).*

- *Bringen Sie Ihre Hände vor dem Becken bzw. unterhalb des Bauchnabels mit etwas Abstand zum Körper wieder zusammen: „und lasse die Sonne in dein Herz". Wiederholen Sie diese Bewegungsabfolge mindestens dreimal.*

Unterschiedlich schnell gehen

Diese Übung aktiviert den Kreislauf. Über die Beinmuskeln wird die Venenpumpe angeregt und der Rückfluss des Bluts zum Herzen unterstützt.

- *Gehen Sie zuerst langsam auf der Stelle und werden Sie dann zunehmend schneller – so, wie es für Sie angenehm ist. Wenn Sie genügend Platz haben, können Sie auch durch den Raum gehen. Sie können dabei die Knie auch höher heben, als Sie dies normalerweise beim Gehen tun.*

- *Gehen Sie für einige Schritte im Zehengang, das heißt, statt Ihrer Ferse setzen Sie zuerst die Zehen auf und rollen anschließend den Fuß ab.*

Gelenke durchbewegen

Die meisten führen immer dieselben Bewegungen aus, das versteift Muskeln, Sehnen und Gelenke. Das merkt man sofort, wenn man systematisch die Gelenke durchgeht und ihre Beweglichkeit testet. Es lohnt sich, den Körper auf diese Weise zu erkunden.

- ***Füße:** Heben Sie Ihre rechte Ferse an und bewegen Sie das rechte Sprunggelenk kreisend – erst in die eine, dann in die andere Richtung. Das Gleiche dann mit dem anderen Fuß.*

- ***Hüften:** Stellen Sie sich hin, die Füße etwa hüft- oder schulterbreit nebeneinander. Legen Sie die Hände an die Hüften und führen Sie achtsam kreisende Bewegungen mit den Hüften aus (als würden Sie einen Hula-Hoop-Reifen kreisen lassen), sowohl in die eine als auch in die andere Richtung. Als Variante können Sie mit den Hüften eine liegende Acht malen.*

- ***Schultern:** Lassen Sie Ihre Arme locker herabhängen und machen Sie mit den Schultern kreisende Bewegungen, nach vorne und nach hinten.*

- ***Arme:** Bewegen Sie Ihre Ellbogen ein paar Mal durch, zum Beispiel durch Beugen und Strecken der Arme.*

- ***Hände:** Lassen Sie Ihre Handgelenke in beide Richtungen kreisen.*

- ***Finger:** Bewegen Sie jedes einzelne Fingergelenk durch. Schütteln Sie anschließend Hände und Finger locker aus.*

Koordinationsübung

Mit dieser Übung sorgen Sie für eine vermehrte Durchblutung des Gehirns und schulen Ihre geistige Flexibilität, Ihre Koordination sowie das Gleichgewicht.

- ***Variante 1:** Klopfen Sie mit beiden Händen auf die Oberschenkel, dann führen Sie die eine Hand zum Ohrläppchen und die andere zur Nasenspitze. Die Übung einige Male immer im Wechsel wiederholen.*

- ***Variante 2:** Klopfen Sie mit einer Hand sacht auf den Kopf und führen Sie mit der anderen Hand auf dem Bauch kreisende Bewegungen aus. Dann die Kreise in die andere Richtung ausführen.*

ACHTSAM ESSEN

Das Prinzip der Achtsamkeit ist ein Gewahrwerden – denken Sie an die Rosinenübung (siehe Seite 86). Beim täglichen Essen, das leuchtet jedem von uns sofort ein, sind wir allerdings selten wirklich präsent. Manche schauen fern, andere lesen die Zeitung beim Kauen, viele essen im Gehen oder im Stehen, an der Haltestelle auf dem Weg zur Arbeit. Seien Sie ehrlich, wissen Sie noch, was Sie eben hinuntergeschluckt haben? War das jetzt der Spinat oder die Kartoffeln?

Da das Essen so einen wesentlichen Einfluss auf unsere Gesundheit hat, lohnt es sich, zwischendurch ein paar Übungen in achtsamem Essen einzulegen. Auch wenn Sie vielleicht nicht Ihr ganzes Leben in mönchischer Kontemplation, konzentriert über Ihren Teller gebeugt und jeden Bissen 30-mal kauend, verbringen wollen – gönnen Sie sich diese Erfahrung, Sie werden erstaunt sein. Sie entdecken nicht nur den Geschmack und die Haptik der Lebensmittel wieder, Sie stellen vielleicht auch fest, dass Sie sich leichter fühlen, weil Sie gar nicht mehr das Bedürfnis hatten, Ihren Appetit voll auszukosten, bis Sie volle Befriedigung verspürten. Plötzlich waren Sie satt.

Im Prinzip begegnen Sie sich selbst beim achtsamen Essen neu. Sie lassen sich nicht mehr so leicht von Ihren Begierden überrumpeln, weil Sie schneller merken, dass die Leberwurst eigentlich zu fett war oder der Kuchen unangenehm klebrig. 85 Prozent der Menschen sind unzufrieden mit ihren Essgewohnheiten. Wenn Sie üben, achtsam zu essen, folgen Sie nicht der zwanzigsten Diät oder dem letzten Gesundheitstrend, sondern Sie werden zunehmend spüren, was Ihnen ganz individuell guttut. Sie entscheiden, wie oft am Tag Sie essen, ob Sie Essenspausen wie beim Intervallfasten einlegen oder sich heute etwas Besonderes gönnen. Sie urteilen nicht über sich, sondern Sie hören auf sich.

Fragen Sie sich also: Wann esse ich? Und warum? Weil ich hungrig bin oder nervös oder einfach, weil das jetzt alle tun? Was nährt mich auch psychisch: Möchte ich lieber ein frisches Müsli zum Frühstück oder warmen Porridge? Probieren Sie das aus! Wie und wo merke ich, dass ich satt bin? Welche Gedanken und Gefühle verbinde ich mit dem Essen? Wo bin ich innerlich, wenn ich esse? Essen Sie möglichst ohne Störungen von außen und kauen Sie langsam und bewusst.

Im Ayurveda, aber auch in der Traditionellen Chinesischen Medizin haben die Qualitäten der Ernährung, also auch Konsistenz, Temperatur und geschmackliche Eigenschaften, einen festen Platz und sie werden auch noch mit der individuellen Konstitution abgewogen. Die Fülle und der Reichtum dieser Empfehlungen ist faszinierend. Dagegen ist un-sere europäische Vorstellung von gesundem Essen eher bescheiden. Deshalb vertrauen Sie nicht nur Etiketten wie „Rohkost“, „vegan“ oder „vollwertig“, sondern hören Sie gleichzeitig auch wieder stärker auf Ihren Körper und auf Ihre Bedürfnisse. Die Behauptung, dass wir von der Evolution auf Pommes und Currywurst geprägt sind, weil diese schnelle Energie liefern, ist überzogen. So dumm ist unser Organismus gar nicht. Testen Sie das – mit achtsamem Essen.

Soulfood

Essen ist angewandte Chemie und hat deshalb Einfluss auf unseren Stoffwechsel und damit auch auf die Psyche. Wir schlagen Ihnen für diese sechs Wochen einige Gerichte vor, die nicht nur gesund sind, sondern auch Zutaten enthalten, die positiv auf die Psyche wirken. Genaueres dazu erfahren Sie im Schwerpunktthema der Woche 3 (siehe Seite 117).

In dieser Woche gibt es Kichererbsen-Hummus mit Vollkornpita und dazu eine Rote-Bete-Rohkost auf Feldsalat. Schon die Optik macht gute Laune: die Kombination aus dem hellen Gelb des Hummus, dem tiefen Rot der Bete und dem frischen Grün des Salats. Selbst gemachter Hummus schmeckt viel besser als fertig gekaufter, er ist cremig und weich. Die Kichererbsen, aus denen er hergestellt wird, sind reich an der Aminosäure Tryptophan, einem Vorläufer des Botenstoffs Serotonin, der wichtig für die Psyche ist. Ihr wertvolles Eiweiß macht Kichererbsen zum perfekten pflanzlichen Fleischersatz. Und die ballaststoffreiche Vollkornpita, deren komplexe Kohlenhydrate nur langsam abgebaut werden, erhöht die Aufnahme vom Tryptophan ins Blut.

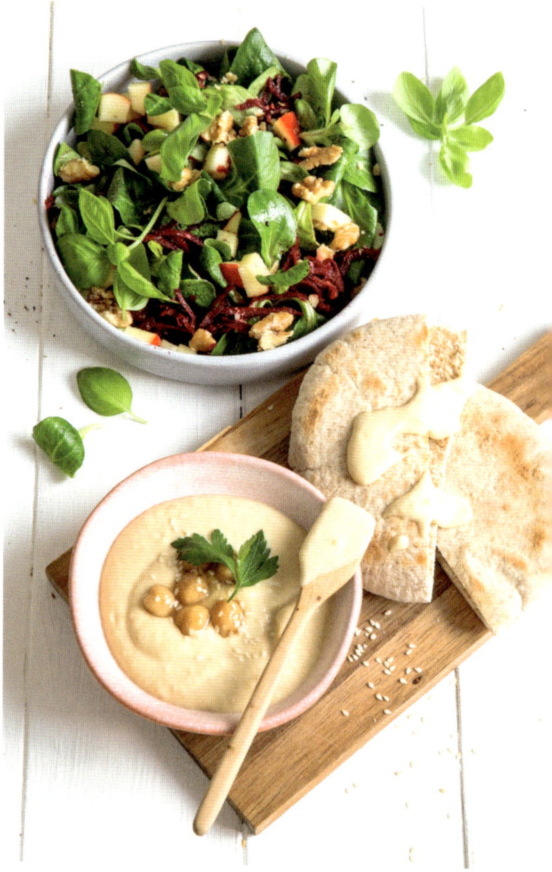

Kichererbsen-Hummus mit Vollkornpita

Für 2 Personen:

1 Dose Kichererbsen (Abtropfgewicht 265 g)
Saft von 1 Zitrone
1–2 Knoblauchzehen
½ TL Salz
3 EL Tahin (Sesammus, ungesalzen)
4 EL Bio-Oivenöl
½ TL gemahlener Kreuzkümmel

- Die Kichererbsen in ein Sieb abgießen. Dabei 50 ml Kichererbsenwasser auffangen und einige Kichererbsen als Deko aufbewahren. Alles beiseitestellen.
- Zitronensaft, geschälte Knoblauchzehe und Salz in den Mixer geben und alles glatt mixen.
- Tahin dazugeben und ordentlich durchmixen. Während des Mixens nach und nach 100 ml eiskaltes Wasser sowie das Kichererbsenwasser dazugießen. Es sollte eine helle, fluffige Masse entstehen.
- Kichererbsen, Olivenöl und Kreuzkümmel zugeben und mindestens 3 Minuten mixen, bis eine cremige, zarte Masse entsteht. Mit Salz und Zitronensaft abschmecken. Sollte der Hummus zu dick geraten sein, noch etwas kaltes Wasser untermixen.
- Zum Servieren den Hummus nach Belieben mit Olivenöl beträufeln und mit Kichererbsen, Sesam oder Kräutern dekorieren.

Tipp: Dazu kurz im Toaster aufgebackene Vollkornpitas (gibt es fertig im Biomarkt, Reformhaus oder Supermarkt zu kaufen) und die Rote-Bete-Rohkost servieren.

Rote-Bete-Rohkost auf Feldsalat

Für 2 Personen:

½ Bund Koriander oder Basilikum
2 EL kaltgepresstes, Omega-3-FS-reiches Öl (zum Beispiel Lein- oder Walnussöl)
1 TL flüssiger Honig
Saft von 1 kleinen Stück Ingwer
Salz, Pfeffer aus der Mühle
1 Apfel
2 Rote Beten
50 g Walnüsse
2 Handvoll Feldsalat

- Für die Marinade die Kräuter grob hacken und mit Öl, Honig, Ingwersaft, Salz und Pfeffer in einer Schüssel verrühren.
- Den Apfel waschen, vierteln, das Kerngehäuse entfernen und das Fruchtfleisch in kleine Stücke schneiden. Wer möchte, dünstet die Stücke kurz in etwas Wasser an. Sofort in die Marinade geben.
- Die Roten Beten schälen und direkt in die Schüssel grob raspeln. Die Walnüsse grob hacken.
- Feldsalat putzen, waschen und trocken schleudern. Die Frischkost auf dem Feldsalat anrichten, mit Walnüssen bestreuen.

Donnerstag

STRESSSIGNALE WAHRNEHMEN

Viele Menschen spüren nicht mehr, dass sie gerade Stress haben, weil ihr Körper chronisch darunter leidet und die Signalwahrnehmung abschaltet. Über Stress haben Sie schon einiges erfahren: „Kampf-oder-Flucht“-Reaktion, Entspannungsantwort und deren negative Folgen auf Psyche und Körper. Der Herzschlag beschleunigt sich, der Blutdruck steigt, die Muskeln spannen sich an, die Herzfrequenz-Variabilität (das natürliche Intervall zwischen den Herzschlägen, das Auskunft über die nervliche Regulation des Muskels gibt) nimmt ab. Auch das Denken wird beeinträchtigt. Stress ist nicht nur körperlich ungesund, er hat auch mentale und emotionale Auswirkungen und kann, wie wir gelernt haben, Ängste aktivieren und verstärken.

Gegen Stress kann man zum Beispiel durch Achtsamkeit, aber auch Entspannungsverfahren viel tun. Doch zunächst einmal muss man sich bewusst werden, dass man gestresst ist. Häufig werden körperliche Signale als einzelne Symptome wahrgenommen und nicht in den Zusammenhang mit Stress gestellt: Man schiebt die Rückenschmerzen auf die weiche Matratze und denkt nicht an die finanziellen Sorgen, die auch noch da sind. Achten Sie also auf Warnsignale wie Muskelverspannungen, Kopfschmerz, Verdauungsstörungen, Appetitlosigkeit, Schlaflosigkeit, sexuelle Probleme, Schwindel oder Herzrasen. Auch Konzentrationsstörungen, Albträume, Gedankenschleifen und Entscheidungsunfähigkeit sowie ein mangelndes Selbstwertgefühl weisen auf Stress hin. Außerdem spielen die Gefühle verrückt: mit innerer Unruhe, Aggressivität, Lustlosigkeit, innerer Leere und Verlustangst. Sozialer Rückzug, Alkohol- oder Medikamentenmissbrauch, unkontrolliertes Essen und Zähneknirschen zählen zu den Verhaltensnderungen, die bei Stress auffällig werden.

Warnsignale erkennen

Prüfen Sie sich auf Stress-Warnsignale und zwar bezogen auf alle vier Dimensionen:

- *den Körper*
- *die Gedanken*
- *die Gefühle*
- *das Verhalten*

Notieren Sie die Ergebnisse dann in Ihrem Übungsheft. Nun ordnen Sie sich selbst ein: Wie sehr sind Sie gestresst auf einer Skala von 1 (kaum) bis 10 (ganz stark)? Tragen Sie den Wert ein.

Freitag

EIN BILD DER EIGENEN ANGST MALEN

Eine, die viel Erfahrung mit Ängsten hat, ist die frühere Journalistin Katharina Altemeier, die heute als Coach arbeitet und zu dem Thema ein wunderbares Buch geschrieben hat: „Hallo Angst!" Aus eigener Erfahrung mit Angststörungen schildert sie auf beeindruckende Weise, wie sie irgendwann verstanden hat, dass sie von der Angst nicht davonlaufen kann: „Aktiv etwas nicht fühlen oder denken zu wollen, führt genau zum Gegenteil." Und „Allein die Fokussierung auf das Nicht-fühlen-wollen kostet Energie. Energie, die in das Objekt, in das Gegenüber fließt und es dadurch stärkt." Es geht also darum, die Angst anzusehen, ohne sich von ihr überwältigen zu lassen. Achtsamkeit und Meditation helfen dabei, indem sie Akzeptanz trainieren, die genau diesen Abstand schafft, der das möglich macht. Anfangs fällt es vielen Menschen schwer, sich selbst so viel Vertrauen zu schenken, fühlten sie sich doch lange als Gefangene ihrer Angst. Doch auch kleinste Etappen stärken bereits das Selbstvertrauen.

Ihrer Angst Form und Farbe geben

Vielleicht haben Sie ja momentan gar keine spezielle Sorge, aber selbst, wenn das der Fall ist, dann erinnern Sie sich mit Sicherheit an eine Situation, wo Sie wirklich Angst hatten. Versuchen Sie, ohne groß darüber nachzudenken, spontan das Gefühl darzustellen, das Sie damals hatten oder das Sie heute noch quält: Ist es zackig oder verworren, schwer oder flatterig, brennend oder kalt? Welche Farbe hat es? Fühlte es sich aufsteigend an oder eher hinunterziehend? Ähnelte es einem Tier oder einem Menschen? Hat es geschmerzt oder fühlte es sich taub an? Malen Sie auf einem getrennten Blatt ein Bild Ihrer Angst und legen es in Ihr Übungsheft. Sie können alle Arten von Farben oder Materialien verwenden, die Ihnen dazu einfallen.

Zu jedem Wochenschluss werden wir Sie außerdem bitten, Ihr aktuelles Verhältnis zu Ihrer Angst darzustellen. Das Symbol dafür können Sie sich selbst ausdenken. Vielleicht ist es die Schattierung einer Farbe (von Rot bis Dunkelrot oder Rosa) oder eine Zahl zwischen 1 und 10, die das Ausmaß Ihrer Angst oder Ängstlichkeit angibt.

WOCHE 2

„NATURHEILKUNDE FÜR DIE SEELE

VOM SINN DER SELBSTFÜRSORGE“

Samstag/Sonntag

LESEN UND LERNEN

Für die Großeltern-Generation ist die Vorstellung noch vertraut: Bei Fieber, Verletzungen oder anderen Beschwerden wurde früher nicht gleich der Arzt bemüht. Es gab eine Hausapotheke mit Kräutertees und Salben sowie überliefertes Wissen, wie man sich selbst helfen konnte. Fieber wurde mit feuchten Wadenwickeln gelindert, Bronchitis mit Zwiebelsaft und Kandis behandelt, entzündete Gelenke erhielten Quarkauflagen. Die Patientenorganisation „Natur und Medizin“, Fördergemeinschaft der Karl und Veronica Carstens-Stiftung, hat viele solcher Rezepte für ihre Mitglieder in einer Buchreihe dokumentiert: „So habe ich mir geholfen“. Denn es ist wichtig, dass dieses Wissen nicht verloren geht.

Heute beruht die Naturheilkunde schon längst nicht mehr auf solchem Erfahrungswissen allein, sonst hätte sie sich in dieser wissenschaftlichen Welt nicht halten können. Sie ist evidenzbasiert, das heißt, viele ihrer Verfahren sind wissenschaftlich untersucht, erklärt oder zumindest dokumentiert. Aber immer noch gilt: Naturheilkunde eignet sich in besonderem Maße für die Anwendung durch Laien – denn sie wirkt weniger massiv als die Schulmedizin, hat geringere Nebenwirkungen und stößt körpereigene Prozesse der Selbstheilung im Organismus an. Ihre Verfahren helfen aber auch, akute Symptome zu lindern und die Widerstandskräfte vorsorglich zu stärken. Viele der Methoden helfen, leichter in die Entspannung zu kommen und sich gegen Stress sozusagen „abzuhärten“. Die Regulationsfähigkeit nimmt zu. Die Körperwahrnehmung wird verbessert, das wirkt sich auch psychisch aus. Zur klassischen Naturheilkunde zählen Hydrotherapie, Atmen und Bewegung, Ernährung, Heilpflanzen und Entspannung sowie ausleitende Verfahren wie Schröpfen und Akupunktur.

Viele der Verfahren eignen sich zur Selbstbehandlung. In der Klinik für Naturheilkunde in Essen, die ich mit meinem Team aufgebaut habe, bringen die Pfleger den Patienten diese „Basics“ bei – für ihre Zeit nach der Entlassung. Selbstbehandlung bedeutet Selbstfürsorge und die wiederum stärkt die Selbstwirksamkeit, das Vertrauen in die eigenen Fähigkeiten. Das ist ein weiterer Baustein gegen die Angst und für mehr Gelassenheit.

DAS REIZ-REAKTIONS-PRINZIP

Ein Grundprinzip der Naturheilkunde ist das Zusammenspiel von Reiz und Reaktion. Die Hydrotherapie zum Beispiel setzt durch kaltes oder warmes Wasser gezielt einen Reiz und stimuliert den Körper zu Gegenreaktionen: Das aktiviert die Selbstregulation. Viele Reize wirken unspezifisch – auf Nervenreflexe und Hormondrüsen, abhängig auch von Konstitution, Stärke des Reizes und der Häufigkeit, in der er gesetzt wird. Solche unspezifischen Reize beeinflussen auch unsere Gefühle. Studien zeigen etwa, dass naturheilkundliche Therapien nicht schlechter wirken als angstlösende Medikamente, bei weniger Nebenwirkungen. Weitere Forschung zu diesem interessanten Anwendungsgebiet steht noch aus. Die Studienlage bezogen auf Depressionen und Ängste ist momentan leider noch schwach.

Meist werden naturheilkundliche Therapien „integrativ", also ergänzend zu psychosomatischen oder internistischen Behandlungen, angewendet. Aber, wie ich bereits anhand der Modelle von António Damásio (siehe Seite 61) erläutert habe, löst auch die Naturheilkunde allein über körperliche Anwendungen Blockaden und legt dabei Gefühle frei. Das lindert dann Beschwerden, körperliche wie psychische. Im Anhang, anschließend an die Literaturliste, finden Leser, die im Detail interessiert sind, eine Synopsis der wissenschaftlichen Evidenzen dazu. In diesem Buch stelle ich Ihnen naturheilkundliche Behandlungen vor, die Sie leicht und ohne Risiken selbst zu Hause durchführen können. Studien belegen, dass sie unseren Gefühlshaushalt stabilisieren und die Lebensqualität verbessern.

PHYTOTHERAPEUTIKA

Gut untersucht ist die psychoaktive Wirkung einiger Heilkräuter wie etwa Johanniskraut (Hypericum perforatum). Es wirkt gegen leichte und mittlere Depressionen. Allerdings eignet es sich nicht für den Einsatz im Rahmen einer onkologischen Therapie, weil es über die Aktivierung eines Enzyms in der Darmschleimhaut die Wirksamkeit von Chemo- oder Strahlentherapie verändern kann. Lavendelextrakte haben dieses Problem nicht. Sie sind eindeutig angstlösend, so mehrere Studien, entweder als Aromatherapie oder oral eingenommen. Eine Untersuchung zeigte sogar, dass der Lavendel-Wirkstoff Silexan (etwa in „Lasea") bei generalisierten Angststörungen genauso gut wirkte wie das stärkste Antiangstmedikament Lorazepam („Tavor"). Lavendelöl als Aromatherapie verringerte die Angstneigung bei Krebspatienten vor und nach einer Chemotherapie signifikant. Die empfohlene tägliche Dosis liegt bei Johanniskraut (beispielsweise „Life") bei 900 mg und bei Lavendelextrakt (etwa „Lasea") bei 80 mg. Sie sollte jedoch individuell angepasst von Ihrem Hausarzt festgelegt werden, auch um mögliche unerwünschte Wechselwirkungen auszuschließen.

Auch eines der berühmtesten *Cancer Center* der Welt, das New Yorker *Sloan Kettering*, erforscht die angstlösende Wirkung von Pflanzen. Vielversprechende Hinweise fanden die Pharmakologen bei Passionsblume und Safran, Traubensilberkerze, Mönchspfeffer und Kamille. Die indische Schlafbeere, die im Ayurveda als Ashwagandha bekannt und berühmt ist, zeigt laut eines systematischen Reviews ebenfalls eine positive Wirkung bei Angst. Das gilt für eine Aromatherapie genauso wie für die Inhalation oder die Anwendung als Massageöl. Für Forscher wie Patienten bietet die Plattform „Search about herbs" wichtige Informationen.

Bei allen pflanzlichen Wirkstoffen ist es wichtig, sie aus seriösen Quellen zu beziehen, am besten aus der Apotheke. Die Rohstoffe können mit Schwermetall belastet oder mit Pestiziden verseucht sein. Das gilt besonders für Kräuter aus Indien oder China. In Bayern gibt es deshalb zum Beispiel einige chinesische Kräuter aus heimischer Produktion.

AUS MEINER PRAXIS

Die Patientin, Anfang 60, hatte bewegte Monate hinter sich. Als Führungskraft wurde sie mit einer Rebellion ihrer Mitarbeiter konfrontiert. Es stellte sich außerdem heraus, dass der in einer anderen Stadt lebende Mann zum stillen Alkoholiker geworden war und zu allem Überfluss die gemeinsame Alterssicherung durchgebracht hatte. Alles, was ihr bis dahin vertraut war und wo sie sich sicher gefühlt hatte, brach zusammen. Als ich mit ihr das erste Mal telefonierte, hatte sie einen Selbsttötungsversuch hinter sich, es aber zum Glück so ungeschickt angestellt, dass sie überlebte. Ich sagte ihr, wir könnten sie erst aufnehmen, wenn sie vom Psychiater grünes Licht bekommen hätte und nicht mehr suizidal sei. Ich sei aber überzeugt, dass wir ihr helfen könnten, weil sich ihre seelische Not auch in vielen körperlichen Beschwerden äußerte. Ein anderer Umgang mit ihrem Körper würde auch ihre Seele stärken.

Monate später kam sie in unsere Klinik und durchlief das übliche Programm von medizinischen Untersuchungen und naturheilkundlichen Reiz-Reaktions-Therapien, die ihre Selbstheilungskräfte stimulieren sollten. In ihrem Stadium der völligen Erschöpfung wollten wir unter anderem versuchen, ihre Energien durch eine Akupunktur wieder zu aktivieren. Die Oberärztin nahm eine Ohrakupunktur vor, eine Akupunkturvariante, die nicht aus China stammt, sondern von dem französischen Arzt Paul Nogier entwickelte wurde. Er konnte reflektorische Beziehungen zwischen Druckpunkten im Ohr und dem Körper nachweisen und es gibt etliche Studien zur Wirkung. Meine Kollegin setzte einige Nadeln und sagte zu der Patientin: „Nun kommt als Letztes noch der Herzpunkt.“ Die Reaktion war völlig überraschend: Als die Nadel in der Mitte der Ohrmuschel saß, schnappte die Patientin nach Luft und begann, heftig zu schluchzen. Die Tränen wollten überhaupt nicht mehr aufhören zu fließen. Unser Team packte sie warm ein, holte ihr Wasser und blieb bei ihr, bis sie sich nach etwa zwei Stunden endlich beruhigte und einschlief.

Am nächsten Tag erzählte die Patientin, dass sie nach dem Einstich in Bruchteilen von Sekunden Bilder ihres Lebens chronologisch rückwärts vor ihrem inneren Auge ablaufen sah. Dieser „Film“ stoppte abrupt, als sie etwa fünf Jahre alt war. Tiefe Trauer und beklemmende Angst stiegen in ihr auf. Alle möglichen Bilder aus einer schwierigen Familienkonstellation ihrer Kindheit kamen zurück. Die Patientin fühlte sich nun aber nicht mehr belastet durch die Erinnerung, sondern befreit. Die positiven Erfahrungen mit den Selbsthilfestrategien der Naturheilkunde festigten auch das Vertrauen in sich selbst. Die bis dahin blockierte emotionale Energie konnte sie nun für sich selbst und ihre eigene Transformation nutzen. Mit großer Motivation lernte sie die verschiedensten naturheilkundlichen Interventionen und verließ die Klinik mit neuem Mut und guten Vorsätzen. Sie hat noch mehrfach in Vorträgen von ihren Erfahrungen berichtet.

HEILMASSAGEN

Berührung erweist sich als wohltuend gegen Angst, das wissen wir von jungen Müttern, die mit ihren Neugeborenen sofort Hautkontakt hatten. In den ersten Wochen nach der Geburt entwickelten diese deutlich weniger Ängste als eine Vergleichsgruppe. Unser Tastsinn enthält nämlich ganz spezielle Nervenleitungen, die C-taktilen Fasern. Sie sind langsamer als andere Hautrezeptoren und reagieren besonders auf Streicheln. Besonders wohltuend werden Bewegungen auf der Haut wahrgenommen, die einen bis zehn Zentimeter pro Sekunde schnell sind. Das führt dazu, dass im Gehirn Oxytocin ausgeschüttet wird, ein Bindungshormon, aber auch Dopamin, Serotonin und Endorphine, alles Stoffe, die das Wohlbefinden fördern. Selbst der Kontakt mit elektrischen „Knuddelkissen", die „atmen" und leise Töne von sich geben, wurden in einer Studie positiv bewertet. Gute Ergebnisse zeigte eine kleine Studie über ein Headset, das die C-taktilen Fasern stimuliert. Solche Formen nichtinvasiver elektrischer Hirnstimulation von außen könnte eine Technik der Zukunft werden, das zeigten auch Versuche zur Verbesserung der Gedächtnisleistung.

Ich selbst habe während meiner Wehrdienstzeit als Sanitäter eine Ausbildung in Massage gemacht und war immer wieder beeindruckt, welche Wirkung man damit erzielen kann. In den USA wird Massage in Kliniken deshalb auch häufig als Teil einer Therapie angeboten. In Asien sind Heilmassagen wie „Guasha" durch Familienmitglieder Teil der Selbsthilfe bei Beschwerden wie Rückenschmerzen. In Deutschland hingegen wird sie von Medizinern eher als Wellness verstanden und in ihrer Wirkung unterschätzt. Doch Massage hilft bei der Wahrnehmung des eigenen Körpers und der Gefühle. Es geht nicht nur um das Bindegewebe: Patienten berichten, wie stark sie auch innerlich berührt werden. Das Stresshormon Cortisol nimmt ab. Gleichzeitig wirkt Massage beruhigend auf das Nervensystem, sie dämpft die Erregbarkeit. Massage reduziert Angstzustände beträchtlich. Liebevolle Berührung kann durch Partner oder Partnerin, aber auch durch das Streicheln eines Haustiers erfolgen. Menschen, die allein leben, sollten aus der Vielzahl an Massageangeboten – von einer ayurvedischen Ganzkörpermassage über Fußreflexzonenmassage, chinesische Guasha oder Schröpfkopfmassage bis hin zur sanften Kopfmassage – sich das gönnen, was ihnen persönlich guttut. Wie sehr uns Berührung fehlen kann, haben wir nicht zuletzt auch während der Kontaktsperren der Covid-19-Pandemie schmerzhaft erfahren müssen.

AKUPRESSUR

Akupressur ist sozusagen „die „Mutter der Akupunktur" und wird traditionell in Asien zur Selbstbehandlung angewendet: Bevor historisch gesehen in der Chinesischen Medizin Nadeln eingesetzt wurden, verwendete man zugespitzte Steine, mit denen man Druck auf bestimmte Punkte des Körpers ausübte. Ziel ist wie bei der Akupunktur, die als Qi bezeichnete Lebensenergie wieder in gleichmäßigen Fluss zu bringen und dadurch Fülle- oder Leerezustände in bestimmten Körperregionen zu beenden. Studien sind rar, aber eine Metaanalyse samt systematischem Review zeigte, dass Akupressur vor einer medizinischen Behandlung gegen Angst hilft.

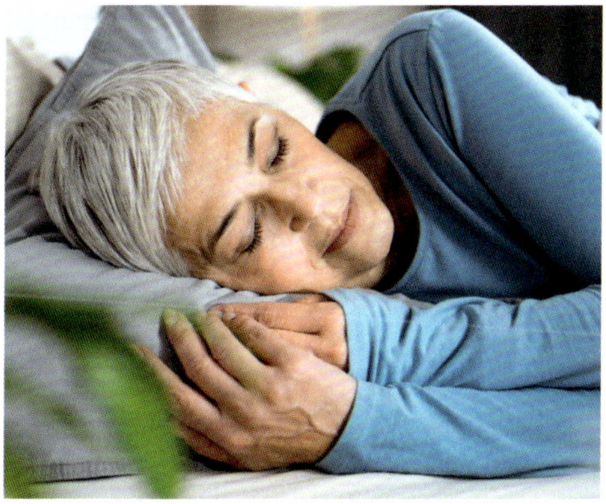

SCHLAF

Zum Schluss noch etwas sehr Wichtiges: Achten Sie unbedingt auf Ihre Nachtruhe. Der Schlaf ist ein ordnendes Element in unserem Tag-Nacht-Rhythmus. Schlafen Sie zu wenig, sind häufig die Traumphasen gestört – die benötigen Sie aber, um die vielen Eindrücke des Tages im Gehirn abzuarbeiten, auch wenn die Funktionen des Traums immer noch nicht ganz geklärt sind.

Von einem anfangs leichten Schlaf, in dem sich der Körper entspannt und Atmung und Puls reduziert, sinken Sie in den Tiefschlaf, eine intensive Erholungsphase, in der der Blutdruck sinkt, überschüssige Eindrücke vom Gehirn verarbeitet und abgelegt werden. Die Körperzellen reparieren sich. In der besonders wichtigen REM-Phase gegen Morgen träumen Sie, auch wenn Sie sich nicht erinnern. Das Gehirn sammelt neue Energie, die Erinnerung verfestigt sich, Lernprozesse werden neural gebahnt. Die Muskeln sind in dieser Phase deaktiviert, denn die gesamte Aktivität konzentriert sich im Gehirn. Und bei dessen Arbeit sollten Sie nicht aus dem Bett fallen.

UM GUT ZU SCHLAFEN, SOLLTEN SIE AUF FOLGENDES ACHTEN:

- keine Stimulanzien am Abend (Alkohol, Kaffee, schwarzer Tee, Nikotin, Energydrinks, Zuckerhaltiges, Fernsehen)
- Stressoren wie Arbeitszubehör (Computer, Telefon) aus dem Schlafzimmer verbannen
- Möglichst immer zum selben Zeitraum schlafen gehen
- Nicht am Tag schlafen, sondern Müdigkeit ansammeln
- Früh essen – am besten vier Stunden vor dem Zubettgehen
- Ein bequemes Bett, dessen Matratze weder steinhart noch zu weich sein sollte
- Frische Luft, die Temperatur darf ruhig etwas kühler sein, solange Sie warm eingepackt sind
- Dunkelheit. Licht, auch das Leuchten elektronischer Geräte im Stand-by-Modus, kann den Biorhythmus über Signale der Zirbeldrüse verändern. Das Handy, wenn es denn neben dem Bett liegen soll, auf Flugmodus schalten.

Montag

ATEMBEOBACHTUNG

Bei Naturvölkern oder auch in traditionellen Heilkunden wie dem Ayurveda oder der Chinesischen Medizin ist der Atem eine wichtige Säule – nicht nur der Behandlung, sondern auch der Selbstfürsorge bei Unwohlsein oder Krankheiten. In der Vorstellung von Yoga, Tai Chi und Qigong oder auch dem japanischen Zen öffnet der Atem Seele und Geist.

In Deutschland begann man im Rahmen der Lebensreformbewegung gegen Ende des 19. Jahrhunderts, sich mit dem Atmen und dessen Einfluss auf das körperliche Wohlbefinden zu befassen. Pneopäden – also Atemtherapeuten – verstanden sich als Förderer der Gesundheit. Bis heute gibt es unterschiedliche Atemlehren. Eine davon ist streng physiologisch orientiert und versucht, den Atem gezielt zu unterstützen, etwa bei Asthmapatienten. Die Atemlehre nach Ilse Middendorf wird zum Beispiel in der Palliativmedizin eingesetzt und basiert stärker auf der Bewusstmachung des Atems und des davon abhängenden Körpergefühls.

In jedem Fall nützt es in belastenden oder aufregenden Zeiten, sich auf den eigenen Atem zu konzentrieren. Er begleitet uns auf Schritt und Tritt, passiert automatisch, lehrt uns Regelmäßigkeit und verbindet Kopf und Körper. Er verschafft uns Erholung. Wenn Sie mit Ihren Gedanken, Gefühlen und anderen Körperempfindungen den Atem einmal verlassen, dann ist das ein ganz normaler Vorgang. Sie kehren einfach, sobald Sie sich dessen bewusst geworden sind, zu Ihrer Atmung zurück – wie eine Meereswelle, die immer wieder anrollt.

Visualisierung des Atems

Setzen Sie sich bequem auf einen Stuhl oder mit überkreuzten Beinen auf ein Kissen am Boden. Ihre Kleidung sollte Sie nicht einschnüren oder beengen. Stellen Sie einen Timer auf fünf Minuten. Schließen Sie die Augen und spüren Sie Ihrem Atem nach. Versuchen Sie, ihn möglichst unbeeinflusst fließen zu lassen. Dann suchen Sie ein für Sie passendes Bild, mit dem Sie das Auf und Ab des Atems visualisieren. Das kann die leise Brandung eines Sees sein oder ein Ballon, der auf- und abschwillt oder auch eine Blume, die sich öffnet und schließt. Das Bild hilft Ihnen, in der Konzentration bei Ihrem Atem zu bleiben. Nach fünf Minuten ist die Übung vorbei und Sie werden sich entspannt fühlen.

Dienstag

AKUPRESSUR

Diese Druckpunktmassage lässt sich mit etwas Geduld leicht erlernen. Ursprünglich wurden in China spitze Steine dazu benutzt, um böse Geister und Dämonen aus dem Körper zu vertreiben. Diese Praxis reicht 3000 Jahre zurück. Dann stimulierte man bestimmte Reflexpunkte, um therapeutische Wirkung zu erzielen. Die Festlegung der Reflexbahnen, der Begriff des Qi, der Lebensenergie, und die Nadeln kamen erst später hinzu, auch die Festlegung bestimmter Organkreise, denen man spezielle Aufgaben im Körper zuschrieb. Trauen Sie sich also an diese jahrtausendealte Tradition. Sie werden staunen, welche positiven Effekte so ein bisschen Reiben am Ohr oder zwischen den Augenbrauen mit sich bringt.

Akupressur

Yin-Tang-Punkt

Setzen Sie sich bequem auf einen Stuhl und schließen Sie die Augen. Dieser Punkt liegt genau in der Mitte zwischen den inneren Rändern Ihrer Augenbrauen, direkt über der Nasenwurzel am tiefsten Punkt. Pressen Sie Daumen oder Zeigefinger mit kleinen, kreisenden Bewegungen für fünf bis zehn Minuten darauf.

Shen-Men 1

Diesen Punkt finden Sie im oberen Teil der Ohrmuschel, dort, wo sie eine fast dreieckige Ausformung hat. Wenn Sie unsicher sind, benutzen Sie einen Spiegel. Üben Sie hier in der beschriebenen Weise zwei Minuten Druck aus.

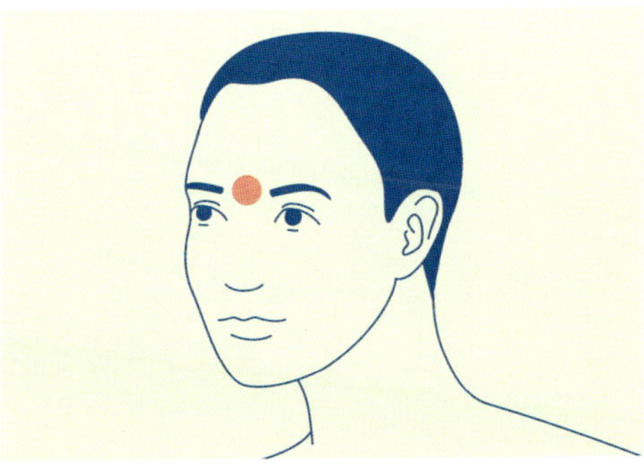

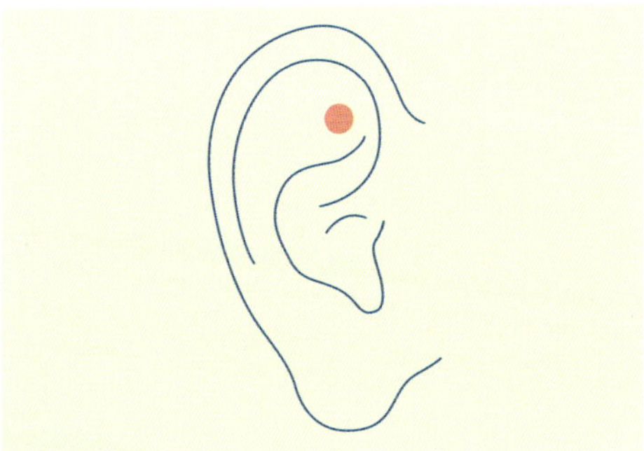

Neiugan-Punkt

Er liegt drei Fingerbreit unterhalb der Handgelenksfalte auf der Innenseite der Unterarme. Wird er stimuliert, lindert er Angst, Übelkeit und Schmerzen. Drücken Sie ihn für eine Minute und stimulieren Sie ihn dann für zwei Minuten mit kleinen kreisenden Bewegungen.

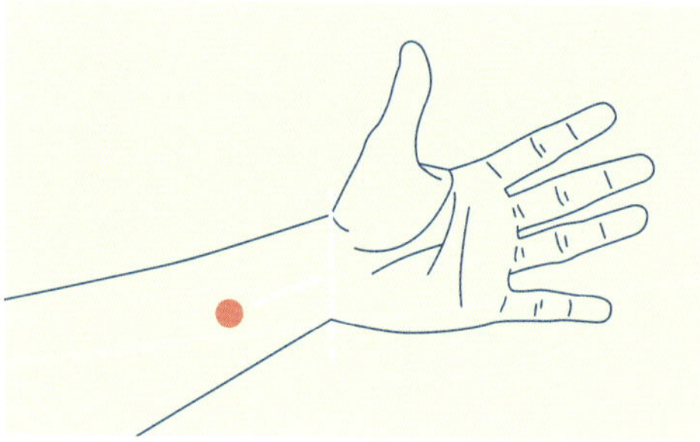

Anmian-Punkt

Dieser Punkt steht für alle Arten emotionaler Probleme, besonders aber für Furcht oder für unruhigen Herzschlag, der durch Ängste ausgelöst wird: Drücken Sie sanft für 15 bis 30 Sekunden und wechseln Sie die Hände – bis zu fünf Minuten lang.

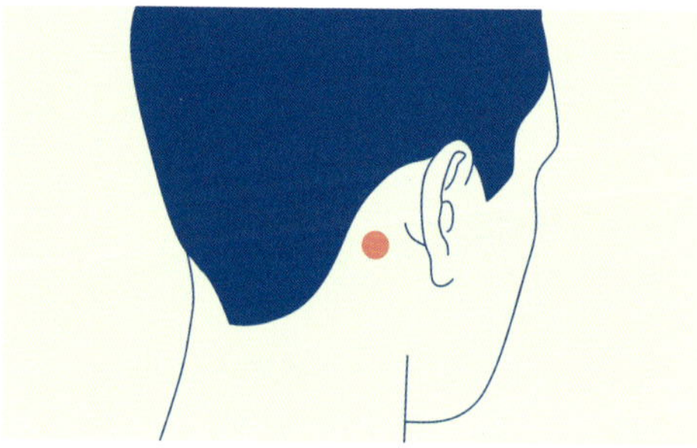

Shen-Men 2 (Herz-7-Punkt)

Dieser Punkt steht für alle Arten emotionaler Probleme, besonders aber für Furcht oder für unruhigen Herzschlag, der durch Ängste ausgelöst wird: Drücken Sie sanft für 15 bis 30 Sekunden und wechseln Sie die Hände – bis zu fünf Minuten lang.

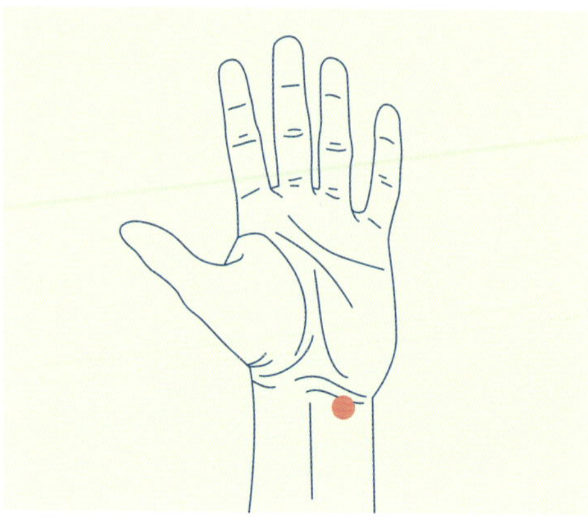

Leber-3-Punkt

Er liegt auf dem Fußrücken auf der Linie zwischen dem großen und dem Nachbarzeh in einer kleinen Vertiefung, die empfindlicher für Berührung ist als die Umgebung und reguliert nach der chinesischen Lehre die Leberenergie und negative Gefühle wie Ängste. Mit leichtem Druck beginnen und dann steigern, auf beiden Füßen mit kreisenden Bewegungen ein bis zwei Minuten.

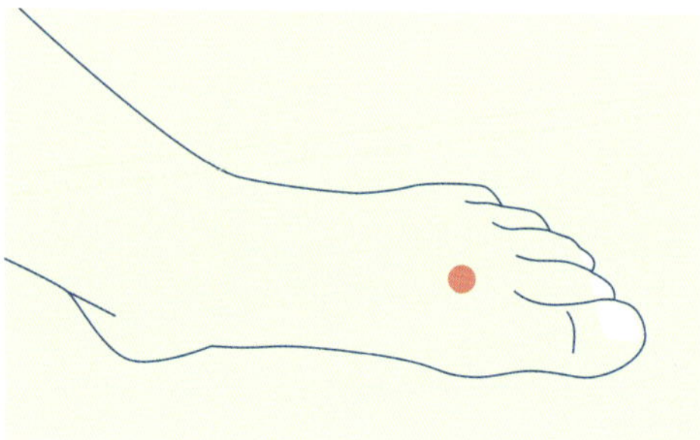

Mittwoch

▸ NORDIC WALKING ODER YOGA ▸ SOULFOOD

Bewegung fördert die psychische Gesundheit. Besonders im Freien wirkt sie stresshemmend und stimmungsaufhellend. Da Ängste mit Symptomen wie Herzrasen oder erhöhtem Blutdruck einhergehen, kann körperliche Aktivität, die ähnliche Körperreaktionen auslöst, die Angst „überlagern". Der Angst vor der Angst („Ich glaube, ich muss sterben") wird entgegengewirkt. Nach der Morgenbewegung in Woche 1 werden Sie deshalb in jeder Woche eine andere Bewegungsform kennenlernen. Sie sollen beim Ausprobieren herausfinden, was zu Ihnen passt und was Sie auch nach den sechs Wochen des Programms weiterführen möchten. Wer darauf keine Lust hat, aber vielleicht schon etwas Erfahrung mit Yoga besitzt, kann statt der Bewegungsformen der Wochen 2 bis 6 auch täglich Yoga machen. Dazu erfahren Sie mehr auf Seite 132.

Nordic Walking kann zum Beispiel bei Depressionen Linderung schaffen, das zeigte eine Studie an älteren Teilnehmern. Warum Nordic? Ursprünglich war das Walken das Sommertraining der finnischen Skilangläufer. Sportwissenschaftler und Mediziner haben diese Gehtechnik dann als Ausdauertraining für Freizeitsportler weiterentwickelt. Walking ist um bis zu 50 Prozent effektiver als schnelles Gehen ohne Stöcke und hat vielfache Gesundheits-Benefits: Es beansprucht 90 Prozent der rund 700 Muskeln unseres Körpers und dabei auch Arme und Schultern, die bei Vielsitzern häufig verspannt sind. Es werden mehr rote Blutkörperchen gebildet, der Blutdruck reguliert sich, das Thromboserisiko sinkt. Stoffwechsel und Immunsystem werden angeregt. Es ist das iedale Ausdauertraining fürs Herz. Knochen und Gelenke werden im Vergleich zum Joggen geschont.

30 Minuten walken

Walken ist kein Spazierengehen, sondern verlangt ein flottes Tempo. Für Anfänger empfiehlt die AOK zunächst nur ungefähr 110 Schritte pro Minute. Die Arme sollten bei jedem Schritt abwechselnd und versetzt zum Schritt nach vorne in Brusthöhe und nach hinten weit ausschwingen. Regelmäßigkeit ist wichtig: Anfänger können mit 20 Minuten beginnen, später auf zwei- bis dreimal wöchentlich 30 bis 45 Minuten oder länger steigern. In vielen Orten gibt es auch Walking-Gruppen mit einem Trainer, der die kleinen Kniffe beim sportlichen Gehen demonstriert und auf Haltungsfehler aufmerksam macht.

Sie können die täglichen 30 Minuten Bewegung in freier Natur an diesem Tag mit Stöcken und walkend absolvieren.

Soulfood

Hafer „streichelt" unser Innenleben, denn er macht warm und nährt. Seine Ballaststoffe sind „Futter" für die Darmbakterien. Außerdem bindet Hafer Gallensäuren im Darm, sodass der Cholesterinspiegel im Blut gut geregelt wird. Neben vielen anderen gesunden Inhaltsstoffen wie Beta-Glucan, Silizium und Eisen enthält Hafer Magnesium (wirkt unterstützend bei depressiver Verstimmung) und Kalium (gut für das Zusammenspiel der Nerven) sowie die Vitamine B1 (ein Nervenvitamin) und B6 (notwendig für die Serotoninproduktion). Der Joghurt-Dip liefert zusätzlich gutes „Futter" für das Mikrobiom.

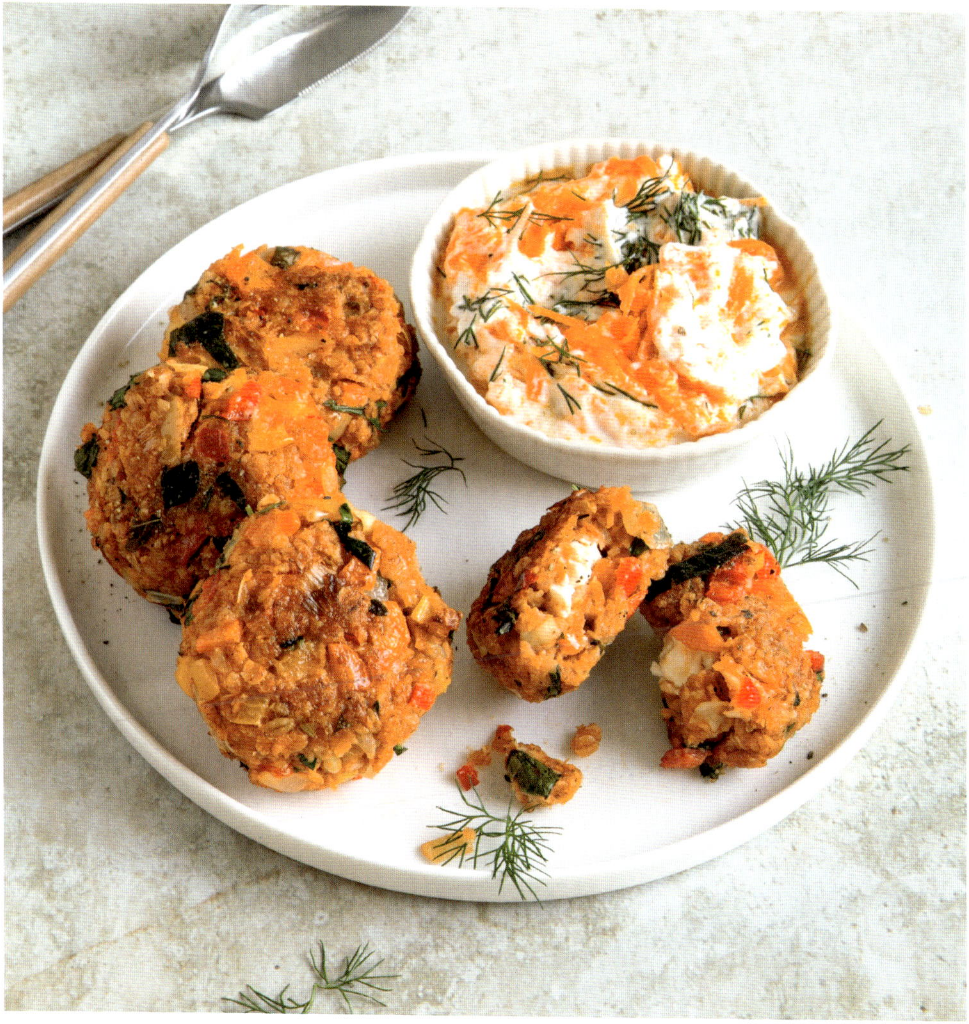

Gemüse-Hafer-Bratlinge

Für 2 Personen:
1 kleine Zwiebel
4 EL Brat- oder Kokosöl
400 g Gemüse der Saison (z. B. Lauch, rote und gelbe Paprikaschoten, Möhren)
100 ml Gemüsebrühe
200 g Haferflocken
3 EL Tomatenmark
2 EL gehackte Kräuter (Petersilie, Koriander, Basilikum, Thymian etc.)
Salz, Pfeffer aus der Mühle
100 g fester Schafskäse

- Die Zwiebel schälen, fein hacken und in 2 EL Öl in einer Pfanne glasig dünsten. Das Gemüse waschen oder putzen, fein schneiden oder raspeln, dazugeben und kurz mitgaren. Nach Bedarf etwas Gemüsebrühe dazugeben.
- In eine mittelgroße Schüssel füllen, die Haferflocken und das Tomatenmark untermengen. So viel Gemüsebrühe zugeben, bis eine entsprechende Konsistenz entsteht, um Bratlinge formen zu können. Mit Kräutern, Salz und Pfeffer würzen und abschmecken. Die Masse 15 Minuten quellen lassen.
- Dann aus der Masse 8 bis 10 kleine Bratlinge formen. Den Schafskäse in kleine Würfel schneiden und jeweils einen Würfel in die Mitte eines Bratlings stecken.
- Bei mittlerer Hitze im restlichen Öl goldgelb braten.

Möhren-Joghurt-Dip

Für 2 Personen:
100 g junge Möhren
1 EL Olivenöl
Meersalz
½ Bund Dill oder andere frische Kräuter
1–2 Knoblauchzehen
150 g Joghurt

- Die Möhren schälen und auf der Rohkostreibe fein raspeln.
- Das Olivenol in einem Topf bei mittlerer Hitze sanft erhitzen. Die Möhren darin kurz andünsten und mit Meersalz abschmecken. In eine Schüssel geben und abkühlen lassen.
- Den Dill waschen und ohne die groben Stiele fein hacken. Die Knoblauchzehe(n) schälen und durch die Knoblauchpresse drücken. Mit dem Joghurt zu den Möhren geben und alles gründlich mischen.
- Zum Schluss mit Meersalz abschmecken.

Tipp: Der Dip kann ganz nach Geschmack noch verfeinert werden. Mit etwas abgeriebener Bio-Zitronenschale und Minze wird er frischer, mit Kreuzkümmel bekommt er eine orientalische Note.

Donnerstag

PROGRESSIVE MUSKELENTSPANNUNG

Der Arzt Edmund Jacobson erkannte, dass Entspannung das Gegenteil von Erregung ist, und entwickelte Übungen, mit denen über gezielte Änderungen des Muskeltonus die Aktivität des zentralen Nervensystems reduziert werden kann. Seine Progressive Muskelentspannung ist leicht und in wenigen Minuten durchführbar. Körperempfindungen mit Angst zu verwechseln ist häufig auch bei verspannten Muskeln der Fall. Eine Metaanalyse konnte zeigen, dass die Progressive Muskelentspannung Ängste löst. Zudem wurde bei verschiedenen psychiatrischen und nichtpsychiatrischen Indikationen eine antidepressive und stressreduzierende Wirkung nachgewiesen.

Progressive Muskelentspannung Schritt für Schritt

Führen Sie die Übung nacheinander durch: Spüren Sie zunächst für ca. 20 Sekunden in die entsprechende Muskelgruppe hinein. Spannen Sie die Muskeln leicht an, halten Sie 5–7 Sekunden. Dabei atmen Sie gleichmäßig weiter. Lösen Sie nun die Spannung. Wie fühlt sich Ihr Körper an? Spüren Sie ca. 30 Sekunden in sich hinein. Können Sie den Unterschied zwischen der An- und Entspannungsphase wahrnehmen? Fahren Sie dann mit den anderen Muskelgruppen fort.

- **Dominanter Arm:** *Schließen Sie Ihre Hand zur Faust. Dabei den Ellenbogen etwas beugen und an den Körper drücken. Nicht dominanter Arm ebenso.*

- **Gesicht:** *Ziehen Sie Ihre Augenbrauen bei geschlossenen Augen hoch und pressen Sie Ihre Lippen zusammen, dabei die Mundwinkel zu den Ohren ziehen.*

- **Nacken:** *Ziehen Sie Ihr Kinn zur Brust. In Ihrer Vorstellung drücken Sie Ihren Nacken gegen eine gedachte Lehne, dabei die Schultern zu den Ohren ziehen.*

- **Schultern und Rücken:** *Ziehen Sie Ihre Schulterblätter leicht nach hinten zusammen, dabei das Gesäß und den Bauch anspannen.*

- **Dominantes Bein:** *Drücken Sie Ihre Ferse gegen den Boden und ziehen Sie Ihren Vorderfuß heran, dabei die Zehen zusammenkrallen. Nicht dominantes Bein ebenso.*

Wandern sie nun gedanklich durch Ihren Körper und achten auf Ihr Körpergefühl. Ballen Sie danach mehrfach im Wechsel Ihre Hände fest zu Fäusten, lösen Sie sie wieder. Anschließend rekeln und strecken Sie sich genüsslich.

Freitag

SELBSTWIRKSAMKEIT

Wollen ist nicht gleich tun. Das kennen wir alle. Wie oft hatten wir schon einen brennenden Wunsch, einen echten Plan oder eine beste Absicht. Doch dann – haben wir es einfach nicht hinbekommen.

Wenn wir etwas für unsere Gesundheit tun wollen, etwa mehr Resilienz gewinnen, dann müssen wir dafür sorgen, dass wir nicht wieder in eine Falle laufen. Motiviert zu sein ist das eine – doch jetzt geht es auch noch darum, unsere Absicht umzusetzen. Im Kern beschreibt das, was als „Selbstwirksamkeit" bezeichnet wird, das Verhalten, das umzusetzen und aufrechtzuerhalten, was zu mehr Gesundheit führt. Am meisten hilft uns dabei, positive Erfahrungen zu machen.

Was verhilft zur Selbstwirksamkeit? Wie bereits erwähnt, ist das die Formulierung individueller Ziele, so portioniert, dass sie machbar sind, gezielte Planung, Wahrnehmen von Fortschritten, Bewusstmachen von Hürden und: üben, üben, üben. Auch ein Plan B kann hilfreich sein, wenn Probleme auftauchen. Wer mit Stress umgehen, seine Stimmung ausbalancieren und seine Gedanken steuern kann, hat es leichter mit der Selbstwirksamkeit. Aus der Gesundheitsforschung wissen wir, dass die Zuversicht, auch unter widrigen Umständen das Ziel zu erreichen, dabei hilft, vom Wollen ins Tun zu kommen. Aber seien Sie freundlich mit sich selbst, wenn Sie nicht alles in den Griff bekommen – Rückschläge gehören zum Leben.

Selbstwirksamkeitsübung

Notieren Sie zu folgenden Bereichen, was Ihnen dazu aus Ihrer eigenen Geschichte einfällt:

- *persönliche Erfahrung, etwa die Erinnerung an frühere Erfolge*
- *Beobachtung anderer, die als Vorbild gelten könnten*
- *Rückmeldungen anderer, sofern sie unterstützend wirkten*
- *körperliche Erfahrung, zum Beispiel das erfolgreiche Einleiten von Entspannung*

Nehmen Sie sich Zeit dafür und versuchen Sie, ganz bewusst Positives aus der Vergangenheit hervorzuholen. Falls Ihnen selbst dazu nichts einfällt, sprechen Sie mit einer Person, zu der Sie ein gutes Verhältnis haben und die Ihnen gegenüber wohlwollend ist.

WOCHE 3

“KÖRPERLICHE FITNESS

Samstag/Sonntag

LESEN UND LERNEN

Was nährt? Als Erstes die Nahrung. Essen hat sehr viel mit Gefühlen zu tun. Damit meine ich aber nicht die kalorienreichen und fetthaltigen Snacks, die als „Comfort Food" kurzzeitig Trost bieten. Es geht um die Erkenntnis, dass unsere Ernährung nicht nur den Körper beeinflusst, sondern auch unsere Psyche. Und da schneidet das übliche „Comfort Food" wie Pommes, Pizza oder Nudeln gar nicht gut ab.

DAS BAUCHHIRN

Am Beispiel von Maus-Experimenten (siehe Seite 19) hatten wir ja schon gesehen, dass auch Angst oder Mut mit der bakteriellen Besiedlung des Dickdarms zu tun haben. Woran liegt das? Zum einen sind da die Billionen an Mikroorganismen, die von den unverdauten Resten unserer Nahrung leben und dabei Stoffwechselprodukte abgeben, zu denen auch Neurotransmitter wie Serotonin oder Dopamin gehören. Zum zweiten ist der Darm von zwei Nervennetzen mit bis zu 600 Millionen Nervenzellen umgeben – denn entwicklungsgeschichtlich ist dieses „Bauchhirn" das ältere Gehirn. Erst mit zunehmender Komplexität der Lebewesen wurde das Kopfgehirn als Steuerzentrale „erfunden". Über den Vagusnerv sind die beiden Nervenzentralen über eine Mikrobiom-Darm-Hirn-Achse miteinander verbunden. Ein neuer Ansatz ist deshalb der Einsatz spezieller Laktobazillen, von denen man weiß, dass sie auf Depression und Ängste Einfluss haben: sogenannte Psychobiotika.

Was dieses Zusammenspiel angeht, ist vieles noch nicht geklärt, aber man geht inzwischen davon aus, dass neurologische Erkrankungen wie Parkinson, Alzheimer oder Multiple Sklerose davon beeinflusst werden, vielleicht sogar ihren Ursprung im Darm haben. Auch die Angst kann im Darm stecken: Im Jahr 2000 wurde in einer Kleinstadt in Ontario das Trinkwassersystem von einer Flutwelle überspült. Über 2300 Einwohner erlitten schwere Magen-Darm-Infektionen, die sich bei vielen in ein chronisches Reizdarmsyndrom verwandelten. Forscher der Universität in Hamilton verfolgten das über acht Jahre und stellten eine klare Verbindung zwischen Ängstlichkeit, Depressionen und den körperlichen Beschwerden her. In den USA hat das *National Institute of Mental Health* in Bethesda große Pilotstudien zur Darm-Hirn-Achse angestoßen. Das *Office of Naval Research* in Arlington fördert mit Millionen Dollar Projekte, die den Einfluss des Darms auf kognitive Funktionen und Stress aufklären sollen. In der EU kam das fünfjährige Forschungsprojekt MyNewGut nach der Erhebung umfangreicher Daten zu dem Schluss, dass die Ernährung eindeutigen Einfluss auf die Psyche hat.

MACHT ESSEN GUTE LAUNE?

Sie dürfen sich das aber nicht so vorstellen, dass das, was Sie essen, unmittelbar zu guter Laune führt. Da gibt es zum Beispiel den Mythos, dass Schokolade glücklich macht, weil sie L-Tryptophan enthält, eine Aminosäure, die auch in Käse, Nüssen, Soja und Hülsenfrüchten steckt. In den Drüsenzellen der Darmschleimhaut, aber auch in Nervenzellen in Bauch und Kopf wird sie zum Botenstoff Serotonin umgebaut, einem Neurotransmitter. Ein Mangel an Serotonin gilt als häufigste Erklärung für das Vorliegen einer Depression. Die jüngste Forschung lässt allerdings wieder Zweifel aufkommen, ob Serotonin wirklich diese bestimmende Rolle spielt. Die Neurogastroenterologen Paul Enck, Thomas Frieling und Michael Schemann zerstören in ihrem Buch „Darm an Hirn!" auch noch den Rest der Legende: „Selbst in dunkler Schokolade mit einem hohen Kakaoanteil findet sich so wenig Tryptophan, dass eine stimmungsaufhellende Wirkung erst ab einer täglichen Dosis von 250 kg (!) Schokolade zu erwarten ist, vorausgesetzt, die daraus resultierenden drei Gramm Tryptophan werden tatsächlich im Darm aufgenommen und vollständig an das Kopfhirn geliefert." Denn unser Gehirn wird durch eine Barriere aus Endothelzellen, der Blut-Hirn-Schranke, geschützt, die eigentlich dafür da ist, Botenstoffe und Krankheitserreger abzuweisen und nur Nährstoffe durchzulassen.

ESSEN GEGEN DEPRESSION

Nervenleiden und psychische Erkrankungen gehen häufig mit oxidativem Stress, Insulinresistenz, entzündlichen Prozessen und Ungleichgewichten der Darmbakterien einher. Gleichzeitig erzielen psychiatrische oder neurologische Medikamente keine großartigen Erfolge (depressive Menschen sprechen nur etwa zu 30 bis 50 Prozent auf Medikamente an, bei Erkrankungen wie Parkinson oder Alzheimer lassen sich die Symptome in vielen Fällen nicht erfolgreich behandeln). „Vielleicht folgen wir dem falschen Paradigma", sagen deshalb die Ernährungswissenschaftlerin Uma Naidoo und der Physiologe Nicholas G. Norwitz von der *Harvard University*. Und sie schlagen vor, Lebensstilansätze wie die Ernährung in die Therapie miteinzubeziehen. Bei Depressionen, das hat sich gezeigt, hat das Essen einen eindeutigen Einfluss.

Auf drei Inhaltsstoffe sollten Sie besonders achten, wenn Sie vermeiden wollen, dass Ihre Ängste zunehmen, rät Uma Naidoo, prominente Ernährungsexpertin und Psychiaterin am *Massachusetts General Hospital:* Koffein, Alkohol und Süßstoffe. Koffein zum Beispiel stimuliert nicht nur die Regionen im Gehirn, die bei einer Bedrohung aktiv werden, sondern es hemmt auch andere, die für die Angstverarbeitung zuständig sind. Ab einer Menge von 400 mg am Tag (das entspricht etwa drei Espressi) steigt die Angst laut Studien deutlich an, unter 100 mg wurden keine negativen Wirkungen festgestellt. Alkohol entspannt, aber nicht lange. Vor allem stört er die Schlafqualität, was wiederum Ängstlichkeit Vorschub leistet. Süßstoffe wie Aspartam werden mit Angst in Verbindung gebracht und beeinflussen das Mikrobiom negativ – mit Folgen für die Stimmung.

VOLLWERT IN DER KLINIK

Die Vielzahl relevanter Studien ergibt zwar kein Anti-Angst-Rezept oder Gute-Laune-Menü, aber ein Mosaik aus Forschungsergebnissen, das sich immer mehr zu Mustern verdichtet. Zum einen ist da die Vollwerternährung. Die Klinik für Naturheilkunde in Essen verfügt über eine Vollwertkantine

AUS MEINER PRAXIS

Der Patient war Anfang 70 und hatte vor Jahren aufgrund von Herzschmerzen und einer diagnostizierten Herzkranzgefäßverengung zwei Stents erhalten. Sein Arzt hatte ihm dabei mitgeteilt, dass, sollten seine Beschwerden weiterhin bestehen, vielleicht irgendwann eine Bypass-Operation notwendig sein könnte. Nach dem Eingriff war er allerdings beschwerdefrei und alle Kontrolluntersuchungen waren unauffällig. Er machte sogar regelmäßig Ausdauersport und fühlte sich insgesamt wohl. Er hatte wieder volles Vertrauen in sein Herz und die Kardiologie. Etwas belastend empfand er die Anzahl an Medikamenten, die er täglich einnehmen musste. Dann kam der Tag, an dem er mit Freunden auf einem Jagdausflug war. Ein Rehbock wurde geschossen und noch im Wald nach allen Regeln der Kunst aufgebrochen. Die Brust wurde geöffnet, die Bauchdecke zerteilt, die Innereien rausgeschnitten. „Genau wie bei einer Bypass-Herzoperation", sagte der Schütze, ein Herzchirurg, befriedigt, als die Knorpel entlang des Brustbeins mit hörbarem Knirschen zerschnitten wurden. Aber was den Operateur zufrieden macht, will der Patient vielleicht gar nicht so genau wissen.

Kurze Zeit später litt der Patient wieder unter Herzbeschwerden. Zusätzlich entwickelte sich eine immer stärkere, mitunter panische Angst, am Herzen operiert werden zu müssen. Alles deutete darauf hin, dass seine Herzbeschwerden psychosomatischer Natur waren. Eine Verhaltenstherapie brachte keine Linderung. Seine Angst ließ sich immer weniger beherrschen und er bestand beim Kardiologen auf immer neue Kontrolluntersuchungen für teures Geld, obwohl alle Untersuchungen unauffällig blieben. Erst nach einem Gespräch verstand er, dass das Bild des aufgebrochenen Rehs unbewusst in seiner Fantasie weiterlebte und die Wurzel seiner Angst war. Ich empfahl ihm eine Ausbildung in Achtsamkeitsmeditation (MBSR), am besten bei einem Trainer, und zusätzlich täglich eine Stunde spazieren gehen. Studien zeigen, wie entlastend der Kontakt mit der Natur bei Angstzuständen sein kann.

Einige Monate später teilte er mir mit, dass es ihm deutlich besser ginge, er jetzt regelmäßig meditiere und sich moderat bewege. Auf die Jagd ging er seither nicht mehr. Dies ist ein klassischer Fall von Nocebo-Effekt. Es gibt eben nicht nur eine heilsame Wirkung von ausgelösten Erwartungen, den bekannten Placebo-Effekt, sondern auch negative, angstmachende Einflüsse. Selbst die Warnungen auf einem Beipackzettel können bei den Menschen, die sensibel für Suggestionen sind, Symptome auslösen.

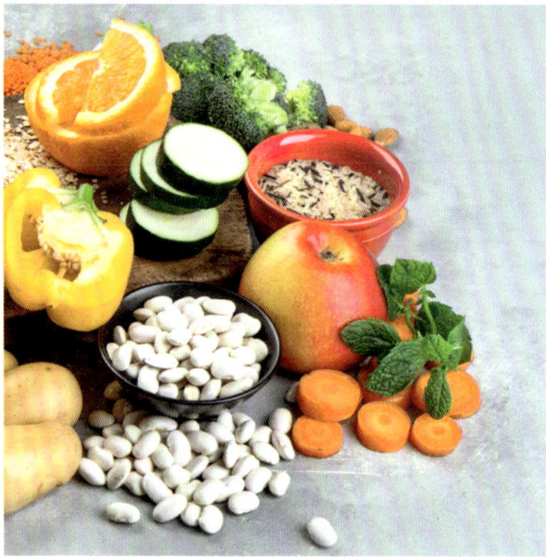

Vollwertig bedeutet naturbelassen.

(mediterrane Vollwertkost in Bioqualität) für Patienten und Mitarbeiter. Der Weg dahin war schwer und kostete viel Überzeugungskraft, aber inzwischen gibt es echte Fans für das Vollwertangebot. Vollwertig heißt, dass die Nahrung überwiegend pflanzlich (Obst und Gemüse, Getreide und Kartoffeln, Nüsse) ist und man auf industrielle Verarbeitung und Zusatzstoffe verzichtet.

Die vielen Patienten mit somatoformen Störungen – Symptomen, für die sich keine körperlichen Ursachen finden ließen – waren oft verzweifelt und frustriert, weil ihnen bis zu ihrem Aufenthalt in Essen nicht geholfen werden konnte. Bei uns durchliefen sie zunächst nur das Standardprogramm der Naturheilkunde mit Reiz-Reaktions-Impulsen, also Bewegung, Wasseranwendungen, Entspannung und natürlich Vollwerternährung. Sie erhielten meist keine weiteren medizinischen Therapien, denn die waren bisher nicht erfolgreich gewesen. Trotzdem besserte sich die Stimmung der Betroffenen deutlich nach etwa einer Woche.

Ich verstand das lange nicht, bis ich auf eine australische Studie stieß. Das Forscherteam hatte die Daten von über 49 000 Frauen aus mehreren Ländern ausgewertet und dabei festgestellt, dass Vollwertkost überall depressive Symptome milderte, erst recht, wenn sie mit mäßigem Verzehr an tierischen Produkten einherging. Vollwertige Ernährung, so der Schluss, kann positiven Einfluss auf psychische Erkrankungen nehmen. Ich bin mir inzwischen sicher, dass allein die Vollwerternährung einen enormen Anteil an der verbesserten Lebensqualität hat. Das bestätigt auch die Ernährungsexpertin und Psychiaterin Uma Naidoo: Ballaststoffe reduzieren die Entzündungsbereitschaft im Körper, die Angst und Depressionen unterstützt. Faserreiche Ernährung hingegen senkt die Empfänglichkeit für diese Gefühle. Das gilt auch für Omega-3-Fettsäuren.

MEDITERRANE VOLLWERTKOST

Vollwert bedeutet natürlich nicht, dass man nur Körner oder Rohkost knabbert. Die Nahrungsmittel sind aber gar nicht oder nur wenig verarbeitet, sondern naturbelassen. Der Geschmack muss darunter nicht leiden: Die Patienten erhalten eine mediterrane Vollwertkost, ein wohlschmeckendes Angebot an Gemüse, Getreide und wertvollen Ölen mit mehrfach ungesättigten Fettsäuren (in Raps-, Walnuss- und Leinöl) sowie einfach ungesättigten Fettsäuren (in Olivenöl). Etwa 30 bis 35 Prozent der Energie sollten täglich aus Fetten stammen, davon aber nur fünf Prozent aus gesättigten Fettsäuren. Eine besondere Rolle bei der Stabilisierung von Gefühlen kommt den langkettigen Omega-3-Fettsäuren zu. Ausreichend vorhanden werden sie in die Membranen der Nervenzellen eingebaut. Das erhöht ihre Flexibilität und Stressresilienz. Im Tierversuch wurden Leinsamen und Granatapfelextrakt an gestresste Mäuse verfüttert, bei denen nach wenigen Wochen die Stressmarker im Blut deutlich reduziert waren.

Es gibt drei Omega-3-Fettsäuren: Aus Pflanzen und Nüssen stammt die Alpha-Linolensäure (ALA), sie findet sich in Leinsamen und Leinsamenöl, in Walnüssen und Walnussöl sowie in Hanf- und Rapsöl. ALA ist essenziell. Unser Körper kann sie nicht selbst herstellen. Die Eicosapentaensäure (EPA) und die Docosahexaensäure (DHA) sind im Fett von Kaltwasser-Meerfischen enthalten und in Algen (Spirulina, Chlorella). Unser Körper kann sie außerdem in geringen Mengen aus ALA herstellen. Omega-6-Fettsäuren dagegen sind besonders in Sonnenblumen-, Distel-, Maiskeim- und Sojaöl enthalten. Sie sind wichtig für den Sauerstofftransport, die Regeneration sowie Knochen, Haut und Haare. Ein Zuviel an Omega-6-Fettsäuren fördert Entzündungen über die enthaltene Arachidonsäure. Es verhindert außerdem, dass Omega-3-Fettsäuren ausreichend verstoffwechselt werden können. Meist nehmen wir durch unsere Nahrung ein Vielfaches von Omega-6-Fettsäuren auf. Es sollte aber nicht mehr als die fünffache Menge der Omega-3-Fettsäuren sein – das wäre ein ideales Verhältnis.

In der traditionellen mediterranen Kost liefert Fisch Omega-3-Fettsäuren. Wir sollten aber darauf achten, dass der Fischbestand häufig schon überfischt ist und das Fett der Fische auch Quecksilber enthält. Deshalb der Hinweis: Omega-3-Fettsäuren finden Sie auch

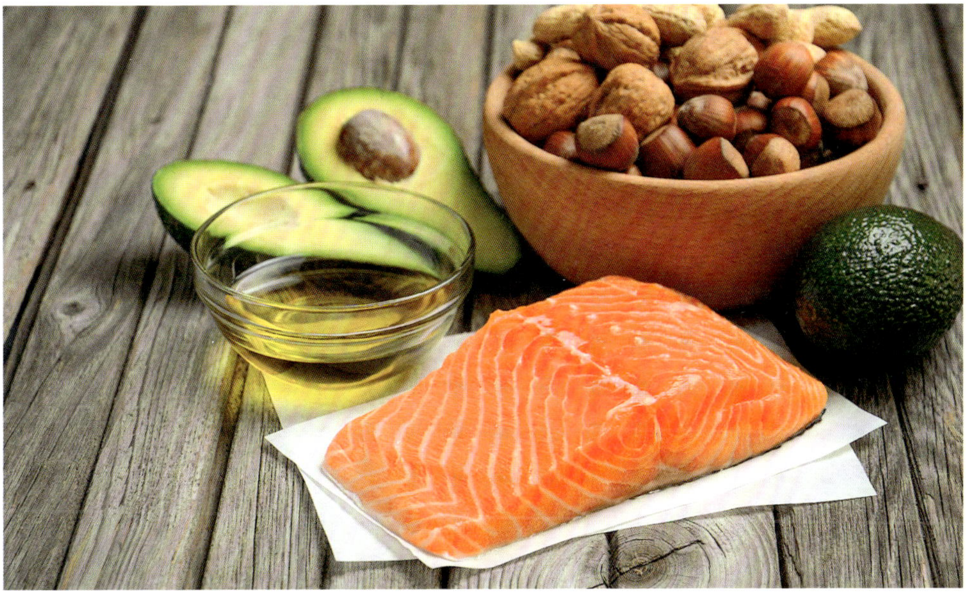

Wertvolle Omega-3-Fettsäuren stärken die Nerven. Sie stecken in fetten Seefischen wie Lachs, aber auch in Avocados und Walnüssen sowie in Leinöl.

in Rosenkohl, Spinat, Avocado und Bohnen, Chiasamen und Mandeln. Algenöl kann eine Alternative sein, zum Beispiel für Veganer. Es ist aber nicht unbedingt nachhaltiger und klimafreundlicher als Fischfang und -zucht. Gehirne von Menschen, die sich mediterran ernähren, sehen im Scan jünger aus, sie sind größer und stoffwechselaktiver als die von Menschen, die sich typisch „westlich" mit Industrieprodukten ernähren. Verarbeitete Lebensmittel mit Zusatzstoffen, aber auch Frittiertes wirken sich hingegen negativ aus.

ZUCKER UND PSYCHE

Bei der Industrienahrung – aber nicht nur dort – spielt der Zucker eine zentrale Rolle. Mit Zucker meine ich nicht nur den Haushaltszucker, der vielen Fertigprodukten zugesetzt ist. Zucker ist auch die Glukose, in die unser Organismus alle Kohlenhydrate verwandelt, die wir zu uns nehmen. Bei Weißmehlprodukten wie einem Croissant geht das ganz schnell. Die Bauchspeicheldrüse springt an, um Insulin zu produzieren, das dann die Energie zu den Zellen leitet. Irgendwann aber sind die Zellen „satt" und die Glukose kreist weiter im Blut. Das erschöpft die Bauchspeicheldrüse, die immer mehr Insulin produziert, damit der Zucker aus dem Blut verschwindet. Später ist dann Diabetes Typ 2 die Folge, eine gefährliche Grunderkrankung, die viele negative Folgen hat: Herz-Kreislauf-Leiden, Demenz und Depression, Schwächung des Sehvermögens, Übergewicht.

Die Lust auf Zucker ist ein angeborenes Gefühl – die Evolutionsbiologen führen das darauf zurück, dass in der Natur Süßes nie giftig ist, es war also ungefährlich, es zu essen. Ich weiß nicht, ob das wirklich stimmt. Ich kenne Menschen, die täglich ein halbes Glas Nuss-Nugat-Creme essen, weil sie sich dann besser „drauf" fühlen. Viele Studien zeigen auch, dass Zucker Einfluss auf die Nervenleitungen im Körper nimmt und dabei auch Gefühle erzeugt bzw. verändert.

Über das Suchtpotenzial von Zucker ist lange gestritten worden. Fest steht, dass Zucker im Gehirn dieselben Zentren für Belohnung aktiviert wie Drogen. Im Tierversuch löste intensiver Zuckerkonsum Hyperaktivität aus und schwächte die Fähigkeit, zu lernen und sich zu erinnern. Eine andere Studie macht eine hohe glykämische Last der Ernährung (also den raschen Umbau der Kohlenhydrate in verwertbaren Zucker) verantwortlich für Depression und Angst.

Vollwertige Lebensmittel haben nicht diese Effekte, weil sie im Zuge der Verdauung komplizierter aufzuschließen sind. Dadurch wird der Zucker langsamer verstoffwechselt und unser Energieniveau stabilisiert. Die Biochemikerin und Ernährungsexpertin Jessie Inchauspé hat ein spannendes Buch zu diesem Thema geschrieben. Auf ihrem Social-Media-Account („GlucoseGoddess") schildert sie unterhaltsam, wie man durch kleine Veränderungen der Essgewohnheiten den Glukosespiegel nach dem Essen deutlich auf die Hälfte senken kann und dadurch die Bauchspeicheldrüse schont. Das kann das Auftreten von Diabetes Typ 2 hinauszögern oder sogar verhindern. Sie postuliert, dass viele Menschen aufgrund ihrer unausgewogenen Ernährung in einen prädiabetischen Stoffwechsel rutschen, dessen manifeste Symptome erst Jahre später auftreten. Diabeteskranke, bei denen es zum Beispiel zu Durchblutungsstörungen kommt, sind zwei- bis viermal häufiger von vaskulärer (gefäßbedingter) Demenz betroffen. Sie leiden doppelt so häufig unter Depressionen. Ein Tipp: Wer gerne Süßes isst, sollte das nicht irgendwann am Tag, sondern unmittelbar nach einer Mahlzeit, also als Nachtisch, tun, dann hat der Stoffwechsel schon zu tun und die Bauchspeicheldrüse wird nicht so stark stimuliert.

WELCHE INHALTSSTOFFE HELFEN DER PSYCHE?

Welche Faktoren der Ernährung wirken sich noch auf die Psyche aus? Es gibt Anzeichen, dass Magnesium (etwa in Spinat und Mangold) die Nerven beruhigt und Zink (Cashewkerne, Leber, Eigelb) gegen Ängstlichkeit wirkt. Fermentiertes Gemüse wie Sauerkraut, Kimchi oder Kefir, die natürliche Probiotika als Futter für die Darmbakterien enthalten, waren in einer Studie an der Linderung sozialer Ängste beteiligt. Die chinesische Regierung hat auf der Basis von positiven Forschungsergebnissen Auszüge von Spargel als Nahrungsergänzungsmittel gegen Angst zugelassen. Auch Vitamin B (etwa in Avocados und Mandeln) soll positiv wirken.

Da bei Ängsten häufig eine niedrige Abwehrbereitschaft gegen Radikale vorliegt, werden auch Lebensmittel empfohlen, die Antioxidantien enthalten. Besonders viel davon findet sich in Bohnen, Beeren und anderem Obst, Walnüssen, Artischocken, Kohl, Roter Bete und Brokkoli. Das Kurkumagewürz kurbelt die Synthese von Docosahexaensäure (DHA) an, einem wichtigen Schutzstoff für das Gehirn, und senkt im Tierversuch Ängstlichkeit. Allerdings verstoffwechselt sich Kurkuma im Organismus ähnlich

DARMBAKTERIEN UND NERVEN

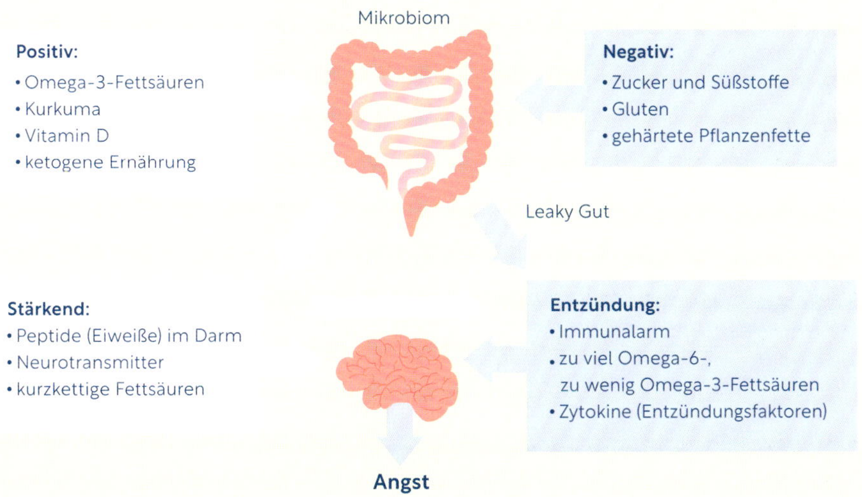

schlecht wie Schokolade, die „Ernte“ einer damit gewürzten Mahlzeit bleibt also gering. Ob Nahrungsergänzungsmittel die Lösung sind, bezweifle ich. Sie kosten viel Geld und enthalten außerdem Zusatzstoffe und Stabilisatoren. Viele der Substanzen aus der Natur wirken gerade erst im Konzert mit anderen positiv. Werden sie isoliert, verpufft dagegen ihre Wirkung. Eine vielseitige, frische und pflanzenbasierte Ernährung ist auf jeden Fall gesund und stärkend für die Psyche. Dass Vegetarier häufiger an einer psychischen Erkrankung leiden als Fleischesser, wie eine Studie 2022 von Johannes Michalak, Psychologieprofessor an der Universität Witten/Herdecke, herausfand, spricht dem nicht entgegen. Denn es klärt nicht, was zuerst war: die emotionale Störung oder die Ernährungsweise. Außerdem könnte man davon ausgehen, dass Vegetarier zarter „besaitet“ sind und sensibler auf ihre Umwelt reagieren.

DIE PLANETARY HEALTH

Alle von uns können jedenfalls durch weitgehenden Verzicht auf tierische Produkte aktiv etwas für die Umwelt tun: Es ist der größte Beitrag, den jeder einzelne zur Stabilisierung des Klimas leisten kann: Denn Viehhaltung liefert nur 18 Prozent der gesamten Nahrungsenergie, verbraucht aber 83 Prozent des Agrarlandes. Sie ist für 60 Prozent der Klimagasemissionen der Landwirtschft verantwortlich und für 14,5 Prozent der gesamten Klimagase. Ohne den Konsum von Fleisch- und Milchprodukten ließe sich die Nutzung des weltweiten Agrarlandes

PLANETARY HEALTH DIET

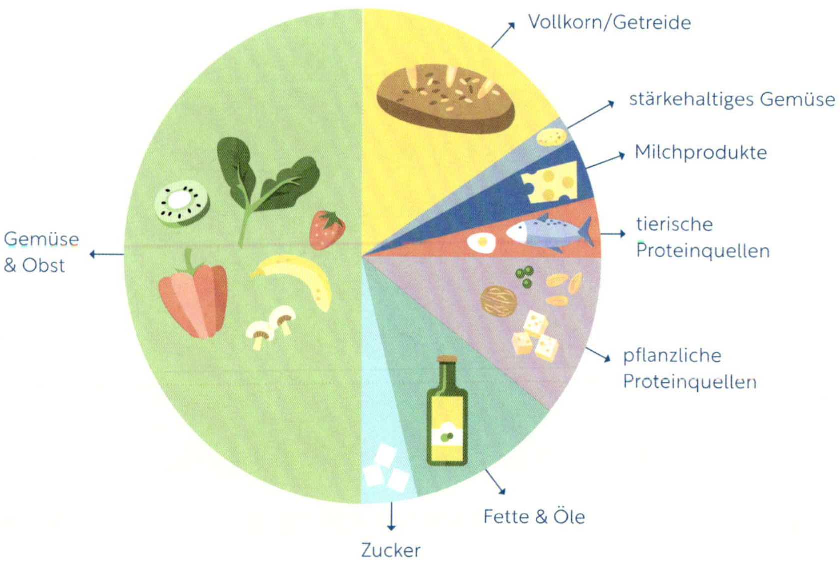

um mehr als 75 Prozent reduzieren bzw. für pflanzlichen Anbau nutzen. Der Effekt ist größer, als auf Langstreckenflüge zu verzichten.

Auf der Basis dieser Erkenntnisse haben internationale Wissenschaftler unter Leitung des Harvard-Professors Walter Willett eine *Planetary Health Diet* entwickelt. Sie liefert ein Ess-Schema, das sich regional anpassen lässt und neben all den anderen Merkmalen guter Ernährung auch die Nachhaltigkeit der Nahrungsmittel – sowohl was den Anbau als auch die Lieferketten anbetrifft – mit einbezieht. Eine spannende Herausforderung meines Zentrums für Naturheilkunde und Integrative Medizin an der Universitätsklinik Essen ist es, die Nahrungsversorgung der Klinik für Patienten wie Mitarbeiter auf die Erfordernisse der Planetary Health Diet umzustellen. Bis zum Jahr 2024 sollen mehr als 2500 Mahlzeiten täglich klimaneutral und gesund angeboten werden.

DIE HEILKRAFT DER BEWEGUNG

Auch Bewegung ist Nahrung für den Körper, denn sie kurbelt den Stoffwechsel an. Wer rastet, der rostet. Vorbei sind die Zeiten, als man den Kranken Ruhe verordnete – heute müssen sie schon kurz nach einer Operation das Bett verlassen oder sie werden ermutigt, sich trotz einer geschwächten Konstitution zu bewegen. Denn Bewegung, selbstverständlich im richtigen Maß, unterstützt den gesamten Stoffwechsel, aktiviert das Gehirn, hilft der Verdauung, stärkt die Muskeln und das Herz. Körperliche Bewegung verhilft außerdem zu seelischer Ausgeglichenheit – auch wenn Sie nicht zu denjenigen gehören, die ein rauschartiges Glücksgefühl wie das „Runner's High" verspüren, sondern sich eher tapfer zur täglichen Bewegung aufraffen. Ich selbst nehme mir regelmäßig die Zeit für einen langen Walk oder, wenn das Wetter es erlaubt, fahre ich mit dem Rad. Eine Vielzahl an Studien hat in den vergangenen Jahren gezeigt, dass auch ein flotter Spaziergang nachweislich gesundheitsförderlich ist und sogar die Lebenserwartung signifikant verlängern kann. Ich habe mir seit Beginn der Covid-Pandemie angewöhnt, jeden Tag ein bis zwei Stunden im Wald spazieren zu gehen. Ich kontrolliere das über einen Schrittzähler auf meinem Handy. Es werden 10 000 Schritte am Tag empfohlen, aber einige Studien haben auch schon positive Effekte mit 5000 Schritten am Tag gefunden. Während ich mich bewege, erledige ich viele Telefonate. In meinem früheren Büro hatte ich auch ein Desktop-Laufband stehen, auf dem ich während des Laufens am Computer arbeiten konnte.

Sport ist Medizin – und wie dort auch kommt es auf die richtige Dosis an. Der Körper muss immer wieder eine Herausforderung spüren, sonst gewöhnt er sich an den Reiz und reagiert nicht mehr darauf. Die Kunst besteht also darin, sich ständig ein wenig anzustrengen, aber sich dabei nicht zu überanstrengen, und zwischen den Bewegungseinheiten ist auch Ruhe notwendig, damit der Körper sich wieder regenerieren kann. Sport und körperliche Aktivität helfen bei Depressionen und Ängsten, deshalb sind sie sogar in die S3-Leitlinien zur Behandlung von Angststörungen aufgenommen worden. Leitlinien sind quasi der Katechismus der Medizin: Die wichtigsten Experten einer medizinischen Disziplin legen auf der Basis von Studien sowie klinischer Erfahrung Behandlungsrichtlinien fest. Sie sind zwar nicht verpflichtend, gelten aber als „Goldstandard". S3-Leitlinien sind am besten abgesichert.

WIE KÖRPERLICHES TRAINING HILFT

Wer nicht körperlich aktiv ist, ist psychisch weniger stabil. Wer aber den Empfehlungen der Weltgesundheitsorganisation (WHO) folgt (150 Minuten moderate Aktivität pro Woche), hat im Vergleich zu weniger aktiven Personen ein deutlich geringeres Risiko (minus 22 Prozent), zum Beispiel eine Depression zu entwickeln. Das Risiko für eine Angststörung sinkt sogar um 28 Prozent. Körperliches Training wirkt aber nicht nur präventiv, sondern auch unmittelbar antidepressiv. Wenn Sie also zu denjenigen gehören, denen im Herbst schnell eine Laus über die Leber läuft, weil die Tage kürzer werden und die Temperaturen sinken, dann versuchen Sie es mal mit täglichem Walken im Park. Bewegung hilft auch, Ängste zu dämpfen, indem man sie quasi uminterpretiert: Wer plötzlich die Angst in sich aufsteigen spürt, dem kann ein kurzer Spurt dabei helfen, die Angst vor dem Herzrasen zu vergessen – denn nun gibt es ja einen Grund dafür. Bei Menschen, die regelmäßig laufen, nehmen Angstzustände und Unruhe mit der Zeit ab.

Bewegung wirkt nicht nur entzündungshemmend und antioxidativ. Auch für das Gehirn wichtige Botenstoffe werden produziert und ausgeschüttet. Zum Beispiel der Wachstumsfaktor BDNF (*Brain-Derived Neurotrophic Factor*), ein Protein, das eine zentrale Rolle bei der Aufrechterhaltung gesunder Gehirnverbindungen spielt. Am häufigsten

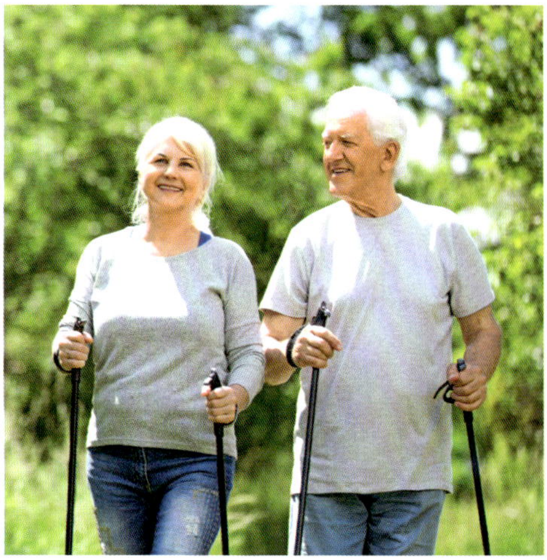

wurde das nachgewiesen bei Ausdauertraining (beispielsweise Laufen). Symptome von Platzangst und Panikstörung, sozialer Phobie und generalisierter Angststörung können dadurch effektiv verringert werden. Tai-Chi wirkt gegen Stress, Depression und Ängste. Sogar bei einer schweren Depression wirken sich meditative Bewegungsformen, zum Beispiel Yoga, laut einer Metaanalyse positiv aus. Yoga ist deshalb fester Bestandteil dieses Übungsprogramms. Sein Vorteil ist auch, dass es jeder Mensch nach seinem jeweiligen Vermögen ausführen kann – in Indien sieht man selbst durch eine Behinderung eingeschränkte Menschen bei ihrer täglichen Yoga-Praxis.

Neben einem Ausdauertraining sollte man nie ein Krafttraining vernachlässigen. Es baut nicht nur die Muskeln auf, sondern reduziert Depressionen und Stimmungsschwankungen, so das Ergebnis einer größeren Metaanalyse: Je mehr geübt wurde, desto besser. Auch das Gefühl der Selbstwirksamkeit steigt bei regelmäßigem Training.

Montag

BODYSCAN

Der Bodyscan ist eine zentrale Übung aus dem MBSR-Programm von Jon Kabat-Zinn. Er erfordert zwar Geduld, ist aber leicht durchzuführen. Er dauert zwischen 15 und 30 Minuten und sollte idealerweise regelmäßig praktiziert werden. Mit der Zeit wird es leichter, in die Entspannung zu kommen, und man benötigt weniger Zeit dafür. Am einfachsten ist es, einer gesprochenen Anweisung zu folgen (Internet/CD).

Bodyscan-Übung

Richten Sie sich im Sitzen oder Liegen auf einem Bett oder einer Matte ein. Auch das Sitzen auf einem Stuhl ist möglich. Sie können sich gerne zudecken. Schließen Sie die Augen. Spüren Sie Ihren Körper auf der Unterlage und lassen Sie ihn schwer werden. Liegen Sie ruhig und bewegen Sie sich nicht.

- *Atmen Sie tief ein und aus und beginnen Sie mit Ihrem linken Fuß. Spüren Sie den kleinen Zeh, den zweiten, den dritten usw. Versuchen Sie, auch die Zwischenräume zwischen den Zehen zu erspüren. Es geht dabei nicht darum, was Sie spüren, sondern dass Sie spüren. Wenn Sie nichts spüren, dann nehmen Sie das wahr. Nun spüren Sie Fußrücken, Sohle, Gelenk, den Ort, wo der linke Fuß aufliegt. Wandern Sie in Ihrer Wahrnehmung hinauf über Schien- und Wadenbein bis zum Knie und weiter über den Oberschenkel zur linken Pohälfte. Dann wandern Sie in Gedanken hinüber zum rechten Fuß und beginnen dort von Neuem.*
- *Spüren Sie in den Beckenbereich und atmen Sie tief in den Bauch ein. Spüren Sie, wie sich das Zwerchfell senkt und hebt. Fühlen Sie Ihren Nabel? Wandern Sie mit Ihrer Aufmerksamkeit über den Magen zu den unteren Rippen des Brustkorbs. Verfolgen Sie, wie er sich beim Atmen hebt und senkt. Spüren Sie Ihr Herz und seinen Schlag. Welches Gefühl haben Sie dabei?*
- *Nun wandern Sie vom Steißbein Wirbel für Wirbel das Rückgrat entlang. Leiten Sie Ihre Aufmerksamkeit über die Ellenbogen bis zu den Schultern, zu den Schulterblättern, den Schlüsselbeinen, dann über die Arme in beide Hände.*
- *Zum Schluss kommt der Kopf. Zuerst das Gesicht mit Mund, Lippen, Zunge, Zähnen, Nase, Augenbrauen und Augen, Wangen und Kiefer – schließlich umrunden Sie in Gedanken Ihren gesamten Kopf. Zum Schluss spüren Sie den gesamten Körper als Ganzes. Recken und strecken Sie sich.*

Dienstag

SICH MIT AROMEN VERWÖHNEN

Friedrich Schiller hatte immer faulende Äpfel in seinem Schreibpult, da ihn der Geruch des überreifen Obstes inspirierte. Bestimmte Gerüche bringen ganz bestimmte Gefühle mit sich, Sie kennen das sicher, doch leider wissen wir nicht, was der Apfel bei Schiller in Erinnerung rief. Berühmt ist das Beispiel der Madeleine, des französischen Gebäcks mit dem Geschmack von Rum und Zitrone, das Marcel Prousts „Auf der Suche nach der verlorenen Zeit" legendär machte: „In der Sekunde nun, da dieser mit den Gebäckkrümeln gemischte Schluck Tee meinen Gaumen berührte, zuckte ich zusammen und war wie gebannt durch etwas Ungewöhnliches, das sich in mir vollzog."

Gerüche und Geschmäcker, zwei eng verwandte Sinneseindrücke, sind deshalb so machtvoll, weil sie über Nervenleitungen direkt ins limbische System gelangen, dem emotionalen Gehirn, wo Gefühle mit Erinnerungen verknüpft werden. Kein anderes Sinnesorgan gelangt auf so kurzem Weg und deshalb so unmittelbar mitten in unseren Kopf. Auch der Geschmack wird von Geburt an geprägt und mit wichtigen Erinnerungen aufgeladen. Das verhalf dem Menschen, im Verlauf seiner Entwicklung, Giftiges von Ungiftigem zu unterscheiden und auch, den richtigen Partner oder die richtige Partnerin zu finden. Wie wir heute wissen, reagieren unsere Sexualhormone schon, wenn der Eindruck eines unserer Mitmenschen unser Bewusstsein noch lange nicht erreicht hat.

So können in der Aromatherapie über ätherische Öle physiologische Parameter wie Blutdruck, Herzfrequenz, Hautwiderstand oder Muskelspannung beeinflusst werden, aber auch Stimmungen und Gefühle. Aus der Krebstherapie wissen wir, dass Ängste erfolgreich gelindert werden können. Wir stellen Ihnen hier einige Beispiele von Pflanzen vor, deren Öle wohltuend für Ihre Stimmung sind und zugleich Ängste dämpfen:

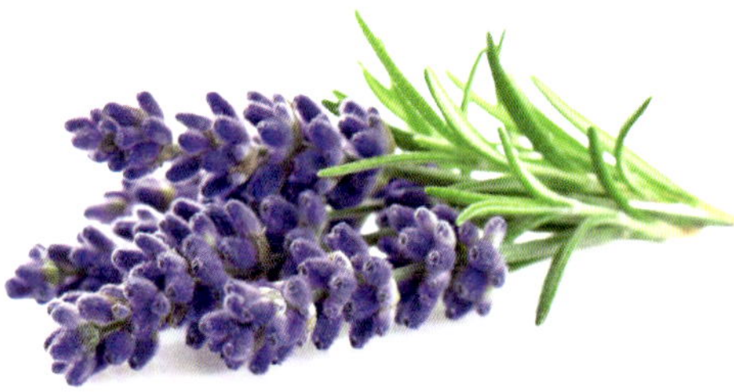

LAVENDEL

Über Lavendel hatten wir schon gesprochen (siehe Seite 104) – er besitzt das ätherische Öl mit dem größten Wirkungsspektrum. Bereits in der Antike wurde es zum Räuchern gegen böse Gerüche oder als Kräuteressig verwendet. Lavendel kann anregend, aber auch beruhigend wirken, er erfrischt, entspannt aber auch bei Stress. Bei Verbrennungen wird das Öl unverdünnt direkt auf die Haut aufgetragen und entfaltet dort eine heilende Wirkung. Das Aroma des Lavendels wirkt speziell auf Neurotransmitter, also Botenstoffe der Gefühle, unter anderem reguliert es den Serotoninhaushalt. Es harmonisiert das Herz-Kreislauf-System, fördert die Schlafbereitschaft und beruhigt die Nerven, ohne zu sedieren. Es wird bei depressiven Verstimmungen eingesetzt, die von Ängsten begleitet sind. Die besten Lavendelöle tragen den Zusatz „extra" oder „fein". Da Lavendelöle oft gepanscht werden, lohnt es sich, auf die Herkunft zu achten, zum Beispiel ausgewiesen durch die kontrollierte Herkunftsbezeichnung AOC (Frankreich).

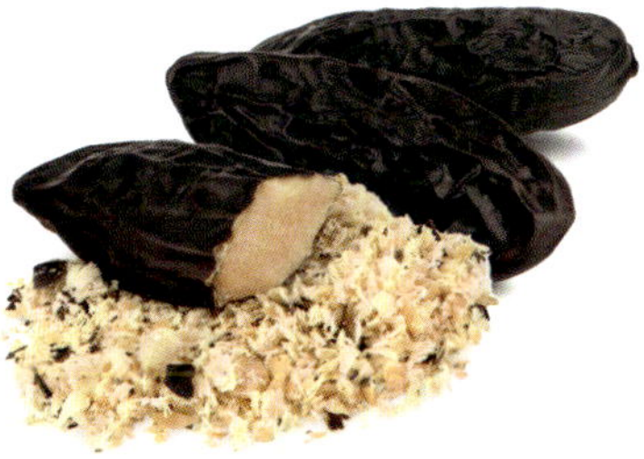

TONKABOHNE

Die aus Südamerika stammende Frucht des Tonkabaums ist ein Trendgewürz mit einem weihnachtlich anmutenden Aroma, das sich irgendwo zwischen Vanille und Zimt bewegt. Es enthält – wie einige Zimtsorten – Cumarin, das in höheren Dosen schädlich für die Leber ist. Als Gewürz und in geringen Mengen gilt die Bohne als unbedenklich. In der Aromatherapie werden die Öle unter anderem zur Schlafförderung eingesetzt, denn sie stimulieren den Serotoninhaushalt. Auf die Psyche wirkt die Tonkabohne stimmungsaufhellend, ausgleichend belebend und mild angstlösend. Sie wird auch bei Trauer und depressiver Verstimmung angewendet.

Mit Düften verwöhnen

Experimentieren Sie mit Düften, in deren Umfeld Sie sich wohlfühlen. Aber dosieren Sie sie vorsichtig. Ätherische Öle können auch Schaden anrichten, weil sie stark konzentriert sind. Sie können etwa einen Tropfen auf ein Stück Vlies geben und dieses innen an ihrer Kleidung befestigen.

Oder verwenden Sie eine Duftlampe oder eine Schale mit Wasser und etwas Öl, die auf der Heizung steht. Pflanzenwässer, sogenannte Hydrolate, enthalten vor allem die wasserlöslichen Inhaltsstoffe einer Pflanze, aber damit vermischt auch Spuren ihrer ätherischen Öle. Sie sind als Spray im Handel, man kann sie direkt ins Gesicht oder auf den Hals sprühen.

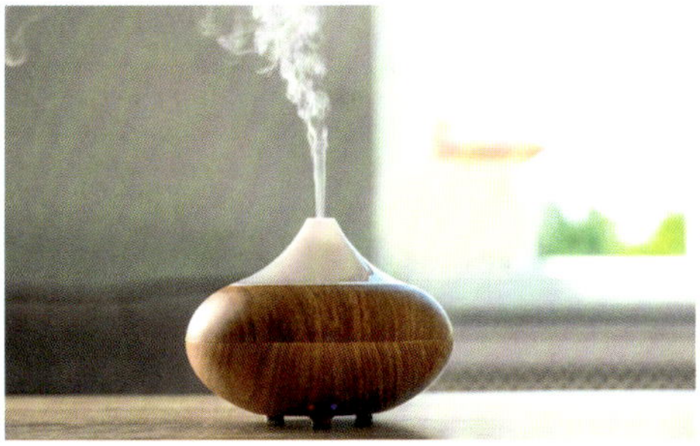

Oder sie bereiten sich ein Aromabad zu aus 100 g Meersalz, 10 Tropfen Lavendel fein bio und 5 Tropfen Orange bio. Tropfen Sie die ätherischen Öle in ein sauberes Glasgefäß und schwenken sie diese darin, bis die Glaswände benetzt sind. Dann geben Sie das Meersalz hinzu und schütteln gut. Geben Sie vier Esslöffel der Mischung in das Badewasser oder 2 Esslöffel in ein Fußbad.

VANILLE

Vanille ist ein kostbares Gewürz, das immer seltener wird – denn die Bienen, die seine Mutterpflanze bestäuben, werden immer weniger. Aus Mexiko brachten die Spanier die Schote, die zu einer mehrere Meter langen Kletterorchidee gehört, mit nach Europa. Sie erinnert an den Geruch von Babys, an die Geborgenheit der Kindheit und ist daneben auch noch der Sexuallockstoff einer Wanze. Vanille wirkt seelisch stark aufhellend. Sie reguliert den Serotoninhaushalt, ist schlaffördernd und beruhigend. Angewendet wird Vanillearoma unter anderem bei Burn-out, depressiver Verstimmung, Gefühlskälte, Trauer und Mutlosigkeit sowie Ängsten.

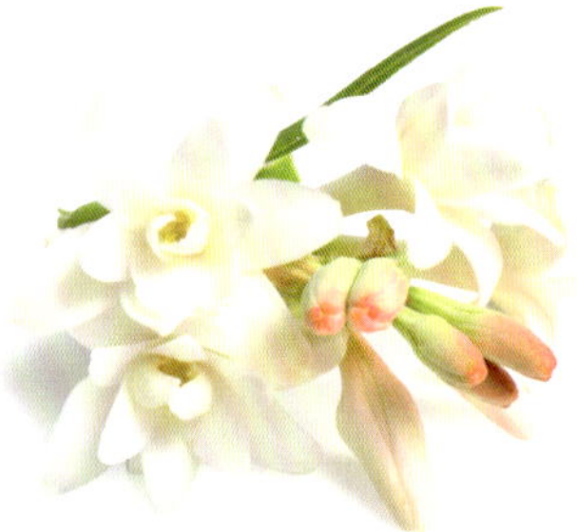

TUBEROSE

Vor Sonnenaufgang müssen die strahlend weißen Blüten dieser Nachthyazinthe aus Mittelamerika gepflückt werden, weil sie dann den höchsten Gehalt an ätherischen Ölen bieten. „Wenn man sich den schönen Seiten des Lebens verschließt", sagen die Aromatherapeuten, ist das Tuberoseöl genau richtig. Wer glaubt, keine Kraft mehr zu haben, verreibe einen einzigen Tropfen (nicht mehr!) 5%iges Tuberoseöl zwischen den Handflächen und atme es ein. Das Öl enthält einen beruhigenden Ether, der seelisch stabilisiert und Ängste löst.

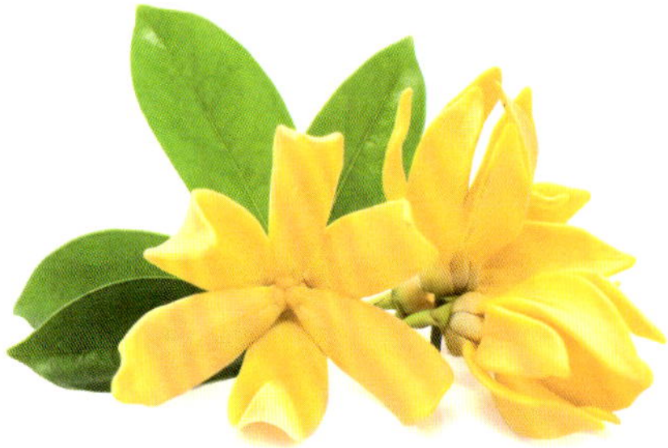

YLANG-YLANG

Die Blüten eines immergrünen Baums enthalten verschiedene ätherische Öle, die in einem komplizierten Prozess in mehreren Fraktionen destilliert werden. Sie finden sich in orientalisch duftenden Parfüms. Ihr Duft vermittelt Wärme und Geborgenheit, er hilft zum Beispiel Menschen, die unter großem Leistungsdrang stehen. Er erdet, gleicht aus, hellt die Stimmung auf und wird bei Stress, Burn-out, Krisen und Ängsten eingesetzt.

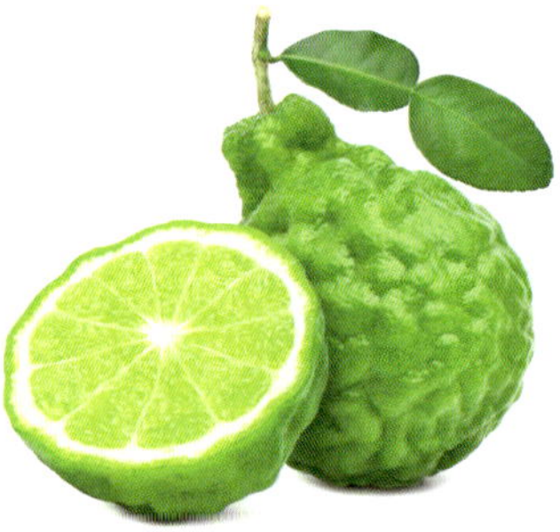

BERGAMOTTE

Dieser Baum ähnelt mit seinen reifen Früchten einem Quittenbaum. In Sizilien kandiert man die Früchte oder legt sie ein. Für das Aroma werden die noch grünen Fruchtschalen im Winter geerntet und kalt gepresst. Bergamotte findet sich in vielen Parfüms. Die Zitruspflanze wird auch zum Aromatisieren von Tees verwendet, etwa von Earl Grey.

Mittwoch

▶ YOGA ▶ SOULFOOD

YOGA

Yoga gehört zu den am besten untersuchten Verfahren von Naturheilkunde und Mind-Body-Medizin. Bei uns bekannt sind vor allem die Asanas, die Körperhaltungen, doch das indische Yoga ist eine komplette Lebensordnung, die außerdem noch Lebensführung, den Umgang mit den Sinnen, das Atmen, Konzentration und Meditation beinhaltet. Yoga können Sie ohne großen Aufwand allein zu Hause oder in der Gruppe praktizieren. Im Internet gibt es Plattformen, die Kurse und Übungen unterschiedlicher Yoga-Schulen beinhalten – ein Angebot, das Sie sozusagen überallhin mitnehmen können. Vieles davon ist kostenlos oder zu geringen Gebühren erhältlich. Anfängern empfehle ich jedoch, als Erstes eine Gruppe zu besuchen, um von einer fachlich ausgebildeten Person eine solide Einführung zu erhalten. Sie kann die Körperhaltungen immer wieder korrigieren und bei Ihnen ein Gefühl entwickeln, worauf es ankommt.

Anfangs praktizieren viele Menschen Yoga wie eine spezielle Form der Gymnastik, die Arbeit an den Muskeln, die Ausrichtung des Körpers stehen im Vordergrund. Mit der Zeit wird dann aber klar, dass es beim Yoga vor allem um eine Zusammenführung von Körper und Geist, vermittelt durch das Atmen, geht – um Embodiment. Die Asanas wirken nicht nur auf die Muskulatur, sondern auch auf den Geist. Es lohnt sich, auf gut ausgebildete Yogalehrer zu achten, zu finden zum Beispiel über den Bundesverband der Yogalehrenden (https://www.yoga.de/yogalehrerin-finden/).

Studien zeigen die positive Wirkung von Yoga auf Schmerzkrankheiten, Herz-Kreislauf-Leiden und Entzündungen. Bei Frauen mit Brustkrebs nahmen Depressivität, Ängstlichkeit und Fatigue ab. Yoga wirkt Stress entgegen und ist deutlich antidepressiv. Bei Angststörungen liegen positive Nachweise vor. Meist werden Ängste allerdings im Zusammenhang mit Depressionen untersucht und die beiden Kategorien wurden bisher selten unterschieden. Patienten berichten über deutliche Veränderungen im Umgang mit den Ängsten, da sie durch Yoga ein verbessertes Körperempfinden und damit auch eine bessere Gefühlsregulation (mehr körperlich verankerte Gelassenheit) entwickeln konnten.

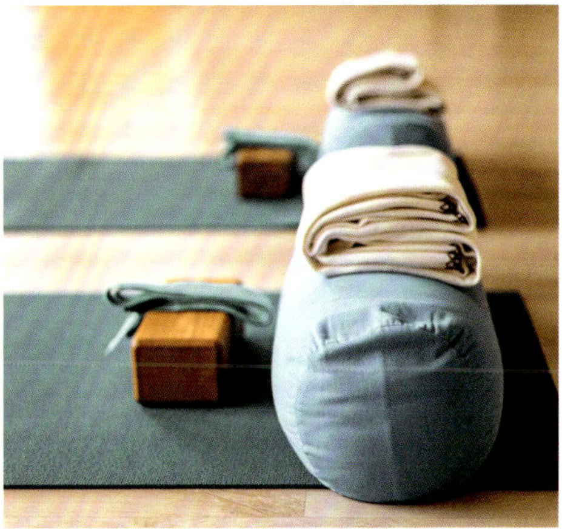

Yoga gegen die Angst

Der indische Lehrmeister B.K.S. Iyengar (1918–2014) hat Übungen des Hatha-Yoga systematisiert, deshalb lassen sie sich gezielt zur Behandlung von Beschwerden einsetzen. Die folgende Sequenz (hier leicht abgewandelt) ist bei Angstzuständen hilfreich, wenn sie – wie generell bei Yoga – regelmäßig praktiziert wird. Die achtsame und präzise Ausführung der Stellungen (Asanas) ist dabei besonders wichtig. Die Details würden hier den Rahmen sprengen. Anfängern und Ungeübten raten wir deshalb, sich von einer geschulten Person einführen zu lassen. Als Hilfsmittel können zusammengerollte Decken oder Klötze verwendet werden. Der Einsatz von Hilfsmitteln, die es auch weniger beweglichen Menschen möglich macht, ein Asana auszuführen, ist typisch für Iyengar, der als der weltweit wichtigste Yogalehrer gilt. Er unterrichtete auch viele Künstler, etwa den Geiger Yehudi Menuhin.

1. ACHTSAM STEHEN

Tadasana Samasthiti

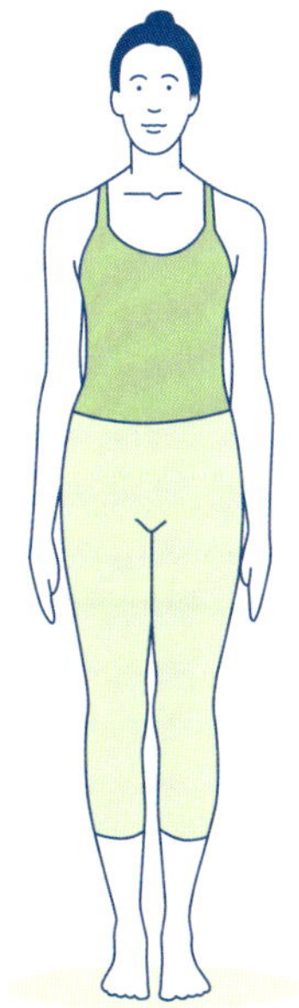

- *Die Füße parallel: Entweder berühren sich die großen Zehen oder die Beine stehen hüftbreit auseinander.*
- *Baue bewusst Spannung auf – von den Fußsohlen bis zum Scheitel. Schiebe die Schulterblätter erst nach hinten, breite sie dann zu den Seiten aus und lasse sie sinken. Hebe das Brustbein.*
- *Bleibe 30 bis 60 Sekunden in der Haltung und steigere dich nach Belieben.*

2. DER GESTRECKTE BERG

Tadasana Urdhva Hastasana

- *Nun drehe die Arme nach außen, sodass die Daumen von dir wegzeigen.*
- *Hebe sie seitlich nach oben, atme dabei ein. Die Arme stehen parallel zueinander senkrecht, die Handflächen einander zugewandt, die Schultern gesenkt.*
- *Bleibe einige Atemzüge so.*
- *Bewege dann die Arme mit einer Ausatmung wieder nach unten.*

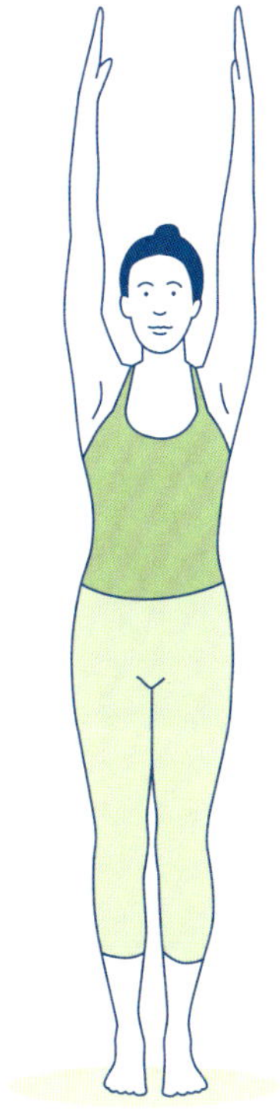

3. DIE STEHENDE VORBEUGE

Uttanasana

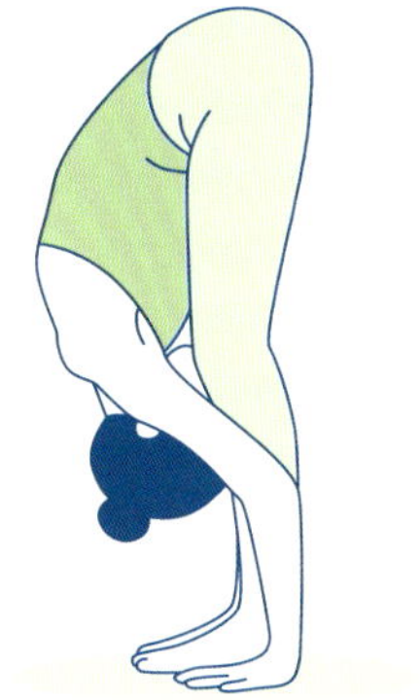

- *Beuge dich aus dem achtsamen Stehen aus den Hüftgelenken heraus nach vorn. Halte die Beine gestreckt und lege die Finger seitlich der Füße ab oder greife um die Gelenke herum. Wenn das nicht geht, beuge die Knie leicht. Bei Ein- und Ausatmung schwingt der Oberkörper ganz leicht.*
- *Bleibe 30 bis 60 Sekunden in der Haltung.*
- *Richte dich dann mit einer Einatmung auf.*

4. STEHENDE GRÄTSCHE

Prasarita Padottanasana

- *Setze die Füße parallel zueinander in eine weite Grätsche.*
- *Beuge dich nun mit einer Ausatmung aus den Hüftgelenken heraus nach vorn und setze die Fingerspitzen unter den Schultern auf den Boden, mit gestreckten Armen.*
- *Nach einigen Atemzügen wandern die Fingerspitzen zwischen die Füße.*
- *Auch hier verharrst du einige Atemzüge lang, dann sinken Kopf und Rumpf mit einer Ausatmung in die volle Vorwärtsbeuge.*
- *Wenn du beweglich genug bist, kannst du mit den Händen noch etwas nach hinten wandern, bis die Unterarme senkrecht und die Oberarme parallel und waagerecht stehen.*
- *Bleibe 30 bis 60 Sekunden in dieser Haltung, dann löse sie achtsam auf.*

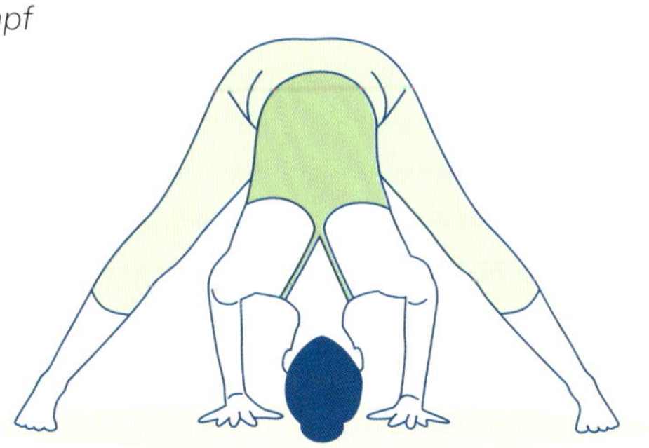

5. HERABSCHAUENDER HUND

Adho Mukha Shavanasana

- *Gehe in den Vierfüßlerstand: Die Knie sind unterhalb der Hüften und die Hände unterhalb der Schultern ausgerichtet.*
- *Hebe mit einer Ausatmung die Knie, klappe die Zehen um und schiebe langsam das Gesäß nach oben, während du die Beine zunehmend streckst.*
- *Wenn du kannst, senke die Fußsohlen zum Boden. Der Kopf hängt nicht, sondern bleibt gerade ausgerichtet in Verlängerung der Wirbelsäule.*
- *Bleibe ruhig atmend 1 bis 3 Minuten lang in dieser Position.*
- *Senke dann die Knie und entspanne dich.*

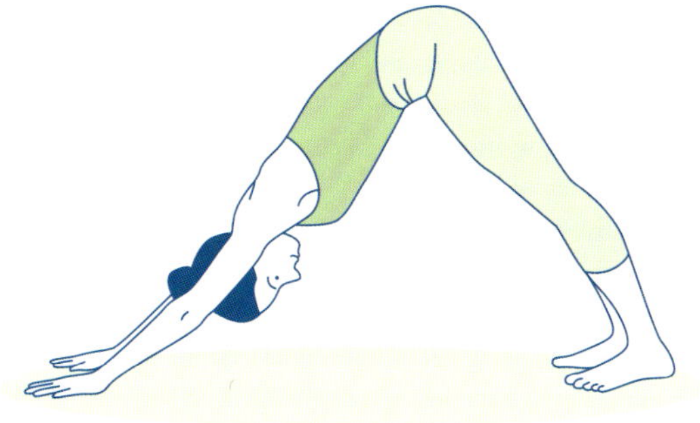

6. DAS DREIECK

Utthita Trikonasana

- *Stehe in Tadasana (siehe 1.).*
- *Mache mit einer Einatmung mit dem linken Fuß einen großen Schritt nach hinten und drehe ihn parallel zum Mattenende. Die Ferse des vorderen Fuß steht in Höhe der Mitte des hinteren Fußes. Hebe die Arme seitlich und strecke sie aus, die Handflächen zeigen nach unten.*
- *Strecke mit der Ausatmung deinen Oberkörper seitlich über das vordere Bein nach unten. Bringe die Hand entweder zu deinem Fuß oder zum Schienbein. Die Arme sind in einer Linie, der obere Arm zieht nach oben, die Handfläche nach vorne. Dein Blick geht zur oberen Hand, beide Beine sind gestreckt.*
- *Löse mit einer Einatmung die Haltung auf.*
- *Wiederhole die Übung auf der anderen Seite.*

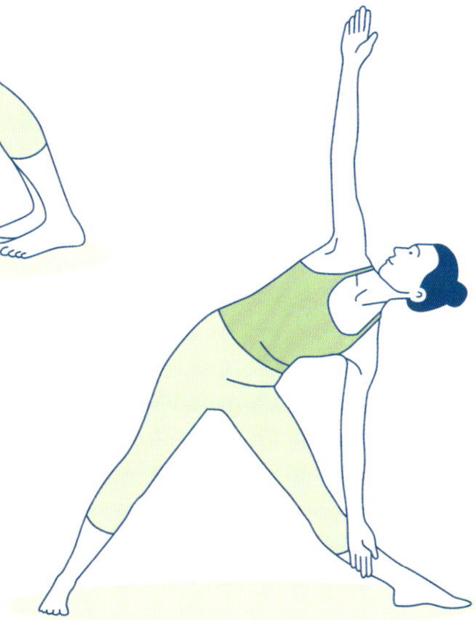

7. HALBMOND
Ardha Chandrasana

- *Beginne im gestreckten Dreieck: Die linke Hand liegt an der linken Hüfte.*
- *Beuge mit einer Einatmung das rechte Knie und lasse den Oberkörper nach rechts sinken. Stütze dich neben dem rechten Fuß auf dem Boden oder auf einem Klotz ab.*
- *Hebe nun das linke Bein an, bis es waagerecht gestreckt ist. Das Knie zeigt gerade nach vorn.*
- *Drehe Becken und Oberkörper nach links. Wenn du sicher stehst, hebst du den linken Arm in Verlängerung des rechten senkrecht nach oben und lässt den Blick der linken Hand folgen.*
- *Bleibe 30 bis 60 Sekunden lang in der Haltung.*
- *Senke dann das gehobene Bein mit einer Ausatmung.*
- *Wiederhole die Übung auf der anderen Seite.*

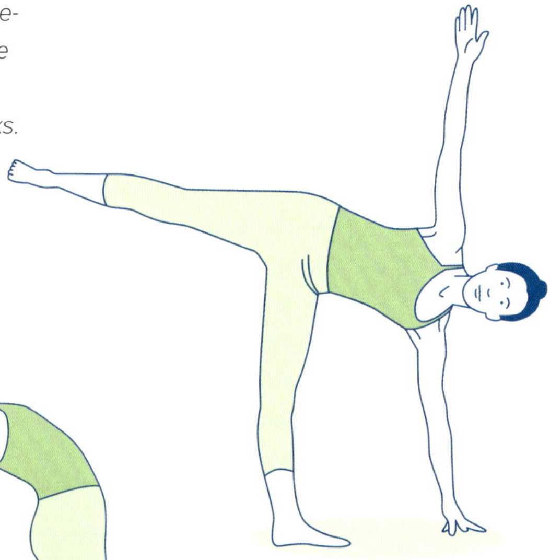

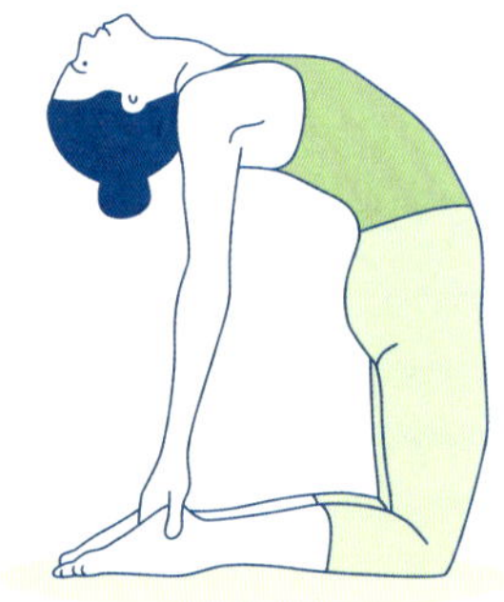

8. DAS KAMEL
Ushtrasana

- *Knie dich auf die Matte, die Knie in hüftbreitem Abstand, die Oberschenkel senkrecht. Lege beide Hände mit nach unten zeigenden Fingern ans Kreuzbein.*
- *Hebe mit einer Einatmung die Brust und schiebe die Schulterblätter von hinten gegen den Rücken.*
- *Nun lass den Oberkörper langsam nach hinten sinken. Der Kopf bleibt aufrecht. Lege die Hände auf die Fußsohlen, die Armbeugen zeigen nach vorn.*
- *Bleibe 30 bis 60 Sekunden lang in der Haltung.*

9. DER HELDENSITZ

Virasana

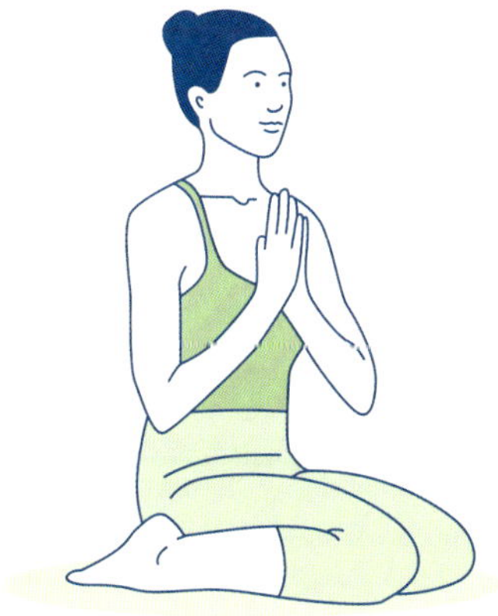

- *Knie dich auf die Matte oder auf eine weiche Decke. Die Fußrücken liegen mit etwas Abstand flach am Boden, die großen Zehen blicken zueinander.*
- *Senke das Becken bis knapp über die Beine und setze dich langsam zwischen die Füße. Je nach Anatomie der Hüftgelenke kann es notwendig sein, die Knie etwas weiter zu öffnen und eine zusammengerollte Decke unter das Gesäß zu legen.*
- *Bleibe 30 bis 60 Sekunden in der Haltung.*
- *Steigere dich bei jedem Mal auf bis zu 5 Minuten.*

10. KRIEGER MIT GESICHT NACH UNTE

Adho Mukha Virasana

- *Setze Dich wie beim Heldensitz gerade auf deine Unterschenkel, am besten legst du eine zusammengerollte Decke unter dein Gesäß. Die Hände liegen auf den Knien.*
- *Öffne nun deine Hände und schiebe sie mit den Armen mit einer Ausatmung, so weit es geht, nach vorn, leg den Kopf ab.*
- *Lasse Oberkörper und Gesäß sinken.*
- *Bleibe 1 bis 5 Minuten in dieser Position.*

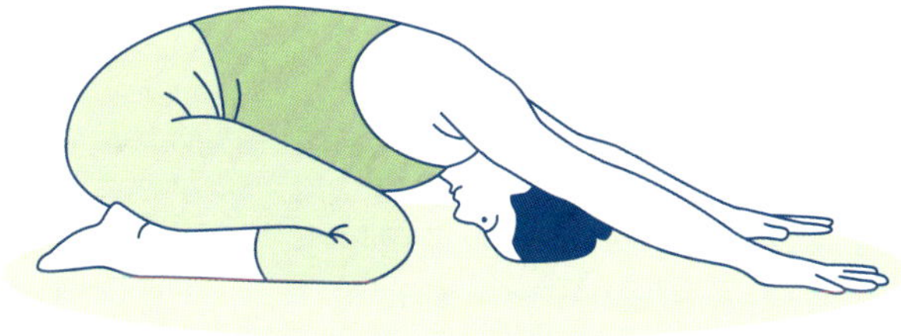

11. DIE KOPF-KNIE-STELLUNG

Janu Shirshasana

- *Setze dich mit ausgestreckten Beinen auf die Matte. Beuge dein rechtes Bein und ziehe die Ferse mit den Händen möglichst dicht an die rechte Leiste.*
- *Lasse das Knie sinken. Wenn das nicht leicht geht, dann stütze es durch ein Kissen.*
- *Beuge mit einer Ausatmung die linke Flanke möglichst gestreckt zum linken Bein und lasse die linke Hand langsam an der Innenseite des Beins Richtung Fuß gleiten – so weit es eben geht. Wenn möglich, umgreife den Fuß mit einer Hand.*
- *Drehe anschließend den Rumpf Richtung Decke.*
- *Strecke mit einer Einatmung den rechten Arm senkrecht nach oben.*
- *Führe ihn mit der nächsten Einatmung gestreckt über dem rechten Ohr zum linken Fuß und greife nach dessen Außenkante. Ist das zu schwierig, dann lege die rechte Hand stattdessen ans Kreuzbein und arbeite aus dieser Haltung heraus an der Streckung und Drehung des Rumpfes.*
- *Bleibe etwa eine Minute lang in der Haltung. Wiederhole die Übung auf der anderen Seite.*

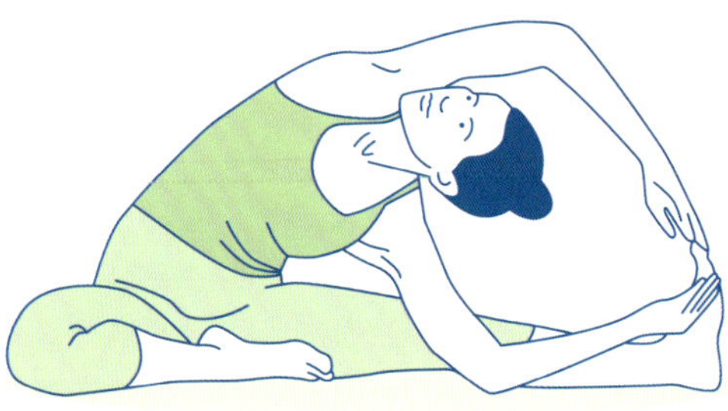

12. SITZENDE VORBEUGE

Paschimottanasana

- *Setze dich mit ausgestreckten Beinen auf deine Matte. Ziehe deine Zehen zu dir. Lege deine Handflächen neben deinen Hüften ab.*
- *Strecke mit deiner nächsten Einatmung deine Arme senkrecht über die Seite nach oben.*
- *Beuge dich mit der Ausatmung mit geradem Rücken nach vorne und fasse von oben über deine Zehen. Wenn das zu schwer ist, lege deine Hände auf deinen Schienbeinen ab. Lege, wenn möglich, deine Stirn auf deinen Knien ab. Atme tief und regelmäßig.*
- *Strecke mit der nächsten Einatmung wieder deine Arme und deine Wirbelsäule und rolle dich dann langsam Wirbel für Wirbel nach oben.*

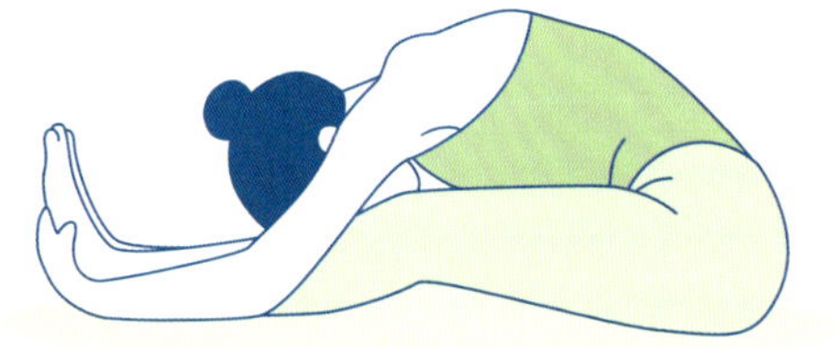

13. DIE GESCHLOSSENE WINKELHALTUNG

Baddha Konasana

- *Setze dich aufrecht und lege deine Fußsohlen aneinander. Deine Knie fallen entspannt auseinander. Wenn du magst, wippe einige Male mit ihnen auf und ab, um deine Hüften zu lockern. Dein Rücken bleibt aufrecht.*
- *Greife dann deine Füße und ziehe sie, so nah es geht, in Richtung Schambein. Halte deinen Rücken so gerade wie möglich und versuche, in Hüften und Knien, so weit es geht, loszulassen.*
- *Halte die Position für mehrere Atemzüge.*

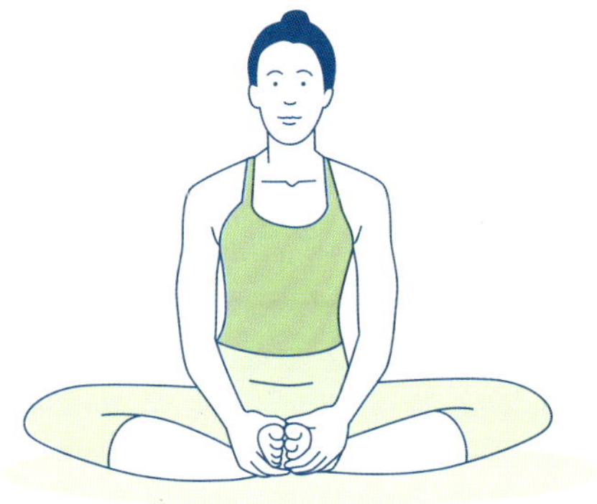

14. DIE SCHULTERBRÜCKE

Setu Bandha Sarvangasana

- *Lege dich auf den Rücken. Stelle die Füße dicht vor den Sitzknochen an. Lege die Arme dicht am Körper ab, die Handflächen zeigen nach unten, die Schulterblätter sind zueinander gezogen.*
- *Drücke mit einer Ausatmung Füße und Arme fest gegen den Boden, ziehe das Steißbein nach oben Richtung Schambein und hebe das Becken. Wenn das gut möglich ist, verschränke nun die Hände unter dem Körper. Das hilft dir, die Brust zu heben und weiter auf die Oberseite der Schultern zu rollen. Nacken und Gesicht bleiben entspannt.*
- *Bleibe 30 bis 60 Sekunden lang in der Haltung. Ziehe im Anschluss an die Übung, wenn du magst, zum Ausgleich auf dem Rücken liegend einen Moment lang die Knie zur Brust.*

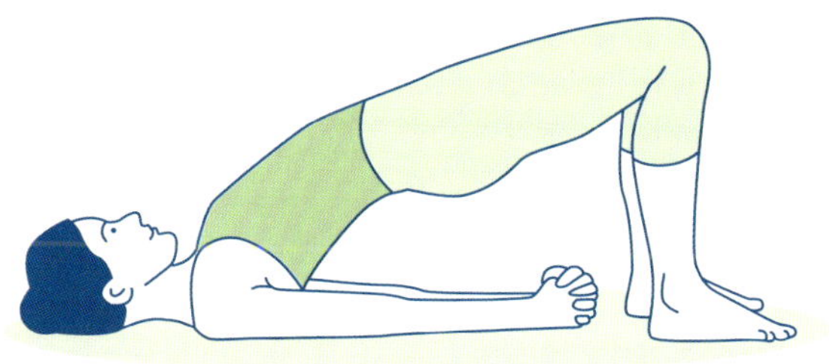

15. HALBER SCHULTERSTAND
Viparita Karani

- *Leg dich auf den Rücken, die Beine senkrecht an eine Wand gelehnt, das Kreuzbein stützt eine zusammengerollte Decke. Steißbein und Po hängen ein wenig über die Unterlage herab. Der Hinterkopf sinkt entspannt, die Kehle wird weich.*
- *Breite die Arme entspannt zu den Seiten aus, die Handflächen zeigen nach oben. Die Augen sind geschlossen und das Gesicht ist entspannt. Bleibe 5 bis 15 Minuten lang in der Haltung.*
- *Löse die Haltung sehr vorsichtig auf, indem du dich auf die Seite abrollst.*

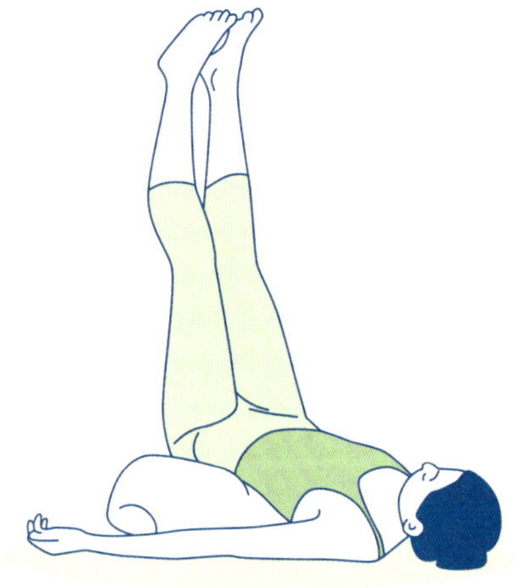

16. DIE ATMUNG FEIN HÖRBAR MACHEN
Ujjayi Pranayjama

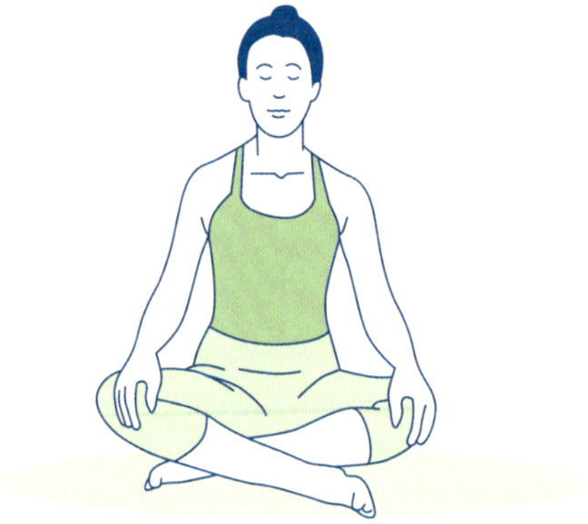

- *Atme sehr langsam, mit wenig Luft, aber etwas Druck durch die Nase ein und aus, sodass die durchströmende Luft ein Geräusch in der Gaumengegend erzeugt. Man nennt das auch das Meeresrauschen. Der entstandene Zischlaut soll leise und gleichmäßig sein.*
- *Gelingt das nicht sofort, dann hauche zu Beginn bei offenem Mund beim Ein- und Ausatmen „Haaaaa". Dadurch entsteht die Verengung der Luftröhre.*
- *Du kannst die Übung sitzend, liegend oder stehend praktizieren, durch beide Nasenlöcher oder für Fortgeschrittene im Wechsel.*
- *Übe das 2 Minuten lang.*

17. MIT PAUSEN EIN- UNDAUSATMEN

Viloma Pranayama

- *Lege Dich auf den Rücken, entspannt in der Totenstellung (siehe 18). Atme durch die Nase aus und leere deine Lungen.*
- *Atme nun in kleinen Schritten wieder ein: 2 Sekunden ein – ebenso lange halten – weitere 2 Sekunden ein – halten, atmen usw., bis die Lungen voll sind.*
- *Halte die Luft noch 3 bis 5 Sekunden an und atme dann langsam und vollständig aus. Übe 6 solcher Zyklen.*
- *Atme für etwa 2 Minuten normal.*
- *Nun atme langsam und tief ein und in kleinen Schritten aus: 2 Sekunden aus – 2 Sekunden halten usw., bis die Lungen leer sind.*
- *Zum Schluss 2 bis 3 Sekunden nicht atmen.*
- *Übe 6 solcher Zyklen, atme zum Abschluss 2 Minuten normal.*

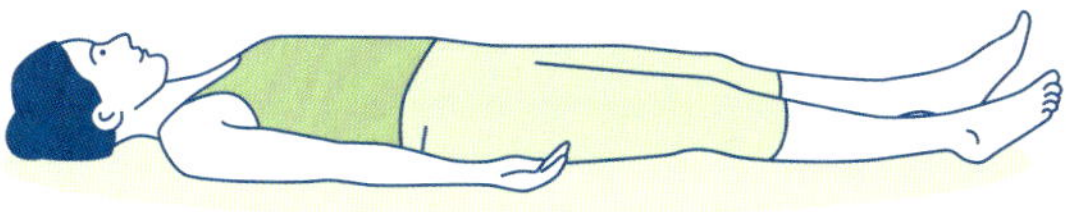

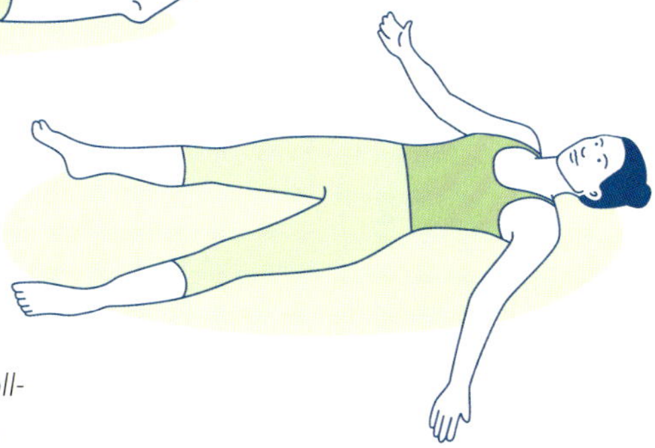

18. DIE TOTENSTELLUNG

Shavasana

- *Bringe deinen Körper in eine neutrale, vollkommen entspannte Position. Lege dich dazu auf den Rücken, die Beine fallen auseinander und berühren einander nicht, die Arme liegen an den Seiten, die Innenfläche der Hände zeigt nach oben.*
- *Du kannst dich warm zudecken.*
- *Atme tief und ruhig, etwa 5 Minuten lang.*

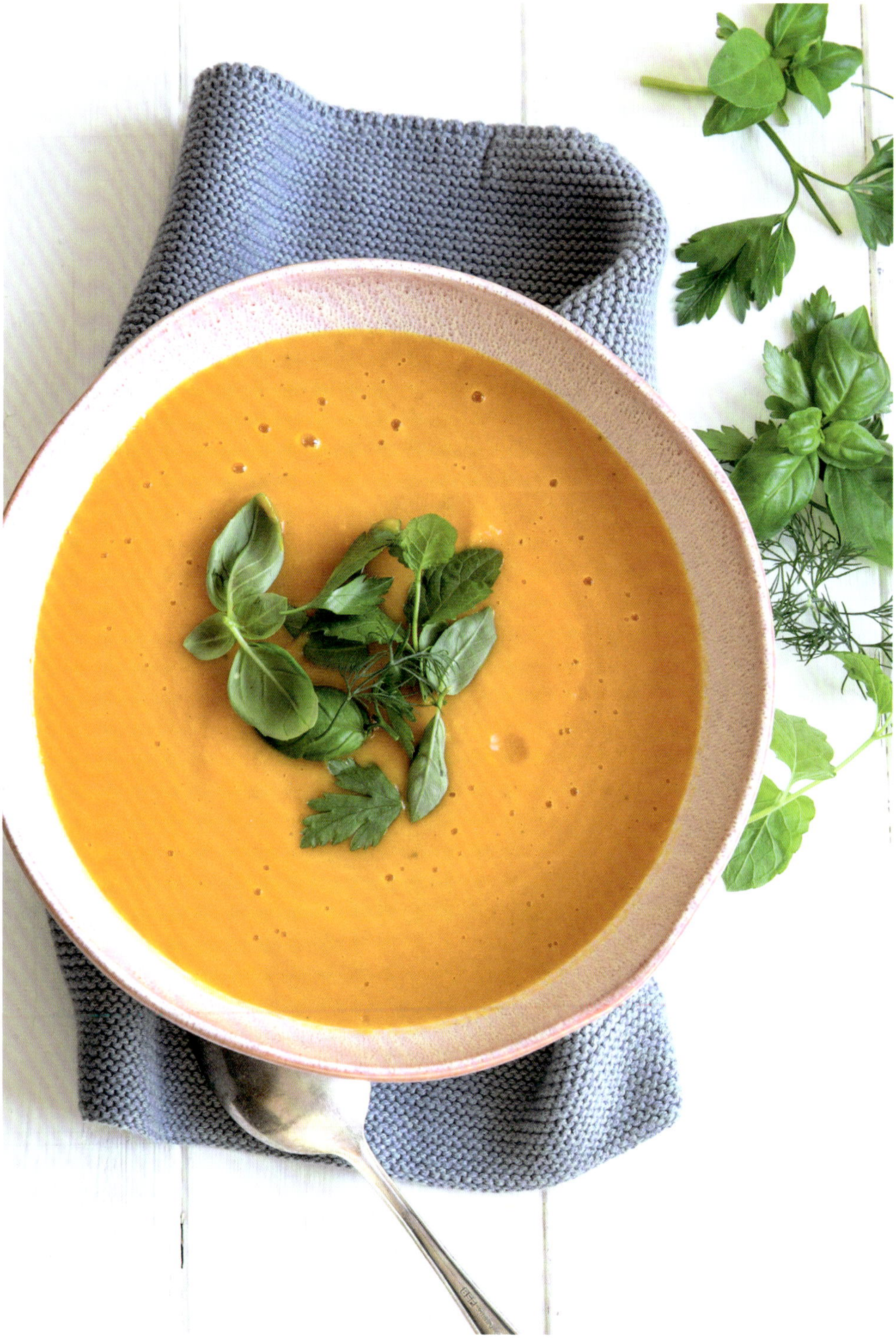

Soulfood

Schon die leuchtende Farbe dieser Suppe ist Balsam für die Seele: Kurkuma, die auch im Currypulver enthalten ist, hilft gegen Depressionen und Ängste. Unter anderem wirkt sie entzündungshemmend, was zu diesem Effekt beiträgt. Es reicht bereits ein halber Teelöffel. Wenn Sie Kurkuma frisch verwenden, achten Sie darauf, dass die Wurzel stark gelb färbt. Am besten ziehen sie Einweghandschuhe an.

Man sieht der Kurkumaknolle an, dass sie mit dem ebenfalls verwendeten Ingwer verwandt ist. Dieser wirkt auf verschiedene Weise auf unsere Gefühle ein – unter anderem dämpft er das Ekelempfinden und wirkt wärmend, auch auf die Seele. Ingwer und Kurkuma haben sehr viele gesunde Eigenschaften und gelten beide als Superfoods.

Süßkartoffeln, die ursprünglich aus Süd- und Mittelamerika stammen, enthalten komplexe Kohlenhydrate, Vitamine und Mineralstoffe. Auch, was ihren glykämischen Index angeht, ist die Süßkartoffel der Kartoffel überlegen.

Süßkartoffel-Ingwer-Suppe

Für 4 Personen

3 Süßkartoffeln
1 Zwiebel
2 Möhren
großes Stück frischer Ingwer
2 TL gemahlene Kurkuma
2 TL Currypulver
1 EL Ghee oder Olivenöl
1 l Gemüsebrühe
frisch gepresster Zitronen- oder Orangensaft
etwas abgeriebene Schale von 1 Bio Zitrone
Ahornsirup zum Abschmecken
250 ml Kokosmilch
Salz, Pfeffer aus der Mühle
frische Kräuter zum Dekorieren

- Süßkartoffeln, Zwiebel und Möhren schälen und zerkleinern. Den Ingwer schälen und fein schneiden. Zusammen mit Kurkuma und Curry in heißem Ghee oder Olivenöl in einem Topf anrösten. Dann das Gemüse hinzufügen und bei mittlerer Hitze andünsten.

- Mit Gemüsebrühe aufgießen und das Gemüse zugedeckt ca. 10 Minuten weich kochen. Mit Orangen- oder Zitronensaft, abgeriebener Zitronenschale, Salz und Pfeffer abschmecken. Maximal 1 TL Agavendicksaft oder Ahornsirup zufügen und umrühren. Kokosmilch zugeben und alles zusammen pürieren.

- Mit frischen Kräutern dekoriert servieren. Wer es schärfer mag, kann die Suppe zusätzlich mit etwas Chili würzen.

Donnerstag

▶ ABC-ÜBUNG

Manchmal frage ich mich, warum manche Menschen so negativ reagieren. Die Person an der Kasse im Supermarkt zum Beispiel, die sicher einen harten und unterbezahlten Job macht, hat chronisch schlechte Laune. Aber wäre es nicht leichter, den Kunden positiv zu begegnen, ein Lächeln, ein kurzes Gespräch – und beiden ginge es besser? Oder wenn man mit dem Fahrrad auf einem Spazierweg unterwegs ist, achtsam fährt, nicht stürmisch klingelt, die Fußgänger sorgsam umrundet – und trotzdem angeblafft wird. Sie kennen das sicher aus vielen Situationen im Alltag. Es ist nichts passiert, aber irgendjemand regt sich auf.

Immer wieder trifft man auf Patienten oder Patientinnen, die so eine negative Energie ausstrahlen, dass am liebsten niemand ihr Zimmer betreten würde. Dann muss ich als Chef ran. Ich frage dann sehr direkt nach den Gründen, und meistens stellt sich heraus, dass die Betroffenen aufgrund irgendwelcher privater Verhältnisse mit sehr negativen Erwartungen in die Klinik kamen und dem Behandlungsteam sozusagen gar keine Chance ließen. Kann man solche negativen Erwartungen ausräumen, verbessert sich auch der körperliche Zustand schlagartig.

Wir fallen allzu leicht in solche Verhaltensmuster, und die tun niemand gut, weder dem, der sie auslöst, noch dem, der sie ertragen muss. Denn unsere Biologie reagiert sofort: Unsere Gefühle verändern sich und mit ihnen unsere Körperchemie, auch im Gehirn. In der Klinik diskutieren wir solche Situationen und unsere Reaktionen darauf mit den Patienten.

Selbst die Art, wie wir unsere Umgebung wahrnehmen, ob wir einen Gegenstand neugierig betrachten oder skeptisch, verändert unsere Körperchemie. Das macht sich zum Beispiel die Alexander-Technik zunutze, eine pädagogische Methode, die sich mit Fehlhaltungen im Bereich Kopf, Hals und Nacken befasst und dabei zeigt, wie eng innere und äußere „Haltungen" zusammenhängen.

Die ABC-Übung

Folgende Übung können Sie auch mit anderen Menschen durchführen – dann entlarvt sich, bei wem das Glas halb voll und bei wem es halb leer ist. Die Fragestellung (den typischen Auslöser einer ärgerlichen Alltagssituation) suchen Sie sich selbst aus – das hier ist nur ein Beispiel. Fertigen Sie eine Liste an und legen Sie diese in Ihr Übungsheft ein.

A Auslöser	Wo?	Im Büro	Unter der Dusche
	Wann?	Montag, kurz vor Feierabend	Heute, morgens um halb sieben
	Was geschieht?	Mein Chef will unbedingt noch einen Kostenvoranschlag mit mir besprechen.	Beim Duschen muss ich daran denken, was ich alles noch nicht erledigt habe und wen ich unbedingt heute anrufen muss.
B Bewertung	Meine Gedanken	Mist – warum konnten wir das nicht am Nachmittag tun? Und morgen würde auch noch reichen! Er will damit nur zeigen, wer hier das Sagen hat. Ich müsste eigentlich ablehnen...	Immer bin ich zu spät mit allem. Wenn ich mir nicht alles aufschreibe, vergesse ich die Hälfte. Hoffentlich bekomme ich alles gebacken, was zu tun ist. In meinem Alter ist man schnell überflüssig...
C Konsequenzen	Meine Gefühle	Ich bin sauer!	Ich bin nervös und habe Angst.
	Meine Körperreaktion	Meine Nackenmuskeln verspannen sich. Ich bekomme kalte Hände.	Mein Herzschlag beschleunigt sich. Mein Magen ist angespannt.
	Mein Verhalten	Ich nehme meine Unterlagen und gehe zum Chef. Ich tue so, als wäre die Zusatzarbeit kein Problem. Zähneknirschend.	Ich trockne mich ab, keine Zeit mehr für Frühstück.

Freitag

SELBSTMITGEFÜHL

Die Empfindungen des eigenen Körpers richtig deuten zu können, scheint eine Rolle für die Fähigkeit zur Empathie anderen gegenüber zu spielen. Dieselben Hirnregionen werden dabei aktiv. Seit rund 20 Jahren kommt hier auch der Begriff des „Selbstmitgefühls" ins Spiel. In die Psychologie als Mindful Self-Compassion (MSC) eingeführt wurde er von Kristin Neff, Professorin für Pädagogische Psychologie in Austin/Texas. Selbstmitgefühl hat nichts mit Egoismus zu tun. Es geht auch nicht um (Selbst-)Mitleid, sondern um fürsorgliches Handeln für sich selbst. Das ist nicht so selbstverständlich, wie man vielleicht denkt. Im Kern bedeutet das drei Dinge:

- Schmerz anzuerkennen (körperlichen wie seelischen),
- sich menschlich mit anderen verbunden zu fühlen,
- zu sich selbst freundlich zu sein.

Was so einfach klingt, wird so selten getan. Statt uns zunächst einmal so anzunehmen, wie wir eben sind, und zu akzeptieren, dass wir menschliche Schwächen teilen, kämpfen wir gegen Seiten, die wir nicht akzeptieren wollen und versetzen uns dadurch in zusätzlichen Stress. Würden wir nicht immer wieder gegen uns selbst anrennen, wäre es viel leichter für uns, uns um uns selbst besser zu kümmern. In einem MSC-Kurs lernen die Teilnehmenden nicht nur Meditationen zur Güte und Selbstmassage, sondern sie setzen sich auch mit schwierigen Gefühlen wie Scham oder Wut auseinander. Selbstwertgefühle, Grundwerte und Dankbarkeit sind ebenso Thema.

Bei Angst, Depression und Stress verbessert MSC das psychische Wohlbefinden. Die emotionale Resilienz wächst Studien zufolge auch bei Belastungen wie Scheidung, chronischen Krankheiten und Traumata. Optimismus, Kreativität und Lebenszufriedenheit nehmen zu. Unter dem Stichwort Mindful Self-Compassion finden Sie im Internet oder über die psychologischen Fachgesellschaften Kontaktadressen.

Ein solcher Kurs kann Ihnen dabei helfen, sich mit Freundlichkeit statt mit Selbstkritik zu motivieren, belastende Gefühle besser zu ertragen, wieder genießen zu lernen und so, zum Beispiel in einem anstrengenden Beruf oder einer Pflegesituation, den Burn-out zu vermeiden.

Beruhigende Berührung

Sie können sich setzen, aber auch stehen oder liegen – was Ihnen im Moment guttut.

- *Jetzt konzentrieren Sie sich auf das Atmen, ein und aus. Nun nehmen Sie den Stuhl, Boden oder die Matratze wahr, die Schwerkraft, die auf Ihren Körper wirkt – spüren Sie, wie Sie gehalten werden. Öffnen Sie Ihre Hände leicht. Legen Sie die eine Hand in die andere und halten sie sanft.*

- *Wechseln Sie dann die Hände. Vielleicht streichelt die eine Hand die andere, wenn Sie das als angenehm empfinden.*

- *Dann legen Sie eine Hand auf das Herz – wie fühlt sich das an? Bewerten Sie nicht, spüren Sie nur. Ballen Sie die Herzhand zur Faust, das ist ein Zeichen der Kraft. Wieder nachspüren. Vielleicht legen Sie nun eine Hand auf den warmen Bauch und die andere an Ihre Wange. Dann können Sie Ihr Gesicht zwischen beide Hände nehmen. Ist das angenehm?*

- *Fangen Sie nun an, mit der einen Hand den anderen Arm zu streicheln. Wechseln Sie die Seiten.*

- *Jetzt überkreuzen Sie die Arme und umarmen sich selbst behutsam. Machen Sie dabei leichte Kreisbewegungen. Wo hat es sich besonders gut angefühlt, sich selbst beruhigend zu berühren? Nehmen Sie sich eine weitere Minute Zeit, das zu erforschen.*

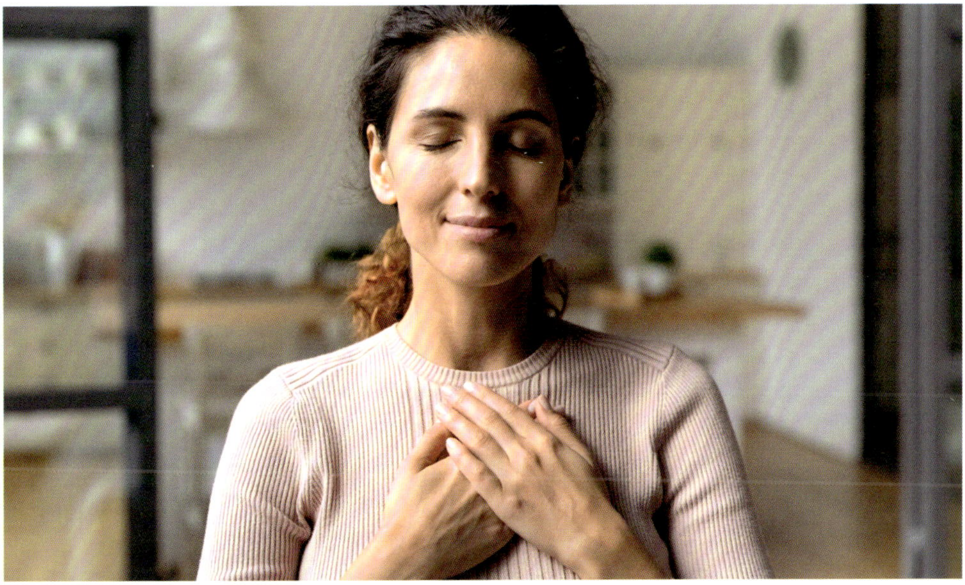

WOCHE 4

„RAUS AUS DEM ANGSTKREISLAUF MIT DER [illegible] SPIRALE DIE NERVEN ENTSPANNEN“

Samstag/Sonntag

LESEN UND LERNEN

Auf der Straße sind Sie sicher schon Menschen begegnet, die laut Selbstgespräche führten. Das ist irritierend, aber eigentlich ist bei diesen Personen nur die Selbstkontrolle „defekt", ihre inneren Dialoge für sich zu behalten. Denn wir alle stehen in einem ständigen Gespräch mit uns selbst, nur machen wir dieses nicht öffentlich.

DER INNERE DIALOG

In unseren Gedanken – still oder nicht – sind wir häufig negativ eingestellt und voller Vorurteile. Anstatt unsere Gedanken daraufhin zu überprüfen, nehmen wir immer stärker selektiv wahr und sehen in unserem Umfeld nur das, was unsere Meinung bestätigt. Dann kann es auch sein, dass sich die Vorahnungen erfüllen: In der Psychologie nennt man das eine *self-fulfilling prophecy*. Häufig haben wir auch ein negatives Selbstbild, zumindest denken wir weniger über unsere Leistungen nach als über unsere Defizite, und wie sie andere wohl wahrnehmen. Solche Gedanken sind selbstschädigend, sie führen zu negativen Gefühlen wie Wut oder Neid, sie verspannen die Muskeln und lösen Schmerzen aus.

Meine Kollegin Anna Paul hat dafür ein Supermarkt-Beispiel: Nach Feierabend haben Sie es eilig, nach Hause zu kommen, aber Sie haben versprochen, noch ein Brot mitzubringen. Die Schlangen an den Kassen sind ziemlich gleich lang, aber ausgerechnet die eigene scheint sich kaum voranzubewegen. „Murphys Gesetz", denken Sie sich grimmig, „immer stehe ich in der falschen Schlange!" Sie denken sich, „Ich hätte vielleicht eine Schlange mit einer Frau wählen sollen, Männer sind so unorganisiert." Sie denken sich, „Das passiert nur, wenn ich es eilig habe!" Und jetzt zählt die Kundin vor Ihnen auch noch jeden Cent einzeln ab. Sicher kennen Sie solche Situationen. Bis Sie dann endlich dran sind, haben Sie schon jede Menge Stressreaktionen in Körper und Geist angesammelt.

AUTOMATISCHE GEDANKEN

Solche unmittelbaren, verzerrten und negativen Selbstgespräche heißen in der Psychologie „automatische" Gedanken. Es sind reflexartige Reaktionen auf Stressauslöser, die weder beabsichtigt noch reflektiert werden. Sie entstehen schnell und sind kurzlebig, oft nehmen wir sie gar nicht mehr bewusst wahr – wir sehen sie nicht als Gedanken, sondern denken, das sei die Realität. Automatische Gedanken beruhen auf Mythen, die wir nicht hinterfragen oder realistisch abwägen. Aber sie beeinflussen uns sehr stark und bestimmen darüber, wie wir unseren Alltag wahrnehmen. Beispiele für gedankliche Verzerrungen finden Sie in dieser Woche am Donnerstag (siehe Seite 160).

Unsere Gedanken prägen unsere Gefühle. Denken wir an einen schönen Ort, wo wir uns wohlgefühlt haben, beginnt unser Körper, sich automatisch zu entspannen. Aber sitzen wir in Kino und der Film zeigt eine gruselige Horrorszene, dann bekommen wir Gänsehaut, der Puls wird schneller und der Magen krampft sich leicht zusammen. Wir wissen zwar, dass das da vorne nur Film ist, aber unseren Körper interessiert das nicht: Er reagiert auf Warnsignale, unabhängig, ob sie analog oder digital sind, und zwar mit einer Geschwindigkeit, dass der Verstand erst einmal nicht mitkommt.

DER ANGSTKREISLAUF

Der Ursprung des Denkens liegt in der sensorischen Wahrnehmung, etwa wenn Plankton dem Licht folgt. Später entwickelten sich aus dem Fühlen Gefühle. Ob bewusst oder nicht, sie sind die Basis jeden Gedankens. Der Terminator auf dem Bildschirm erinnert unser Gehirn vielleicht an eine unklare Situation in einer dunklen Straße oder auch an ein Kinderbuch, dessen Hexen uns das Fürchten lehrten. Häufig löst ein negativer Gedanke wie „Ich werde mich mit Covid-19 anstecken und muss bestimmt ins Krankenhaus" körperliche Angstreaktionen aus, eine Panikattacke, Herzrasen, Bluthochdruck, Unwohlsein. Das führt dann zu einem bestimmten Verhalten: Man isoliert sich zusehends, geht nicht mehr zum Sport, sucht an sich Anzeichen einer Infektion. Das aber löst neue Gefühle aus, wie Angst und Einsamkeit. Der Angstkreislauf schraubt sich weiter.

TEUFELSKREIS DER ANGST

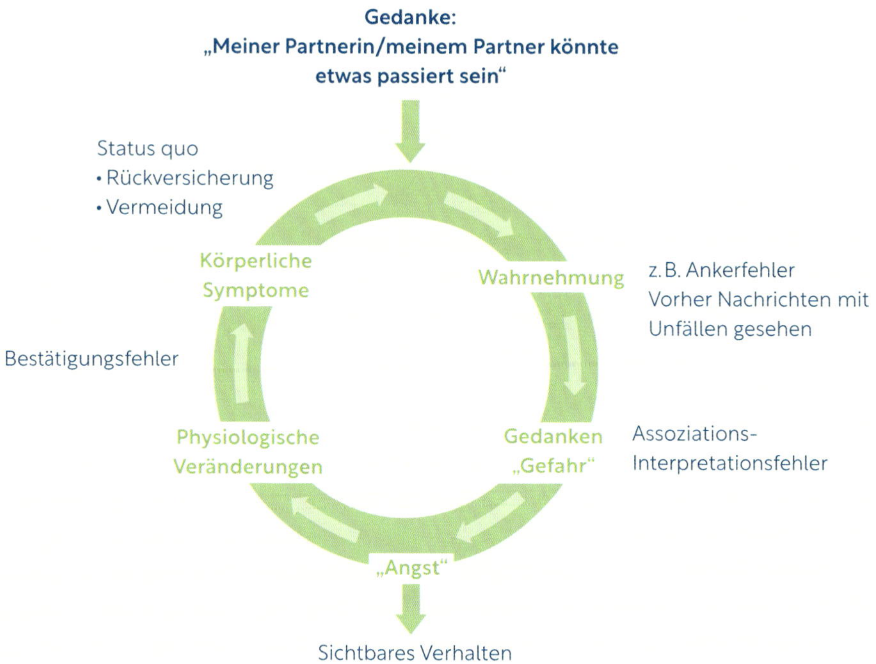

Quelle: Max-Planck-Institut für Psychiatrie, München

Paul Watzlawick (1921–2007), österreichisch-amerikanischer Kommunikationswissenschaftler und Psychotherapeut, hat mit seiner „Anleitung zum Unglücklichsein" ein wunderbar erhellendes Buch zu dem Thema geschrieben, das ich Ihnen nur ans Herz legen kann, falls Sie es noch nicht kennen. Denn es ist genauso legendär wie folgendes Beispiel daraus:

Ein Mann will ein Bild aufhängen. Den Nagel hat er, aber keinen Hammer. Der Mann beschließt, den Nachbarn zu fragen, den er schon hämmern gehört hat. Er will gerade hinübergehen, als ihm Zweifel kommen. Was, wenn der Nachbar ihm den Hammer nicht leihen will? Am Tag zuvor, als sie einander begegnet sind, hat der nur knapp mit dem Kopf genickt. Ach was, vielleicht war er einfach in Eile. Aber – vielleicht hat er auch nur so getan. Er denkt: „Vielleicht hat er etwas gegen mich? Und was? Ich habe ihm nichts angetan; der bildet sich da etwas ein. Wenn jemand von mir ein Werkzeug borgen wollte, ich würde es sofort ausleihen. Aber er? Wie kann man einem Mitmenschen einen so einfachen Gefallen abschlagen? Menschen wie er machen einem das Leben zur Hölle. Und bestimmt bildet er sich auch noch ein, ich sei auf ihn angewiesen. Bloß weil er einen Hammer hat und ich nicht. Jetzt reicht's!" Er stürmt hinüber, läutet, der Nachbar öffnet, doch noch bevor er „Guten Tag" sagen kann, schreit ihn unser Mann an: „Behalten Sie Ihren Hammer, Sie Blödmann!"

Dieses Beispiel für stressverschärfende Gedanken zeigt eindrücklich, wie sich negative Signale gegenseitig verstärken und aufschaukeln. Für die Betroffenen ist es in einer eskalierenden Situation schwer zu unterscheiden, ob es sich bei dem Herzrasen, das dabei vielleicht auftritt, um einen Herzanfall mit Vorhofflimmern oder eine Angstattacke handelt. Vorhofflimmern kommt in rhythmischen Abständen wieder, die Angstattacke erreicht ihren Höhepunkt und lässt dann vollständig nach. Aber wer will in einem solchen Moment schon abwarten?

GEDANKEN SIND NICHT REALITÄT

Die Diskussionen, die wir zu dem Thema Gedankenmuster mit Patienten führen, sind immer wieder aufs Neue spannend, und manchmal glaubt man zu hören, wie der sprichwörtliche „Groschen" zur Erde fällt. Zum Beispiel, wenn klassische Stressverstärker zur Sprache kommen – innere Kommandos wie „Sei perfekt!", „Sei beliebt!" oder „Sei stark!" Immer wieder tauchen Themen auf, wo solche inneren Forderungen oder einseitige Sichtweisen sich zu einem Teufelskreis der Angst verdichten. Aus einem unbestimmten negativen Gefühl heraus entstehen Fantasien, die durch selektive Informationssuche, etwa in den Medien, weiter genährt werden. Im Zeitalter der Social Media spricht man auch von geschlossenen Echokammern oder Blasen, in denen sich Menschen informieren und ihre Meinung sozusagen „aushärten". Konfliktthemen wie die Covid-19-Impfung oder der Ukraine-Krieg werden oftmals sehr einseitig und längst nicht immer seriös in solchen Echokammern behandelt.

Wer sich nie bewusst gemacht hat, dass es auch andere Sichtweisen als die seine oder ihre geben kann, bei dem oder der drehen sich die Gedanken immer häufiger um dieselben Bilder und Vorstellungen. Es fällt schwer, sich davon zu lösen. Das Gehirn reagiert, als handele es sich um eine reale Bedrohung: Die Angst vor der Impfung verursacht schon fast denselben Stress wie die reale Aktion. Das bestätigt zum Beispiel auch eine Studie aus Großbritannien zu den negativen Seiten des *worrying* angesichts der Pandemie, die zu denselben psychischen Folgen führte wie die Infektion selbst.

Symptome, die dabei entstehen, wie etwa Herzklopfen, verstärken die allgemeine Angst noch. Das Leben in einer hochzivilisierten Welt hat unser Körpergefühl reduziert. Wir sitzen Stunden über Stunden mehr oder weniger unbeweglich auf einem Stuhl oder im Auto. Wir tragen Kleidung, die uns einengt. Wenn sich die Umstände ändern und wir plötzlich physiologische Reaktionen spüren, dann ist das zunächst ungewohnt.

Achtsamkeit ist eine wichtige Basis, ohne Angst damit umzugehen. Hier lernen Sie, zu Ihrem eigenen Beobachter zu werden, wahrzunehmen, aber nicht zu werten, nicht über Ihre Gedanken und Gefühle, Ihr Verhalten und ihre körperlichen Symptome zu urteilen. Das ist auch die Voraussetzung, um aus dem Angstkreislauf auszusteigen: Sie erweitern den Raum zwischen äußeren Stressimpulsen und Ihren eigenen Reaktionen darauf.

SO HILFT DIE MIND-BODY-MEDIZIN

Die Stärkung des bewussten Umgangs mit Gedanken und Gefühlen ist ein wichtiges Ziel der Mind-Body-Medizin, denn er hilft nicht nur in aktuellen Krisen und trägt zu mehr Gesundheit bei, sondern er fördert auch die Entwicklung der Persönlichkeit. Patienten, von denen die meisten sich zum ersten Mal in ihrem Leben mit Meditation beschäftigt haben, berichten, wie anders sie nun ihr Denken, Fühlen und Handeln sehen und was sie dabei gewonnen haben. Unbewusste Muster der Wahrnehmung, Bewertung, Identifikation und Handlung sind ihnen deutlich geworden. Auch Ängste können hier neu betrachtet und eingeordnet werden.

Lernen Sie also das Prinzip der Achtsamkeit und einige Übungen in diesem Buch kennen, und ich empfehle Ihnen sehr, danach einen Kurs in *Mindfulness-Based Stress Reduction* (MBSR) zu machen. Das geht auch online, zum Beispiel in 31 Tagen bei der Neurowissenschaftlerin Britta Hölzel (https://iam-onlinetraining.de/p/achtsamkeit1). Übrigens: Um aus der Negativspirale der Angst auszubrechen, nützt es oft auch, an etwas Positives zu denken, das ebenso Erregung und Herzklopfen auslöst, wie ein Rendezvous oder aufregendes Erlebnis. Die Angst wird dann in Freude „umetikettiert" und schraubt sich nicht weiter hoch.

AUS MEINER PRAXIS

Frau M., 67, wacht am Morgen mit einem Druck auf der Brust auf. Sie konzentriert sich auf ihr Herz. War da nicht eben ein Aussetzer? Irgendwie ist ihr auch vom Magen her übel. Plötzlich ist die alte Angst wieder da: „Ich will nicht sterben!“ Erst kürzlich war ein guter Freund mit schwachem Herzen beigesetzt worden. Sie weiß, dass sie das belastet, aber sie weiß auch, dass ihr eigenes Herz untersucht wurde und das Ergebnis ein negatives war: keine Defizite zu erkennen. Sie versucht, sich zu beruhigen.

Bei der Visite beschreibt sie ihre Symptome und Gedanken, sie erzählt auch, dass sie sich ihrer Angst schämt: „Ich habe das Gefühl, die Kontrolle zu verlieren! Das ist doch verrückt, wieso habe ich mich nicht im Griff? Es wird immer schlimmer mit mir, ich kann an gar nichts anderes mehr denken.“ In der Zeitung liest sie die Todesanzeigen und vergleicht die Geburtsjahre. Wann wird ihr eigener Name dort stehen? Vielleicht wird niemand um sie trauern, wem wird sie schon fehlen? Die Scheu, solche Ängste anderen einzugestehen, ist typisch – obwohl das eindeutig entlastend wirkt, auch wenn gut gemeinte Beruhigungen nicht viel ausrichten können, denn die Sorge ist ja irrational und entbehrt jeder nachweisbaren Grundlage. Aber es geht zunächst einmal darum, seine eigenen Gefühle anzuerkennen. Bei einer Heilmassage fängt die Patientin an zu weinen. Tiefe Sehnsucht nach Berührung steigt auf, als könne sie Sicherheit vermitteln. Aber Frau M. hat das Gefühl, von anderen abgelehnt zu werden. Ihrer Ehe fehlt längst die Wärme, das Desinteresse des Mannes interpretiert sie als Scheitern ihrer Person: „Ich bin ein Nichts.“ Ihr Reizdarmsyndrom verstärkt ihr Gefühl der Schwäche und Unzulänglichkeit.

In der Klinik lernt Frau M. Elemente der kognitiven Umstrukturierung kennen, deren Ziel es ist, dysfunktionale Gedanken aufzuspüren und verzerrte Wahrnehmungen zu korrigieren. Da sie sehr tief in ihren Gedankenschleifen verstrickt ist, empfehlen wir ihr, diesen Ansatz auch noch nach dem Klinikaufenthalt mithilfe eines kognitiven Verhaltenstherapeuten zu vertiefen.

Eine solche Verhaltenstherapie ist nicht zu vergleichen mit dem, was Sie sich vielleicht unter einer Psychotherapie vorstellen. Sie zielt auf Problemlösungen ab, nicht auf Ursachenforschung, und ist deutlich kürzer.

Montag

▶ **GEHMEDITATION**

Wir gehen, um irgendwo anzukommen. Meist sind wir mit unseren Gedanken entweder noch an dem Ort, den wir eben verlassen haben, oder schon dort, wo wir hinwollen. Das eigentliche Gehen ist uns kaum bewusst. Das verändern Sie durch achtsames Gehen. Es lenkt Ihre gesamte Aufmerksamkeit auf die Bewegung und Ihren Atem. Es hilft Ihnen, die Qualität des Augenblicks zu spüren. Sie lernen, dabei tiefe Ruhe zu empfinden, selbst wenn Sie auf dem Weg zu einem wichtigen Termin sind.

Das Gehen erspüren

- *Spüren Sie im Stehen in Ihre Füße hinein. Wie fühlt sich Ihr Ballen an, jeder einzelne Zeh? Denken oder sprechen Sie den Satz: „Die Erde trägt mich."*
- *Nehmen Sie nun Ihren ganzen Körper wahr. Wie steht er, wie atmet er? Sind Sie verspannt? Wo?*
- *Setzen Sie nun ganz bewusst die Ferse des rechten Fußes auf und rollen diesen langsam ab. Dann den anderen. Machen Sie ganz bedächtig einen Schritt nach dem anderen. Wenn Ihre Gedanken abschweifen, richten Sie den Fokus wieder auf Ihre Füße. Sie können Ihre Schritte auch mit Ihrem Atem verbinden.*
- *Experimentieren Sie mit Ihrer Gehgeschwindigkeit, gehen Sie zum Beispiel einmal etwas schneller und dann wieder ganz langsam.*
- *Probieren Sie auch für einige Schritte den Zehengang aus. Barfuß zu gehen ist natürlich besonders intensiv. Es gibt auch Sportschuhe mit besonders flexiblen Sohlen, sogenannte Barfußschuhe.*

Dienstag

▶ BALANCE-TEE ▶ FEUCHTKALTER BRUSTWICKEL

Der Genuss von Tee ist – ganz im Gegensatz zu Kaffee – ein Ritual der Ruhe, das seit über 2000 Jahren praktiziert wird. Gleichzeitig verspricht das Teetrinken gesundheitliche Effekte und ist der Vorläufer der modernen pharmakologischen Therapien. Vor allem die Nachfrage für pflanzliche Zutaten, die Angststörungen, Depressionen und altersbedingtem kognitivem Abbau entgegenwirken, ist besonders groß. Aber Vorsicht: Es gibt große Qualitätsunterschiede bei Tees: Nicht nur enthalten sie unterschiedlich große Anteile an Wirksubstanzen. Kontrollen fanden auch Pyrrolizidinalkaloide, krebserregende Inhaltsstoffe von Pflanzen, die sich vermutlich über Unkrautbeimischungen in den Produkten verirren. Arzneitees aus der Apotheke sind in jedem Fall am besten kontrolliert auf Wirk- und Schadstoffe. Die Heilkräuter sollten regelmäßig gewechselt werden.

Balance-Tee

- *In der Apotheke je 30 g Rosmarin, Melisse und Pfefferminze und je 15 g Lemongras und Kornblume mischen lassen.*
- *1 TL der Mischung mit einer großen Tasse kochendem Wasser überbrühen und zugedeckt 10 Minuten ziehen lassen..*
- *Danach den Tee abseihen und möglichst heiß genießen.*

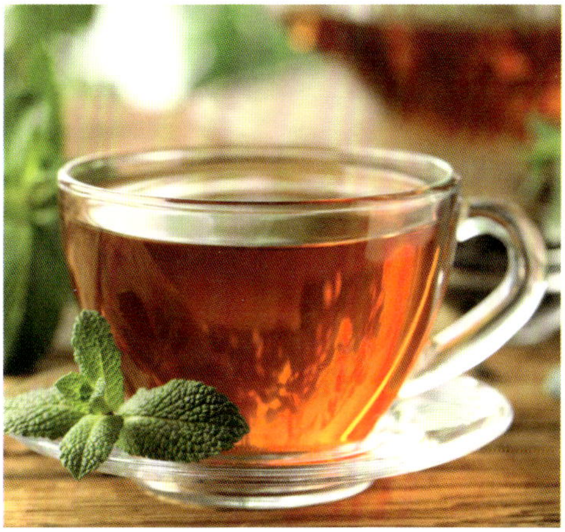

Wenn man das liest, fröstelt es einen schon. Aber wer einmal die wundervolle Wirkung eines solchen Wickels erlebt hat, will davon nicht mehr lassen. Der Kältereiz regt die Reflexbahnen des Organismus an, dem Temperaturschock mit Wärme entgegenzuarbeiten. Nach einer halben Minute fühlen Sie sich bereits wohlig warm und entspannt, viele Menschen schlafen sofort ein. Der Brustwickel beruhigt die Nerven. Bei fieberhaften Infekten hilft die gesteigerte Durchblutung beim Abhusten der verschleimten Bronchien. Kalte Wickel wirken entzündungshemmend, schmerzlindernd und fiebersenkend.

Feuchtkalter Brustwickel

- *Ein halbes Bettlaken, am besten wirkt Leinen, in kaltes Wasser tauchen und sehr gut auswringen (nutzen Sie dafür das Gestänge Ihrer Dusche, das hilft).*

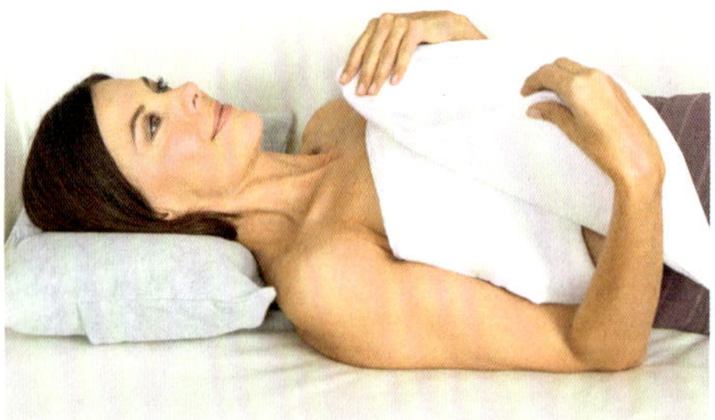

- *Eine Wolldecke zusammenlegen und im Bett auf Brusthöhe platzieren, darauf ein großes Frotteehandtuch und zum Schluss das ausgewrungene Leintuch legen.*
- *Dann legen Sie sich so ins Bett, dass der Brustwickel ungefähr mit Ihrem unteren Rippenbogen abschließt. Alle Lagen Tücher fest um sich wickeln (wenn eine zweite Person hilft, ist es leichter) und 30 Minuten so liegen.*
- *Anschließend wieder auswickeln, den Wickel entfernen und 20 Minuten im Bett nachruhen.*

Mittwoch

▶ RADFAHREN ODER YOGA ▶ SOULFOOD

Wissenschaftler der Universität für Bodenkultur in Wien befragten in sieben europäischen Städten (Antwerpen, Barcelona, London, Örebro, Rom, Wien und Zürich) mehr als 8000 Personen über ihr Verkehrsverhalten und ihren allgemeinen Gesundheitszustand. 3500 Teilnehmer beantworteten zusatzlich Fragen zur psychischen Gesundheit (Angstzustände, Depression, Kontrollverlust und psychologisches Wohlbefinden), Lebensfreude (Energie und Erschöpfung) sowie Stressbelastung. Das Ergebnis: Radfahrer verfügen über einen besseren subjektiven Gesundheitszustand, ein besseres seelisches Wohlbefinden, mehr Lebensfreude und sie leiden unter weniger Stress und Einsamkeit als andere Verkehrsteilnehmer.

Das Geheimnis liegt in der Konzentration auf die Straße und die eigene Kraft, die in jedem Pedaltritt liegt, denn im Kern ist Radfahren eine simple Angelegenheit, schreibt der englische Journalist Charles Graham-Dixon im „Guardian". Mit 25 hatte er seine erste Panikattacke. „Ich entdeckte das Fahrradfahren und das rettete mich." Auf der Straße müsse man instinktiv und unmittelbar reagieren, um nicht unter die Räder zu kommen, da ist keine Zeit, um zu grübeln etc. Das ist eine ganz andere Form der Entspannung, als beim Indoor-Cycling noch einen Film zu schauen. Aber selbstverständlich können Sie sich auch auf ein Trainingsfahrrad im Sportstudio oder zu Hause setzen.

Radfahren ist eine Ausdauerbewegung, die Forschungen an der Universität Tübingen zufolge gerade wegen der regelmäßigen, rhythmischen Bewegung positiv auf die Psyche wirkt. Bereits nach 30 Minuten werden sogenannte Glückshormone, Endorphine, ausgeschüttet. Ein Stoff, der die Neubildung von Nervenzellen und ihre Kontakte untereinander fördert, BDNF (*Brain-derived neurotrophic factor*), wird vermehrt gebildet. In der Natur und an der frischen Luft sind die Effekte am größten. Gleichzeitig tragen Sie durch Radfahren dazu bei, dass der motorisierte Verkehr abnimmt, der der Weltgesundheitsorganisation (WHO) zufolge einen Anteil an den zunehmenden Depressionen trägt. Immer mehr Städte und Gemeinden werden deshalb fahrradfreundlich. E-Bikes sind ein weiterer Anreiz, sich mehr zu bewegen.

Fahren Sie Rad!

Lassen Sie heute das Auto stehen und fahren Sie mindestens 30 Minuten Rad!

Bei schlechtem Wetter tut es auch das Trainingsbike zu Hause. Wem das gar keine Freude macht, der darf gerne auf Yoga ausweichen!

Soulfood

Süß muss nicht Sünde sein – aber es fühlt sich gut an: Phenethylamin im Kakao wird oft auch als Liebeshormon bezeichnet und Theobromin wirkt anregend. Die Kakao-Mandel-Creme stimuliert so die Ausschüttung von Endorphinen, was motiviert und fröhlich macht. Der Vanilleduft wirkt, wie wir bereits in dem Kapitel über Aromen gelesen haben (siehe Seite 130), gegen Ängstlichkeit. Mandeln stoßen eine erhöhte Serotoninproduktion an und die verwendeten Öle enthalten wertvolle Omega-3-Fettsäuren.

Vollwertgetreide in den Brötchen und Linsen im Linsensaufstrich enthalten außerdem reichlich Ballaststoffe – gutes „Futter" für die Darmbakterien. Die Linsen können zudem mit besonders vielen bioaktiven Substanzen punkten: sekundäre Pflanzenstoffe (etwa Saponine), wertvolle Mineralstoffe (Eisen, Kalzium und andere) sowie Vitamine (beispielsweise Vitamin C und Folsäure).

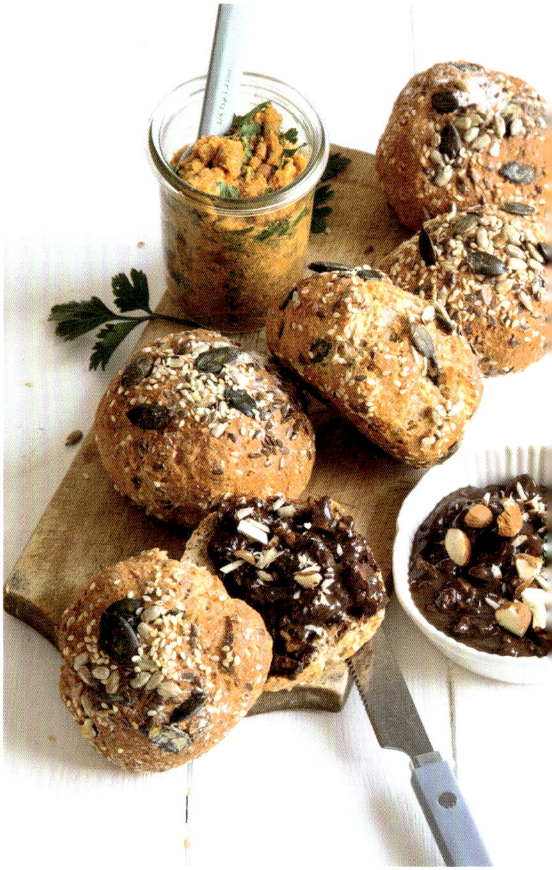

Kernige Quarkbrötchen

Für 6 – 8 Stück
250 g Vollkorndinkelmehl
250 g Magerquark
1 Pck. Weinsteinbackpulver
1 Ei, ½ TL Salz
je 1 EL Sesamsamen, Sonnenblumenkerne, Leinsamen, Kürbiskerne

- Den Backofen auf 190 °C vorheizen. Alle Zutaten – bis auf die Körner – mit dem Handrührgerät zu einem glatten Teig verarbeiten. Anschließend zu einer Rolle formen und in 6 bis 8 Stücke schneiden.

- Aus den Teigstücken mit angefeuchteten Händen Brötchen formen und diese nach Belieben mit den Körnern bestreuen.

- Die Brötchen auf ein mit Backpapier belegtes Backblech setzten und im vorgeheizten Ofen auf der mittleren Schiene 25 Minuten backen. Herausnehmen und auf einem Kuchengitter auskühlen lassen.

Schnelle Kakao-Mandel-Creme

Für 1 Glas:
100 g Mandeln oder Nüsse
1 EL frisch gepresster Zitronensaft
2 EL flüssiger Honig
1 EL Butter
1–2 EL Walnuss- oder Sesamöl
1 EL ungesüßtes Kakaopulver
1 Msp. gemahlene Bourbon-Vanille
1 Prise Zimtpulver
1 TL Getreidekaffee

- Die Mandeln oder Nüsse je nach Belieben mehr oder weniger fein mahlen.

- Alle anderen Zutaten dazugeben, mit einer Gabel gut vermischen und eventuell nochmals mit Zimt und Vanille abschmecken.

Tipp: Gut gekühlt und luftdicht verschlossen ist die Creme 8 bis 10 Tage haltbar.

Milder Linsenaufstrich

Für 1 Glas:
60 g getrocknete Linsen (rot oder braun)
1 Zwiebel
1 große Möhre
1 Bund Petersilie
je 1 TL getr. Majoran, Thymian und Bohnenkraut
¼ TL Ingwerpulver
Meersalz, Pfeffer aus der Mühle

50 g Butter

- Die Linsen am Vorabend in 100 bis 120 ml Wasser einweichen (entfällt bei roten Linsen). Am nächsten Tag 30 bis 45 Minuten mit dem Wasser kochen. In ein Sieb abgießen und abtropfen lassen.

- Die Zwiebel schälen und sehr fein würfeln. Die Möhre waschen, fein raspeln und zusammen mit den Linsen mit dem Stabmixer pürieren. Die Petersilie waschen, trocken schütteln und fein hacken.

- Zuletzt die Linsen mit den vorbereiteten Zutaten, den Gewürzen und der Butter vermengen.

Variante: Wer mag, kann die Zwiebelwürfel und Möhrenraspel zunächst in der Butter andünsten und die getrockneten Kräuter kurz mitdünsten. Dann mit den Linsen und der Petersilie verrühren. Den Aufstrich mit Salz und Pfeffer würzen.

Tipp: Gut gekühlt ist der Aufstrich einige Tage haltbar.

Donnerstag

GEDANKLICHE VERZERRUNGEN AUFLÖSEN

Wenn wir den gedanklichen Verzerrungen und unseren eingefahrenen Bewertungsmustern auf die Spur kommen, können wir neue Wege finden und uns wieder mehr Entscheidungsspielraum im Leben zurückerobern. Stressverschärfend und angstfördernd sind zum Beispiel

- Schwarz-Weiß-Denken („entweder oder")
- übertriebene Verallgemeinerung („Immer geht es schief")
- gefilterte Wahrnehmung (nur das sehen, was man erwartet hat)
- Abwehr des Positiven („Kann ja gar nicht gelingen")
- voreilige Schlussfolgerungen („Gedankenlesen" bei anderen)
- Katastrophisieren
- unbegründete Vermutungen
- Wunschaussagen (sollte, müsste, könnte)
- Abstempeln von Personen und Situationen
- Selbstgerechtigkeit

Welche gedanklichen Verzerrungen entdecken Sie?

- *Prüfen Sie sich auf gedankliche Verzerrungen und notieren Sie für jede der oben genannten Kategorien mindestens ein Beispiel von sich selbst in Ihr Übungsheft.*
- *Notieren Sie, wenn Sie können, wann diese Verzerrungen gewöhnlich auftreten: Gibt es spezielle Situationen, wo sie häufig sind? Lösen bestimmte Personen solche verzerrten Reaktionen bei Ihnen aus? Neigen Sie dazu, sich selbst immer recht zu geben?*
- *Überprüfen Sie die ABC-Übung von der vergangenen Woche: Passt sie auf eines Ihrer Beispiele?*

Freitag

PARADOXE INTENTION

Manche Probleme können wir besser meistern, indem wir das Gegenteil von dem tun, was wir für richtig halten. Der Psychiater und Philosoph Viktor Frankl hat diese Erkenntnis aufgegriffen, indem er die „Paradoxe Intention" als therapeutisches Instrument einsetzte. Sein Ziel war, den Teufelskreis der festgefahrenen Erwartungshaltung zu durchbrechen, die Angst vor der Angst zu nehmen, indem die Patienten aufgefordert wurden, ihre Symptome nicht zu bekämpfen, sondern herbeizuführen. Vor allem diejenigen mit starken körperlichen Reaktionen profitierten von der Anweisung, genau das Gegenteil von dem zu tun, was sie eigentlich für das Richtige hielten. Zum Beispiel den Kollegen zu loben, den sie eigentlich ignorieren wollten, weil er Sie an den Rand des Wahnsinns trieb. Ein wenig Humor hilft dabei.

Sehen Sie sich Ihre Angst an

- *Probieren Sie es aus: Nehmen Sie eine Ihrer Ängste und ein Blatt Papier.*
- *Stellen Sie sich selbst die Frage: Wie sorge ich dafür, dass ich diese Angst und genau diese Angst ein Leben lang nicht verlieren werde?*
- *Schreiben Sie auf, was Sie dafür tun müssen und legen Sie Ihre Liste in das Übungsheft.*

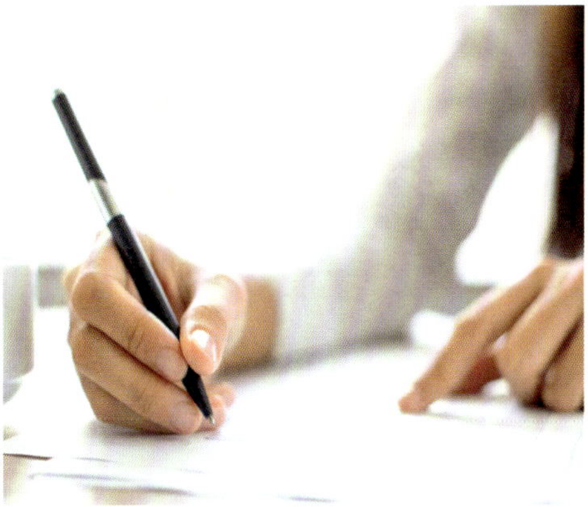

WOCHE 5

Samstag/Sonntag

LESEN UND LERNEN

Emotion – der Begriff stammt vom lateinischen *emovere*, das beschreibt eine Bewegung. Gefühle sind das, was uns bewegt und motiviert. Häufig sind sie schillernd und haben mehr als eine Farbe, jede Nuance hat eine wichtige Botschaft. Trotzdem tendieren wir dazu, die Welt schematisch in Schwarz und Weiß zu teilen.

GEFÜHLE IN BALANCE BRINGEN

Wie bereits erwähnt, hat bereits Charles Darwin die Gefühle erforscht und kategorisiert (siehe Seite 6 f.), ein Konzept, das später noch erweitert wurde. Der amerikanische Anthropologe und Psychologe Paul Ekman, ein Experte für nonverbale Kommunikation, zählte zu den Grundgefühlen, die auf der ganzen Welt existieren: Freude, Trauer, Wut, Furcht, Überraschung, Ekel, Verachtung und natürlich die Angst. Andere Emotionen sind sozial und kulturell geprägt, wie Verlegenheit, Eifersucht, Schuld oder Stolz. Seit Aristoteles gelten Gefühle als bestimmendes Element des Menschseins. Wo auch immer man sie ansiedelt – im Herzen, in der Brust oder im Gehirn –, sie gehören zur menschlichen Grundausstattung.

DIE VIER KOMPONENTEN DER EMOTION

Jedes Gefühl hat seinen Sinn und seinen Platz im Leben. Da sie alle über das Nervensystem vermittelt werden, kann man darüber zu einer Dämpfung überschießender Gefühle und zu einer Art Balance finden. Dabei hilft es, die vier Komponenten jedes Gefühls zu kennen, um damit auf unterschiedlichen Ebenen eingreifen und regulieren zu können: Jede Emotion hat sowohl eine körperliche, als auch eine kognitive sowie eine gefühls- und eine verhaltensbezogene Seite. Man kann also über Bewegung, über die Gedanken, über die Sinne wie auch über Taten Einfluss auf Gefühle nehmen.

Viele Menschen haben jedoch den Kontakt zu ihren eigenen Gefühlen verloren. Ein Lernziel ist, den Kontakt wiederherzustellen, indem wir sie – in der Haltung der Achtsamkeit – über Atem und Körper wahrnehmen, ohne Wertung beobachten und auch wieder gehen lassen. Sie sind nicht Ihre Gefühle und nicht Ihre Gedanken. Sie sind mehr, mit Körper und Seele so, wie Sie in der Welt sind.

Angst, Hoffnungslosigkeit, Schuld oder Pessimismus verengen unseren Geist zu einem Filter, der vorwiegend jene Gedanken und Empfindungen zulässt, welche die negative Seelenlage weiter untermauern. Wir beugen uns viel zu leicht der Macht der negativen Gefühle. Häufig verläuft die Entwicklung aber andersherum: Negative Gedanken werden zu schmerzhaften Gefühlen. Das muss uns bewusst werden, wenn wir uns nicht in dieser Negativspirale verfangen wollen. Inzwischen geht man davon aus, dass es auch bei den Gefühlen um Vielfalt geht, um „Emodiversity" – die Fähigkeit, angemessen und nicht stereotyp auf Situationen zu reagieren.

AUS MEINER PRAXIS

Mein Patient war Pilot und hatte ein Problem. Er hatte chronische Rückenschmerzen, aber durfte keine stärkeren Schmerzmittel dagegen nehmen. Das hätte seine Reaktionsfähigkeit beeinträchtigt. Auch Antidepressiva, die in bestimmten Fällen Schmerzen lindern können, wollte er sich nicht verschreiben lassen. Er hätte das melden müssen und fürchtete, als mental beeinträchtigt oder sogar psychisch krank abgestempelt zu werden.

Es war noch nicht lange her, dass ein Pilot eine Maschine der Germanwings auf dem Rückweg von Barcelona in den Alpen der Provence in einen Berghang gerammt hatte und 150 Menschen dabei ums Leben kamen, auch viele Jugendliche. Den Ermittlungen nach war es ein erweiterter Suizid. Vor dem Erwerb des Pilotenscheins hatte der Pilot unter Selbsttötungsgedanken gelitten, doch die waren später nicht mehr festgestellt worden. „Wir müssen alle unsere Gefühle unterdrücken", sagte mir mein Patient. „Das wird von uns erwartet. Sonst können wir nicht funktionieren."

Das Ergebnis waren die heftigen Rückenschmerzen unter der psychischen Last der Verantwortung, die in seinem Beruf täglich auf ihm lastete. Statt Gefühlen spürte er nur noch Pein. In langen Gesprächen, aber auch als Folge der naturheilkundlichen körperbezogenen Therapien schälte sich so langsam heraus, was der Patient so lange nicht zeigen konnte oder wollte: eine verdeckte depressive Verstimmung, eine zunehmend erkaltende Beziehung zu seiner Frau, da wegen des Schichtdienstes kaum mehr ein gemeinsames Leben möglich war, Wut auf die Arbeitsbedingungen der Billigflieger und die Sehnsucht auszubrechen – und etwas ganz anderes zu tun.

Das Wahrnehmen dieser Emotionen war ein ganz wichtiger Schritt zur Linderung seiner Rückenschmerzen – und vielleicht hat es auch dazu beigetragen, noch mehr Dinge in seinem Leben zu ändern. Als ich ihn bei meiner letzten Visite sah, wartete er auf seine Frau, die ihn am nächsten Tag abholen sollte. „Wir haben jeden Tag mindestens zweimal telefoniert", sagte der Pilot, „und über vieles gesprochen, was ich schon längst hätte erzählen sollen. Ich glaube jetzt, wir finden gemeinsam einen neuen Weg für uns."

Häufig dürfen wir bestimmte Gefühle nicht spüren, weil wir wie dieser Pilot funktionieren müssen. Dann unterdrücken wir sie so lange, bis der Körper hart und unflexibel wird. Und irgendwann äußern sich die verbannten Gefühle in körperlichen Verletzungen.

Montag

MEDITATION MIT FOKUS AUF GEFÜHLE

Es ist wichtig, mit Ihren Gefühlen in Kontakt zu kommen. Eine Meditationsübung kann Ihnen dabei helfen. Meditation ist ein weiter Begriff, diese Art von Geistesübung wird in verschiedenen Traditionen seit Jahrtausenden praktiziert, spirituell, aber auch säkular. Anstöße dazu kamen aus der modernen Stressforschung, die an meditierenden Mönchen untersuchte, welche Wirkung jahrzehntelange Praxis auf ihr Nervensystem hatte.

Meditationsübung

- *Setzen Sie sich auf einen Stuhl, die Füße auf dem Boden, den Rücken gerade, die Händen mit den Handflächen nach oben liegen locker auf Ihren Oberschenkeln. Schließen Sie die Augen und verfolgen Sie für vielleicht 1 Minute Ihren Atem.*

- *Nehmen Sie nun wahr, wie sich Ihr Körper als Ganzes anfühlt und spüren Sie in Ihre einzelnen Körperregionen hinein: in den Bauchraum, in den Brustbereich, Hals, Gesicht, Schultern, Arme und Beine. Versuchen Sie, mit sanfter Aufmerksamkeit Ihre Empfindungen zu registrieren, sie zu beobachten und innerlich zu beschreiben.*

- *Wenn Sie Kontakt zu Ihren körperlichen Empfindungen aufgenommen haben, können Sie sich fragen und sich bewusst machen, welches Gefühl sich darin ausdrückt. Versuchen Sie, das zu benennen, was auftaucht. Denken Sie aber nicht weiter darüber nach, bewerten Sie nicht, sondern nehmen Sie das Gefühl wahr, dass sich in diesem Moment in Ihrem Körper zeigt. Lassen Sie es einfach da sein, in Ihrem Atem, ohne mit ihm zu verschmelzen. Wenn Sie denken, „Da ist meine Angst" oder „meine Traurigkeit", dann versuchen Sie, wie es sich anfühlt, wenn Sie sich stattdessen sagen „Da ist Angst" oder „Da ist Traurigkeit". Verwickeln Sie sich nicht in Schuldzuschreibungen oder der Suche nach Lösungen. Stellen Sie stattdessen nur fest: „Ah, da ist Angst, da ist Traurigkeit" – oder was immer sich in Ihrem Inneren regt. Beobachten Sie, was damit geschieht.*

- *Richten Sie Ihre Aufmerksamkeit abschließend wieder auf Ihren Körper als Ganzes, Ihre Sitzhaltung, Ihre Atmung. Machen Sie sich noch bewusst, was für Sie wichtig war in der Übung. Wenden Sie sich nun wieder den Dingen des Alltags zu.*

Dienstag

LAVENDEL-HERZAUFLAGE

Die angstlösenden Eigenschaften von Lavendel haben Sie schon kennengelernt (siehe Seite 128). Hildegard von Bingen und Paracelsus setzten die ätherischen Öle des Lavendels gegen Kopf- und Zahnschmerzen ein. In hohen Dosen hat Lavendel sogar betäubende Effekte. Das Öl wirkt antibakteriell und entzündungshemmend, es unterstützt eine beschleunigte Heilung von Wunden. Beruhigende Eigenschaften werden dem mediterranen Kraut, aber vor allem in Kombination mit Wasser – oder wie hier mit Feuchtigkeit – zugesprochen: Die Römer aromatisierten ihre Thermen damit und Pädiater empfehlen wenige Tropfen im Badewasser, um überdrehte Kinder zu beruhigen. Bei Angst und Unruhe empfehle ich eine Lavendel-Herzauflage vor dem Einschlafen. Sie können diese auch zur täglichen Routine werden lassen.

Lavendel-Herzauflage

- *Tränken sie eine Kompresse oder ein kleines Baumwolltuch mit warmem oder kaltem Wasser. Wringen Sie das Tuch aus.*
- *Beträufeln Sie es mit 1–2 Tropfen Lavendelöl (Oleum Lavandulae 2 %) oder etwas Lavendel-Bademilch*
- *Platzieren Sie die Auflage auf der Mitte des Brustbeins. Lassen Sie sie 15 Minuten einwirken.*

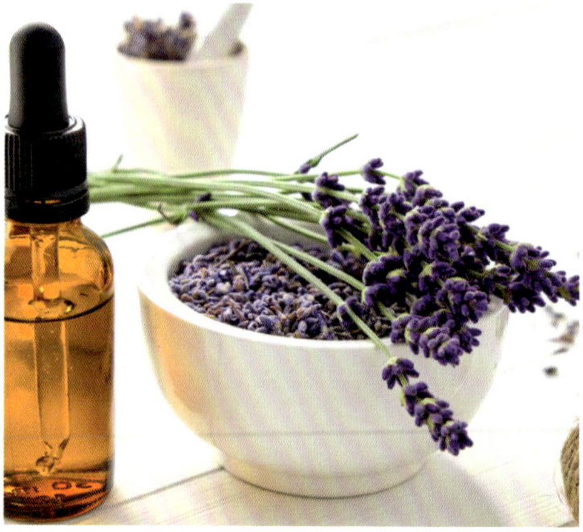

Mittwoch

▶ SCHWIMMEN ODER YOGA ▶ SOULFOOD

Eine halbe Stunde Schwimmen am Tag reicht aus, um die psychische Verfassung zu bessern. Das Wasser als Medium wirkt beruhigend, die Haut wird wie gestreichelt. Im Tierversuch konnte gezeigt werden, dass Schwimmen bei Ratten dazu führt, dass sich Hirnzellen regenerieren. Der Rhythmus von Atem und Bewegung wirkt fast wie Meditation, das Gehirn wird besser durchblutet. Studien an Kindern konnten belegen, dass frühes Schwimmen die kognititve Entwicklung fördert. Dieser Sport wirkt Stress entgegen, lindert Depression und Ängste und verbessert den Schlaf. Schon allein die bläuliche Farbe des Wassers trägt zum Wohlbefinden bei.

Schwimmen

- *Schwimmen Sie mindestens eine halbe Stunde lang. Es ist dabei völlig egal, ob Sie sich beim Kraulen verausgaben oder friedlich auf dem Rücken im Wasser dümpeln: Genießen Sie, entspannen Sie und achten Sie auf Ihren Atem!*

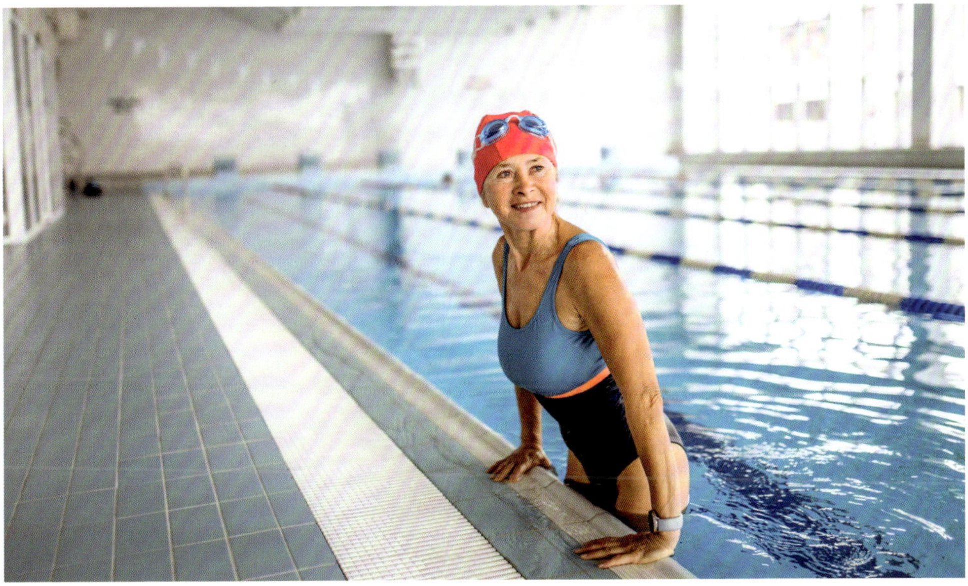

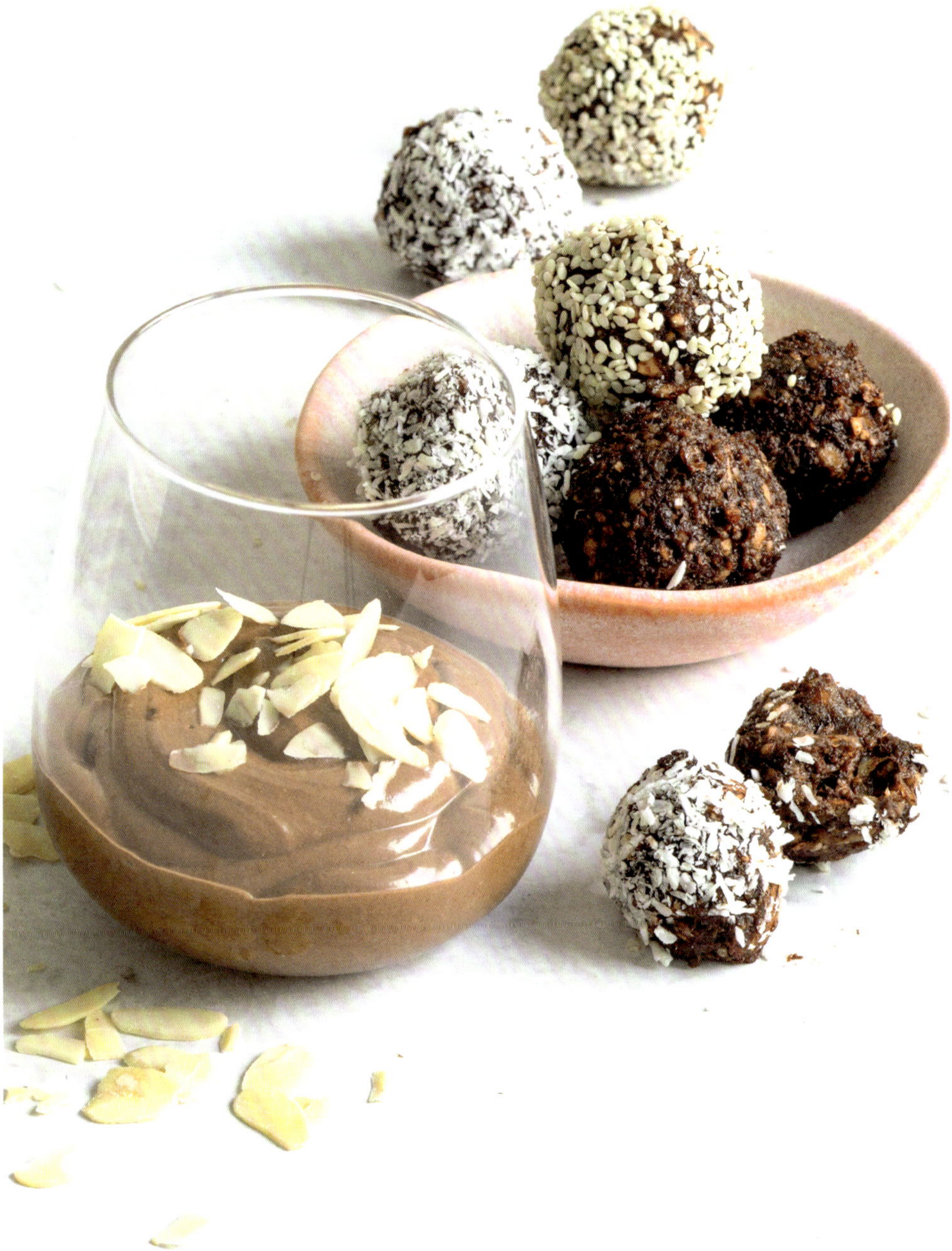

Soulfood

Die kleinen Power-Kugeln haben es in sich: Sie enthalten keinen Haushaltszucker, sondern Trockenobst und Nüsse. Wenn der Blutzuckerspiegel absinkt (was zu einem flauen Gefühl im Magen führt und auch ein Gefühl von Angst erzeugen kann), bringen diese den Glukosespiegel wieder ins Lot. Außerdem liefern sie Magnesium, Zink und Kalium, Mineralstoffe, die bei Angst häufig fehlen.

Die vegane Mousse ist im Vergleich zu ihrer Schlagsahne-Schwester bedeutend kalorienärmer, braucht ebenfalls keinen Zucker und ist durch den Seidentofu proteinreich.

Bliss Balls

Für 4 Personen:
1 Tasse klein geschnittene Datteln
1 Tasse gemahlene Mandeln
½ Tasse gehackte Walnusskerne
3 EL ungesüßtes Kakaopulver
1 gestr. TL gemahlene Vanille oder Zimt
Sesamsamen oder Kokosraspel zum Wälzen

- Die zerkleinerten Datteln in etwas heißem Wasser einweichen. Mandeln frisch mahlen oder bereits gemahlene verwenden.
- Mit den anderen Zutaten vermischen und mit dem Pürierstab oder im Mixer verarbeiten. Nach Bedarf etwas Wasser zugeben.
- Kleine Bällchen formen und in Sesam oder Kokosraspeln wälzen. Fertig!

Tipp: Wenn die Bliss Balls im Kühlschrank aufbewahrt werden, sind sie weniger klebrig und halten länger.

Variationen:

- getrocknete Aprikosen, Cranberrys und klein geschnittener Apfel (vorher kurz einweichen) verwenden
- Sonnenblumen- oder Kürbiskerne, Kokoschips, Chiasamen in die Masse geben
- andere Nüsse oder Nussmischung verwenden
- nach Bedarf etwas Kokosöl dazugeben

Vegane Mousse au chocolat

Für 4 Personen:
200 g Zartbitterschokolade
1 Pck. Seidentofu
1 TL gemahlene Vanille
3–4 EL Agavendicksaft (bei Fruktoseintoleranz: Reissirup)
2 EL Mandel- oder Haselnussmus
Mandelblättchen und Obst der Saison zum Dekorieren

- Schokolade grob zerkleinern und langsam über einem Wasserbad schmelzen.
- Alle Zutaten in einen Mixer geben und ganz fein pürieren.
- Mindestens 30 Minuten kalt stellen.
- Mit Mandelblättchen und Obst der Saison dekorieren.

Variation: Anstelle von Nussmus kann man auch eine zerdrückte reife Banane unterheben.

Donnerstag

ABCD-ÜBUNG: MEIN INNERER DIALOG

In der dritten Woche (Donnerstag, siehe Seite 145) haben Sie anhand des ABC-Modells an einem konkreten Beispiel etwas über den Zusammenhang zwischen Gedanken, Gefühlen und Verhalten gelernt. In der Erweiterung dieser Übung sollen Sie dieses Wissen dazu benutzen, um Ihre Gedanken zu verändern, indem Sie mit sich selbst in einen neuen, inneren Dialog treten. Der Fachbegriff dafür lautet „kognitive Umstrukturierung", quasi das Umdrehen der Richtung der Gedanken.

Prüfen Sie Ihre negativen Gedanken

Sie unterziehen Ihre negativen Gedanken vom Donnerstag der Woche 3 einer kritischen Prüfung, zum Beispiel so:

- *Ist dieser Gedanke hilfreich?*
- *Ziehe ich voreilige Schlüsse?*
- *Übertreibe ich?*
- *Wie kann man diese Situation auch interpretieren?*
- *Was würde ein Unbeteiligter dazu sagen?*
- *Wie werde ich morgen/in einer Woche/in einem Monat darüber denken?*
- *Was ist das Schlimmste, das passieren könnte?*
- *Habe ich schon einmal eine vergleichbare Situation gemeistert? Wie habe ich das damals gemacht?*
- *Was könnte mir Mut machen, Sicherheit geben?*
- *Was würde ich einem Freund/einer Freundin in meiner Situation empfehlen?*

Tragen Sie das Ergebnis in Ihr Übungsheft ein.

Freitag

EIN BEZIEHUNGSNETZ ZEICHNEN

Die Übung stammt aus dem Mind-Body-Programm der amerikanischen Harvard-Universität. Sie dient dazu, uns darüber klar zu werden, dass wir nicht allein sind. Soziale Unterstützung ist ein wichtiger Teil unserer Resilienz, aber häufig sind sich die Betroffenen gar nicht bewusst, welche Ressourcen sie auf diesem Gebiet haben. Katharina Altemeier bezieht auch Dinge und Orte mit ein, Bücher, Filme, Vergangenheit, aber auch Zukunft. „Das Schöne daran ist", schreibt sie, „dass diese zunächst banal klingende Übung dir zeigen kann: Du hast nicht nur deine eine Beziehung, die sich vielleicht gerade auch noch schwierig gestaltet. Da ist so viel mehr, aus dem du schöpfen kannst. Deine Ressource bist du – mit all deinen Verbindungen in die Welt und den dazugehörigen Geschichten. Das zu fühlen, kann dir zumindest schon mal ein kleines Gefühl von Sicherheit vermitteln." Die Patienten erzählen immer wieder, dass sie die Übung dazu animiert hat, alte Freundschaften wiederzubeleben.

Wer steht in allen Lebenslagen zu Ihnen?

Zeichnen Sie Ihr Beziehungsnetz. Die Abstände und Beziehungen zwischen den Gezeichneten können variieren. Legen Sie das Blatt in Ihr Übungsheft ein.

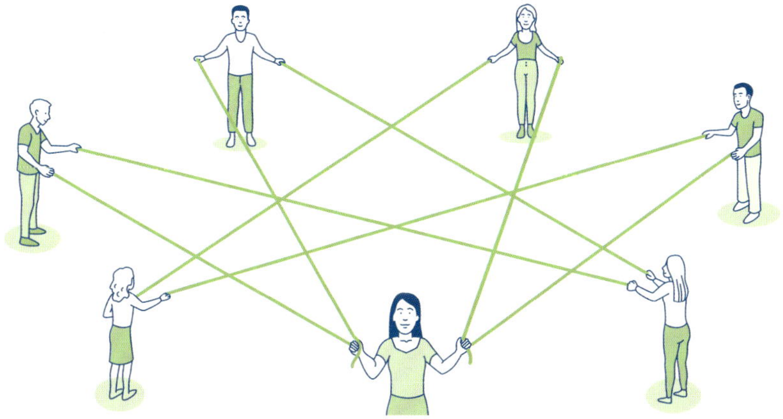

WOCHE 6

Samstag/Sonntag

LESEN UND LERNEN

In dieser letzten Woche des Programms soll es um Stabilität gehen – um soziales Eingebundensein in ein Netz von Kontakten und Freunden, um Verbindungen und verbunden sein. Auch wenn es unterschiedliche Mentalitäten gibt, sowohl Einzelgänger als auch Menschen, die am liebsten in Gruppen unterwegs sind, so brauchen wir doch alle die Einbettung in ein soziales Netz, auch wenn es für die einen enger geknüpft ist und für andere eben weiter. Wir sind soziale Wesen und unser Gefühlsleben genauso wie die Gesundheit werden von unserem Miteinander vielleicht noch stärker bestimmt als von unseren Genen.

WEGE AUS DER EINSAMKEIT

Einsam zu sein ist eines der deprimierendsten Gefühle überhaupt. Doch ein Drittel der Bevölkerung in Industrieländern ist einsam. Vielleicht zählen Sie auch dazu. Als soziale Wesen sind wir Menschen auf Kontakte mit anderen angewiesen, wir sehnen uns danach. In Japan, dem Industrieland mit den meisten alleinstehenden Menschen, bieten Cafés und Lokale Tischpartner an – keine Eintänzer, sondern menschengroße Stofftiere. Dort haben 500 000 Menschen, jünger als 40, in den vergangenen sechs Monaten nicht das Haus verlassen. In jedem dritten Haushalt in der EU lebt nur eine Person. In Großbritannien hat eine Charity-Organisation einen Telefondienst für einsame Menschen eingerichtet. Dort bietet der nationale Gesundheitsdienst NHS „soziale Rezepte" an: Statt Tabletten erhalten die Patienten, die unter Einsamkeit leiden, Hinweise auf Gruppen und soziale Aktivitäten. Die Programme werden staatlich gefördert. Ob sie nützen, ist noch nicht erwiesen. In den USA hat die Firma Anthem ein Togetherness-Program entwickelt, das Rezepte gegen die Einsamkeit zur Gesundheitsleistung machen soll. 150 000 Patienten werden von Animateuren angerufen und zu Kontaktprogrammen in ausgewählte Kliniken eingeladen. Zur wachsenden Einsamkeit trägt international auch das Phänomen der Migration bei. Flüchtlinge und Arbeitsmigranten fühlen sich isoliert und zu Hause bleiben ihre Familienmitglieder allein zurück.

Vor allem junge Menschen vereinsamen zusehends. 30 Prozent der Millennials, der zwischen 1981 und 1995 Geborenenen, fühlen sich immer oder oft einsam, so Umfragen aus den USA. Bei der davor geborenen Generation X (1965 – 1975) oder den noch älteren Babyboomer wird die Einsamkeit nicht so stark empfunden. Doch einer von fünf Millennials gibt an, keine Freunde zu haben. Eine Studie über die Nutzung von Facebook, Snapchat und Instagram führt das auf die Social Media zurück: Je weniger diese genutzt würden, desto mehr nähmen Depression und Einsamkeit ab. Das Ergebnis zeigt aber vielleicht auch nur, dass einsame Jugendliche mehr im Internet unterwegs sind. Jedenfalls fühlt sich die Social-Media-Generation besonders einsam, auch wenn

AUS MEINER PRAXIS

Nellie ist 9 Jahre alt und denkt schon viel über ihr Leben nach. Bald kommt sie ins Gymnasium. Sie verwendet Umweltpapier, wenn sie zeichnet, obwohl es nicht weiß ist. Sie weiß, was in welche Tonne kommt und findet das Fliegen blöd. Im Gegensatz zu ihrer kleineren Schwester, die sich eher für das schöne und unkomplizierte Leben begeistert – und nicht auf das Wiener Würstchen verzichten will – besteht Nellie auf vegetarischem Essen. Sie will nicht, dass Tiere wegen ihr sterben müssen. Sie diskutiert mit ihren Eltern darüber, warum es jetzt immer so heiß ist im Sommer und wieso es dazu gekommen ist. „Ich muss so oft an den Klimawandel denken und an den Tod", sagt sie. Als die Mutter sie fragt, welchen Tod, wirkt ihre Tochter ganz verzweifelt: „Aber ich will doch Kinder haben, und die sollen doch auch wieder Kinder haben und dann wollen die doch auch Kinder, aber wie soll das gehen?"

Diese Geschichte wurde mir von der Mutter erzählt, und sie hat mich sehr berührt. Welche Lasten schon so kleine Menschen auf sich nehmen müssen und welche Sorgen sie bedrücken. Kein Wunder, dass es dann, wie geschildert, zu längerfristigen Angststörungen kommen kann. Was soll ein so junger Mensch tun können, um sich die Angst zu nehmen? Die Mutter hat das einzig Richtige getan: Sie hat ihrer Tochter gesagt, dass wir alle Möglichkeiten haben, etwas zu verändern. Keiner von uns kann die Kontrolle übernehmen, aber alle können wir einen Beitrag leisten. Und sie solle doch mal überlegen, was sie tun wolle und mit wem. Denn zu mehreren, etwa in der Klasse, sei alles leichter. Und man achte auch schon in der Familie darauf, keinen Unsinn zu kaufen, keine Energie zu verschwenden und so wenig wie möglich wegzuwerfen, damit nicht so viel Neues produziert werden müsse.

Nellie hat daraufhin beschlossen, in eine Umweltgruppe in der Schule einzutreten. Die geht nicht nur zu den Fridays-for-Future-Demos, sondern kümmert sich zum Beispiel auch um Bienenwiesen und trägt Frösche über die Straße. Gemessen an der Abholzung des Amazonas ist das natürlich ein Klacks, aber für Nellie eröffnet es ein Stück Handlungsspielraum, der ihr genauso guttut wie Bienen und Fröschen. Greta Thunberg ist für sie ein wichtiges Vorbild. Und es ist der Beginn eines wichtigen Lernprozesses: für etwas einstehen – am besten gemeinsam mit anderen.

sie Hunderte von „friends" als Follower hat. Die Einsamkeit wurde durch die Pandemie deutlich verschärft und hat vor allem die Jugendlichen befallen. Im Unterschied zur Zeit vor Covid-19 fühlen sich inzwischen die 18- bis 25-Jährigen mit 36 Prozent viermal so einsam wie zuvor. Auch Frauen waren besonders betroffen. Von den über 65-Jährigen leben inzwischen fast 45 Prozent allein, bei den Männern sind es rund 20 Prozent.

Übrigens hängt die Gesundheit im Alter, das haben Studien gezeigt, von der Fähigkeit ab, neue Freunde zu finden. Sie ist wichtiger als die Höhe der Rente. Es gibt eine interessante Theorie, warum Menschen unter Einsamkeit leiden. Weil wir nicht ausgereift zur Welt kommen (was damit zusammenhängt, dass durch die Entwicklung des aufrechten Gangs der Geburtskanal zu eng wurde für ein fertiges Gehirn) benötigen wir das Lernen und die Kooperation in Gruppen. Das Gefühl der Einsamkeit könnte ein Impuls gewesen sein, immer wieder zur Gruppe zurückzukehren.

EINSAMKEIT MACHT KRANK

Wer einsam ist, kann leichter in die Depression abrutschen oder Ängste entwickeln. Menschen mit Angststörungen und Depressionen leiden besonders oft unter Einsamkeit. Sie fühlen sich unverstanden und von der Welt abgeschottet. Auch ein Mangel an Selbstwertgefühl trägt zur Einsamkeit bei. Und die kann krank machen: Eine große Studie zu Herzerkrankungen an mehr als 10000 Männern enthielt die Frage: „Zeigt Ihre Frau Ihnen, dass sie Sie liebt?“ Die mit „Ja“ antworteten, hatten nur halb so viele Symptome wie die „Nein-Sager“. Nach fünf Jahren waren bei ihnen deutlich weniger Fälle von Angina Pectoris, Brustenge, aufgetreten. Die Isolation in den Lockdowns der Pandemie trug auch entscheidend zu Depression und Ängsten bei, so ein großer britischer Survey zu den Folgen von Covid-19 in den Jahren 2020 bis 2022. Das Gefühl von Ablehnung wird ähnlich empfunden wie

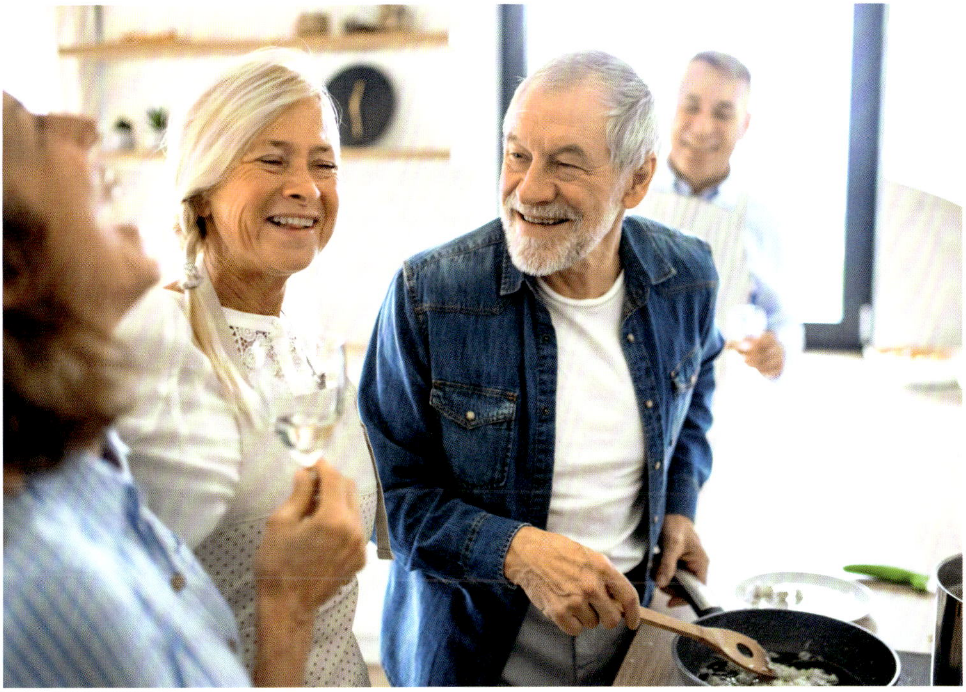

Aktivitäten im Freundeskreis, etwa gemeinsam kochen und genießen, vertreiben Einsamkeit.

physischer Schmerz. Ganz entgegen dem Mythos, Männer seien gerne „einsame Wölfe", leiden auch diese unter Einsamkeit. Eltern, vor allem alleinerziehende, fühlen sich oft alleingelassen mit ihrer Verantwortung.

Jeder einzelne biologische Vorgang im Körper wird durch Einsamkeit negativ beeinflusst. Kein anderer Faktor hat solch einen enormen Einfluss auf unsere Gesundheit und Lebensqualität. Er reicht bis in die Erbanlagen. Über tausend Gene, die für Entzündung, Immunsystem und Zellteilung zuständig sind, werden durch Einsamkeit aktiviert. Der Sympathikus, unsere Stressachse, ist permanent gereizt. So ist Einsamkeit ein Risikofaktor für Fettsucht und Diabetes Typ 2. Wer einen stabilen Freundeskreis hat, so das Resümee von fast 150 Studien mit mehr als 300 000 Menschen, hat hingegen 50 Prozent bessere Überlebenschancen. Allein eine zärtliche Begrüßung, eine warme Umarmung senken bereits den Blutdruck. Diese Daten zeigen immer wieder, wie stark auch die Pandemie über solche scheinbaren Randfaktoren in unser Leben eingebrochen ist. Ein Ellenbogen-Gruß hat einfach nicht diesen Effekt. Großen Einfluss haben dagegen Tiere: Wer zum Beispiel einen Hund hat, fühlt sich häufig geliebt und unterstützt.

GELINGENDE KOMMUNIKATION

Auch Kommunikation ist wichtig. Unser Impuls, Situationen zu bewerten oder vorschnelle Urteile zu fällen, trifft häufig auch auf Menschen zu. Das kennen Sie bestimmt: Man findet jemanden total sympathisch, aber mit der Zeit fangen wir an, die andere Person ändern zu wollen, weil uns das eine oder andere irritiert oder doch nicht passt. Solche Vorhaben bleiben aber meist ohne Erfolg. Der Versuch, Änderungen durchzusetzen, frustriert beide Seiten und führt leicht zu Spannungen und Streit. Ein Weg aus diesem Dilemma ist es, nicht immer an dem Bild des Gegenübers zu feilen, sondern sich über die eigenen Kommunikationsmuster Gedanken zu machen. Sicher kommen Sie jeden Tag in irgendeine Situation, über die Sie sich geärgert haben. Überlegen Sie: Wie war Ihr eigenes Verhalten dabei, Ihre Körpersprache? Haben Sie eher den Kopf eingezogen und damit Rückzug signalisiert? Oder hatten Sie eher eine stolze, vielleicht sogar provokante Haltung? Wie hat sich Ihr Körper dabei angefühlt? Leicht? Verspannt? Eng?

Ablehnung oder Zuwendung, beide Pole des Verhaltens haben ihren Platz, man kann solchen spontanen Impulsen nicht immer aus dem Weg gehen. Eine gelungene Begegnung findet jedoch eher in der Mitte statt, wenn sich beide Kommunizierenden gegenseitig respektieren und offen füreinander sind. Dann können beide ihre eigenen Gefühle während des Gesprächs wahrnehmen und sie auch äußern, ohne dass daraus ein Druck für den anderen entsteht. Allein schon ein wohlwollendes Miteinanderreden und Zuhören hat eine starke Wirkung auf das Immunsystem – das bestätigt die Placebo-Forschung. Achtsamkeit hilft auch hier im täglichen Miteinander und bei der Pflege von sozialen Kontakten. Denn Freundschaften wollen gepflegt werden – das ist umso wichtiger in Zeiten von Krisen und Konflikten. Das größte Risiko ist räumliche Distanz, wie Studien belegen. Das können auch soziale Medien nicht wirklich ändern.

Montag

ACHTSAMKEIT IM ALLTAG

Wo sind Sie gerade? Sie sitzen vielleicht im Büro, in der U-Bahn oder putzen sich die Zähne – doch in Wirklichkeit sind sie mit Ihren Gedanken ganz woanders. Ihr Geist verbringt diese Zeit mit Erinnerungen, Problemen und Fragen an die Zukunft. Häufig sind es unangenehme Gedanken, die erheblichen Anteil am alltäglichen Stress haben. Dem will die Achtsamkeitspraxis entgegenwirken. Ihre Ursprünge liegen in der Meditation, doch sie ist nicht an das Befolgen religiöser Glaubensregeln geknüpft, sondern eine mentale Praxis der Konzentration und der inneren Haltung. Im Alltag angewandt, lässt sich mit Achtsamkeit eine Reihe stressbedingter Erkrankungen bessern oder vermeiden. Aber auch sonst trägt das Üben der bewussten Wahrnehmung alltäglicher Tätigkeiten zur Erhöhung des Wohlbefindens und der Lebensqualität bei.

Achtsam duschen

Für die Achtsamkeit im Alltag benötigen Sie keine spezielle Technik. Sie sollen sich nur das ins Gedächtnis rufen, was gerade passiert. Zum Beispiel wird die Dusche zum perfekten Ort der Selbsterfahrung: Denken Sie am Morgen nicht an die Herausforderungen des bevorstehenden Tages, an die Zinserhöhung oder die Konferenz um neun. Nutzen Sie den Moment, sich vollständig auf Ihren Körper zu konzentrieren, auf das Erlebnis der Wärme oder Kälte, auf die einzelnen Tropfen, die ihre Beine entlangrinnen oder im Rücken kitzeln, auf den Geruch der Seife, die Sie vielleicht benutzen. Manche lieben es heiß und prickelnd, zu empfehlen sind auch warm-kalte Wechselgüsse. Runden Sie das Erlebnis dann beim Abtrocken mit einem rauen Handtuch, das Ihre Haut warm und weich rubbelt, ab.

Wenn Sie nicht duschen, können Sie natürlich jede andere Alltagstätigkeit (beispielsweise das Zähneputzen) achtsam gestalten.

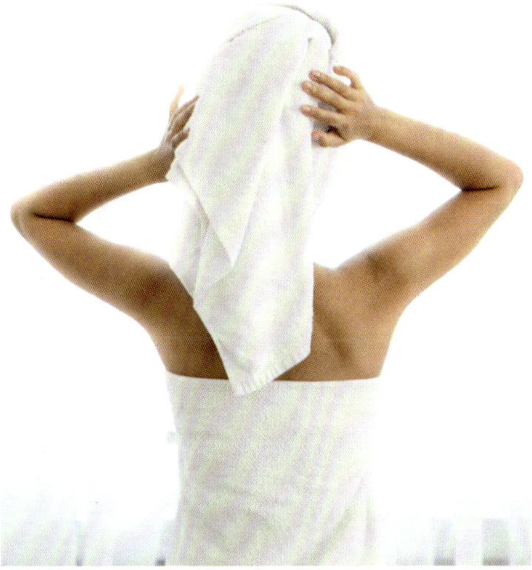

Dienstag

▶ LEBERWICKEL

Die Leber steht in vielen traditionellen Heilkunden für den Ort der Gefühle. Deshalb entstand auch in unseren Breiten die Redewendung von der „Laus, die über die Leber läuft“. Damit ist gemeint, dass etwas Kleines, Unbedeutendes, das einem passiert, zu erheblichem Unwohlsein führen kann. Auch die „beleidigte Leberwurst“ weist darauf hin.

Der feucht-heiße Leberwickel wird traditionell bei Leber- und Gallenbeschwerden sowie Magen-Darm-Problemen zur Ausleitung und Entgiftung angewendet. Aber er hat auch eine schlaffördernde und stresslindernde Wirkung – der Leber wird in der Naturheilkunde ein Bezug zur Stimmung zugeschrieben.

Leberwickel

- *Falten Sie ein kleines Handtuch mehrfach, tauchen Sie es in heißes (nicht kochendes!) Wasser, wringen es gut aus und legen Sie es dann unterhalb des rechten Rippenbogens auf Ihren Körper.*

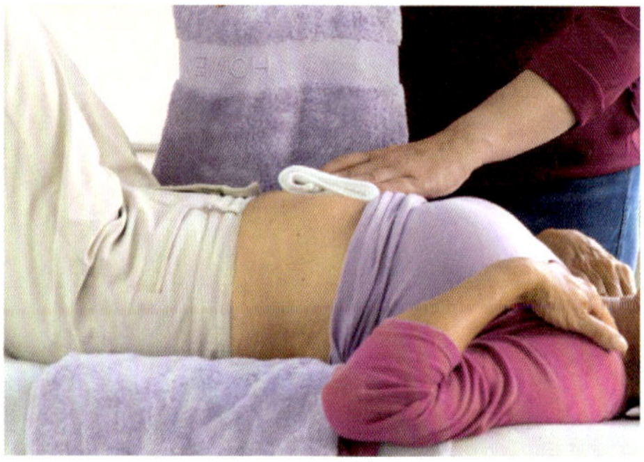

- *Nach Belieben können Sie noch eine Wärmflasche auflegen – das verlängert die Wirkung.*
- *Decken Sie die Wärmflasche mit einem trockenen Wolltuch oder warmen Frotteehandtuch ab.*
- *Nach rund 30 Minuten entfernen Sie den Wickel wieder.*
- *Legen Sie danach eine Ruhepause von mindestens 30 Minuten ein. Oder machen Sie den Wickel am besten gleich abends im Bett – er wirkt auch schlaffördernd.*

Mittwoch

▶ KRAFTÜBUNGEN ▶ SOULFOOD

Nicht nur Ausdauertraining, auch Kraftsport wirkt positiv auf Depressionen – das zeigte eine große Metaanalyse aus den USA. Im Vergleich zu Aerobic schneidet Kraftsport sogar besser ab, wenn es um Grübeln und Ängste geht. Bei älteren Frauen, die Krafttraining betrieben, konnte nachgewiesen werden, dass die Übungen auch Ängste linderten. Auch junge Menschen mit einer generalisierten Angststörung profitierten. Wenn Sie sich nicht fit für ein Krafttraining fühlen, können Sie auch Yoga machen.

Kraftübungen

Beginnen Sie jede Übung mit einem kurzen Aufwärmen, um den Kreislauf anzuregen, die Gelenke zu mobilisieren und die Muskulatur zu erwärmen: zum Beispiel auf der Stelle treten oder Schulter- bzw. Armkreise machen. Ideal sind 2 Sets à 10 Wiederholungen.

BEIN- UND RÜCKENMUSKULATUR

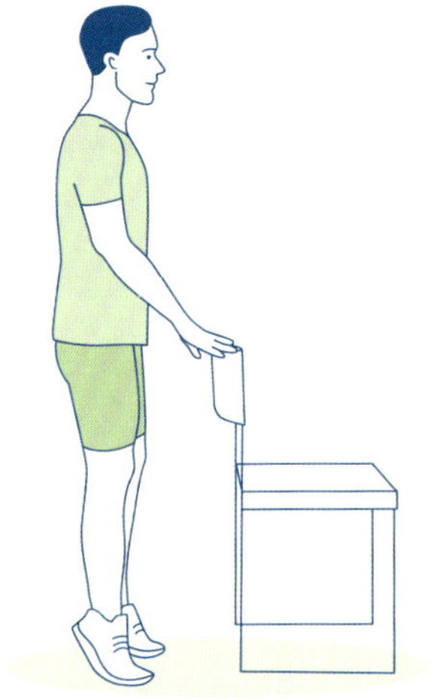

Fersenstand:

- *Stellen Sie sich aufrecht hin, die Beine hüftbreit auseinander und heben Sie die Fersen an, bis Sie nur noch auf den Zehenspitzen stehen.*
- *Bleiben Sie so einen Moment stehen (wenn es zu wacklig ist, stützen Sie sich an einer Stuhllehne oder einer Wand ab) und wiederholen Sie die Übung zehnmal.*
- *Danach heben Sie umgekehrt nur die Fußspitzen an und senken sie wieder.*

BEIN- UND RÜCKENMUSKULATUR

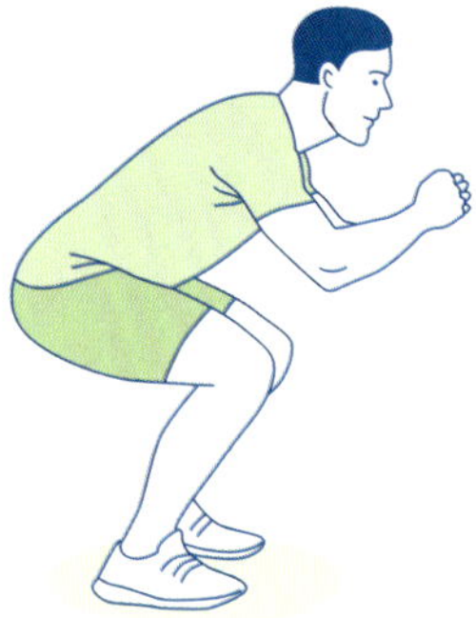

Abfahrtshocke

- *Aus dem aufrechten Stand gehen Sie nun in eine halbe Hocke, sodass die Oberschenkel waagerecht bleiben. Schieben Sie dabei die Arme nach vorne, das hilft dem Gleichgewicht (alternativ an der Stuhllehne festhalten).*
- *Entweder Sie bleiben in dieser Position, so lange es geht, oder Sie schwingen zurück in den Stand.*

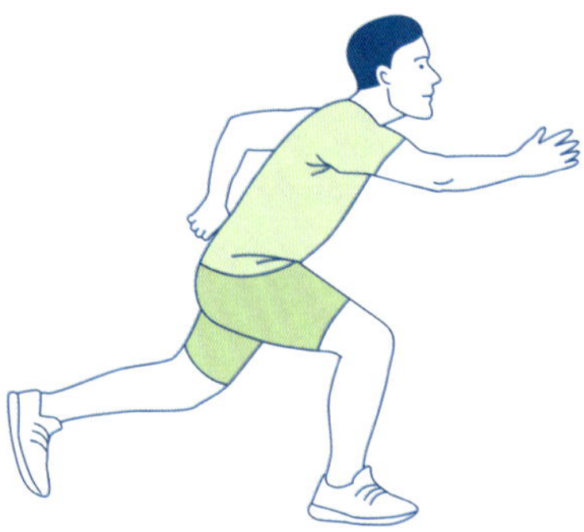

Schlittschuhschritt

- *Strecken Sie das linke Bein nach hinten und den rechten Arm nach vorne aus. Das Standbein ist leicht gebeugt.*
- *Langsam und fließend wechseln.*

BAUCHMUSKULATUR

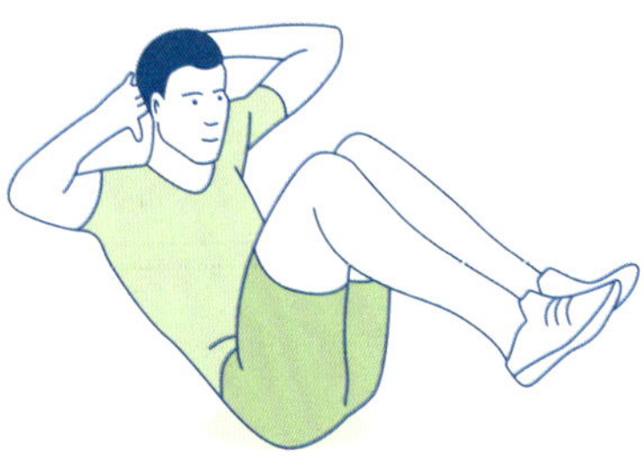

Sit-ups

- *Heben Sie auf dem Rücken liegend die Beine über den Bauch an und verschränken Sie sie.*
- *Dann heben Sie den Oberkörper, so weit es geht, an und halten ihn.*
- *Sie können auch die rechte Schulter Richtung linkes Knie bewegen und zurück, dann die linke Schulter zum rechten Knie.*

BRUST- UND SCHULTERMUSKULATUR

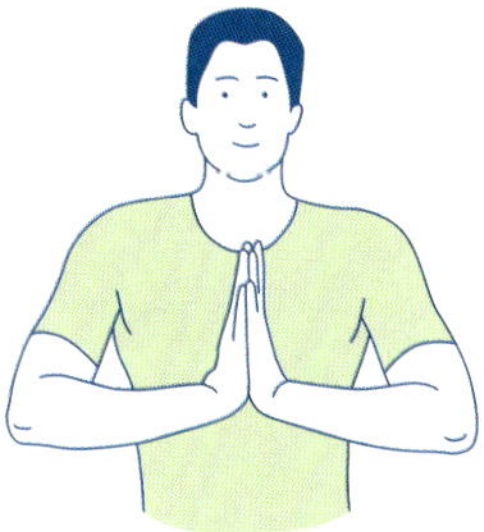

Armdrücken

- *Stehen Sie hüftbreit, locker in den Knien, lassen Sie die Schultern fallen.*
- *Nun drücken Sie Ihre beiden Handflächen vor der Brust zusammen so fest, wie es geht. Den Bauch anspannen, aber weiteratmen.*

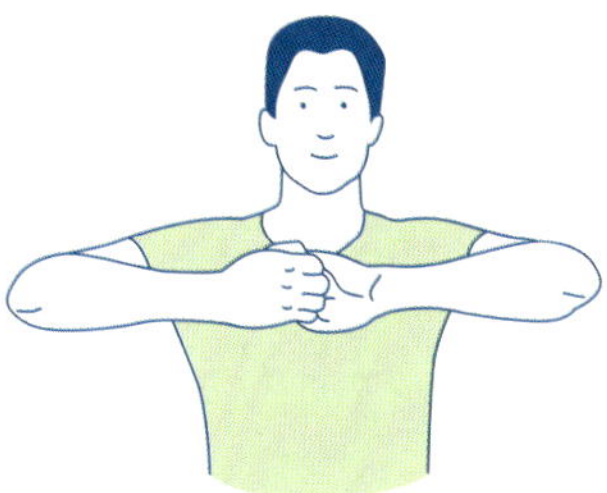

Armziehen

- *Wenn Sie die Hände stattdessen vor Ihrem Oberkörper verschränken und nach links und rechts auseinanderziehen, stärken Sie die Schultermuskulatur. Beides sind isometrische Übungen, die ohne viel Bewegung auskommen.*

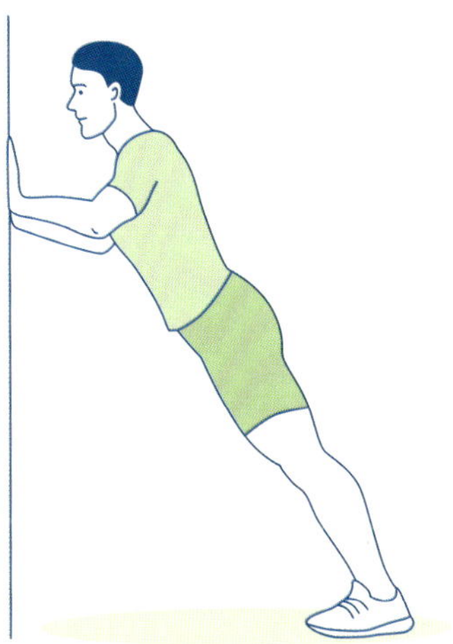

Wandliegestütz

- *Stellen Sie sich mit hüftbreiten Beinen vor eine Wand, die ausgestreckten Arme in Schulterhöhe an die Wand gestützt, Fingerspitzen nach oben. Gesäß und Bauch sind gespannt.*
- *Beugen Sie die Arme, sodass Sie mit dem Kopf fast die Wand berühren, kurz halten. Dann die Arme in die Ausgangsposition zurückbewegen.*

Soulfood

Wenn der Tag mal sehr grau wirkt, ist dieser Smoothie ein idealer Start in den Tag zum Frühstück. Er enthält entzündungshemmenden Ingwer, Leinöl mit Omega-3-Fettsäuren und stimmungsaufhellende Gewürze. Die Ölemulsion, die beim Mixen entsteht, verhindert ein rasches Ansteigen des Blutzuckers.

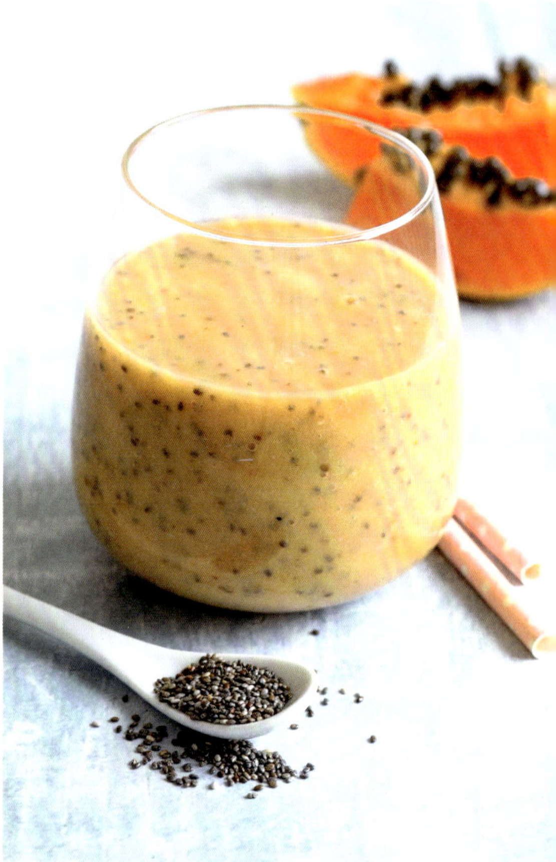

Gelber Super-Smoothie

Für 2 Personen:
½ Papaya oder ¼ Ananas
1 Banane
200 ml Mandeldrink (oder Reis- oder Sojadrink bzw. Kokosmilch)
1 EL Lein- oder Walnussöl
etwas Zimtpulver
etwas gemahlene Kurkuma und Vanille
Pfeffer aus der Mühle
150 ml ungesüßter Orangen- oder Birnensaft oder eine Mischung daraus
1 EL Chiasamen

- Das Obst schälen und grob zerkleinern.
- Mit den anderen Zutaten in einen Mixer geben und alles im Mixer auf höchster Stufe pürieren. Möglichst sofort genießen!

Tipp: Im Sommer können Sie den Smoothie auf Eis servieren. Bereiten Sie ihn alternativ auch mal mit Kirschsaft und Beeren der Saison zu. Auch lecker: einen Teil des Obstes durch Spinat ersetzen.

Donnerstag und Freitag

STOPP! – ATMEN! – ÄNDERN! **EIN FEST FEIERN**

„*Love it, change it or leave it*" ist ein Motto des Automobilbauers Henry Ford. Er hatte noch keine Ahnung von Achtsamkeit, aber seine Einstellung lässt sich in diesem Punkt durchaus übertragen: Achten Sie deshalb an diesem Tag ganz besonders auf negative Gedanken und begegnen Sie ihnen ganz bewusst mit diesem Kommando: Stopp! – Atmen! – Ändern! Denn es hilft in der Regel nicht weiter, wenn Sie sich aufregen.

Negative durch positive Gedanken ersetzen

- *Visualisieren Sie ein Symbol vor Ihrem inneren Auge, das Sie mit Stopp in Verbindung bringen (beispielweise ein Stoppschild) und denken oder sagen Sie auch laut: „Stopp!"*
- *Atmen Sie tief durch oder machen Sie eine beruhigende Atemübung.*
- *Nun ersetzen Sie den negativen Gedanken ganz bewusst durch einen positiven. Fühlen Sie dem nach.*
- *Loben Sie sich dafür!*
- *Dokumentieren Sie das in Ihrem Übungsheft!*

Jetzt wird gefeiert!

Belohnen Sie sich also selbst in dieser Abschlusswoche und laden Sie sechs Freunde ein, für jede Woche einen oder eine. Verteilen Sie die Soulfood-Rezepte, die Sie in dieser Zeit kennengelernt haben, und bitten Sie Ihre Gäste, jeweils eine der Wochen nachzukochen und für ein Anti-Angst-Büfett mitzubringen. Sie selbst können ja für die Getränke und das schöne Ambiente sorgen. Verbinden Sie auf diese Weise das Thema Angst, das sicher nicht nur Sie selbst betrifft, mit dem neuen Handlungsspielraum, den Sie mit Ihren Übungen erhalten haben. Vielleicht berichten Sie von Ihren Erfahrungen in diesen sechs Wochen. Vielleicht erzählen Sie auch von Ihren eigenen Gefühlen, und vielleicht entsteht dabei ein neues Netz der gegenseitigen Unterstützung.

AUSGEWÄHLTE LITERATUR *(nach Kapiteln)*

Vorwort

Barlow DH. et al.: The Unified Protocol for Transdiagnostic Treatment of Emotional Disorders Compared With Diagnosis-Specific Protocols for Anxiety Disorders: A Randomized Clinical Trial. JAMA Psychiatry 2017 Sep 1;74(9):875–884. doi: 10.1001/jamapsychiatry.2017.2164

Marshall M.: The hidden links between mental disorders. Nature 581, 19–21 (2020). doi: https://doi.org/10.1038/d41586-020-00922-8

Wenn die Alarmglocken schrillen

Arnsten AFT.: Stress signalling pathways that impair prefrontal cortex structure and function. Nat Rev Neurosci. 2009 Jun; 10(6): 410–422. doi: 10.1038/nrn2648

Balint M.: Angstlust und Regression. 7. Auflage. Stuttgart 2013

Barlow DH. et al.: The Unified Protocol for Transdiagnostic Treatment of Emotional Disorders Compared With Diagnosis-Specific Protocols for Anxiety Disorders: A Randomized Clinical Trial. JAMA Psychiatry 2017 Sep 1;74(9):875–884. doi: 10.1001/jamapsychiatry.2017.2164

Bandelow B.: Das Angstbuch. Woher Ängste kommen und wie man sie bekämpfen kann, Reinbek b. Hamburg 2013

Dobos G./Kümmel S.: Gemeinsam gegen Krebs, München 2011

Dobos G.: Die gestresste Seele, München 2020

Erhardt A., Max-Planck-Institut für Psychiatrie: Online-Vortrag 29.6.2022. https://www.psych.mpg.de/2841801/psyche5

Fond G. et al.: Anxiety and depression comorbidities in irritable bowel syndrome (IBS): a systematic review and meta-analysis. Published online: 6 April 2014. Springer-Verlag Berlin Heidelberg 2014

Hu Z. et al.: The level and prevalence of depression and anxiety among patients with different subtypes of irritable bowel syndrome: a network meta-analysis. BMC Gastroenterol 2021 Jan 7;21(1):23. doi: 10.1186/s12876-020-01593-5

Porges SW.: Polyvagal Theory: A biobehavioral journey to sociality. In: Comprehensive psychoneuroendocrinology 2021, Band 7, S. 100069. doi:10.1016/j.cpnec.2021.100069

Science News Staff: The Origin of Darwin's Anxiety. Science. 1997 Jan 8. doi: 10.1126/article.4073

Voigt D.: Ängste, Panik, Sorgen. Störungen systemisch behandeln, Heidelberg, 2021, S. 56

Wittchen HU./Perkonigg A.: Panikattacken mit frühem und spätem Beginn: Unterschiedliche pathogenetische Mechanismen. Verhaltenstherapie 1993;3:296–303. doi:10.1159/000258793

Witthöft M. et al.: Cognitive Biases in Pathological Health Anxiety: The Contribution of Attention, Memory, and Evaluation Processes. Clinical Psychological Science; 4 (2016), 3. S. 464–479.doi.org/10.1177/2167702615593474

Nerven bewahren in globalen Krisen

o. A.: Global prevalence and burden of depressive and anxiety disorders in 204 countries and territories in 2020 due to the COVID-19 pandemic. The Lancet, October 08, 2021. doi: https://doi.org/10.1016/S0140-6736(21)02143-7

o. A.: Climate Change's Toll On Mental Health. March 29, 2017. Online: https://www.apa.org/news/press/releases/2017/03/climate-mental-health (Zugriff 1.10.2022)

Ágoston C.: Identifying Types of Eco-Anxiety, Eco-Guilt, Eco-Grief, and Eco-Coping in a Climate-Sensitive Population: A Qualitative Study. International Journal of Environmental Research and Public Health 19(4):2461. February 2022. doi: 10.3390/ijerph19042461

Aruta JR. et al.: Addressing climate anxiety among young people in the Philippines. The Lancet Planetary Health. Volume 6, ISSUE 2, e81–e82, February 01, 2022. Online: https://www.thelancet.com/journals/lanplh/article/PIIS2542-5196(22)00010-9/fulltext (Zugriff 1.10.2022)

Aylett E.: Exercise in the treatment of clinical anxiety in general practice – a systematic review and meta-analysis. BMC Health Serv Res. 2018; 18: 559. doi: 10.1186/s12913-018-3313-5

Böhme M. et al.: Ausgewählte gesundheitsbezogene Folgen der Covid-19-Pandemie. Ein Zwischenstand für den ÖGD-BW. Stuttgart 2021

Bohlken J. et al.: COVID-19-Pandemie: Belastungen des medizinischen Personals. Psychiatr. Prax. 2020 May; 47(4): 190–197. doi: 10.1055/a-1159-5551

Chalquist C.: It's Not Eco-Anxiety – It's Eco-Fear! A Survey of the Eco-Emotions. Online: https://www.chalquist.com/post/it-s-not-eco-anxiety-it-s-eco-fear (Zugriff 1.10.2022)

Charpentier C. et al.: Anxiety increases information-seeking in response to large changes. Sci Rep. 2022 May 5;12(1):7385. doi: 10.1038/s41598-022-10813-9. (Zugriff 2.10.2022)

Collier S.: War anxiety: How to cope. Harvard Health Publishing. 23.5.2022, online https://www.health.harvard.edu/blog/war-anxiety-how-to-cope-202205232748

DeAngelis T.: Depression and anxiety escalate during COVID. Monitor on Psychology. Vol. 52 No. 8. Online: https://www.apa.org/monitor/2021/11/numbers-depression-anxiety (Zugriff 1.10.2022)

Gu Y. et al.: From Uncertainty to Anxiety: How Uncertainty Fuels Anxiety in a Process Mediated by Intolerance of Uncertainty. Neural Plasticity, vol. 2020, Article ID 8866386, 8 pages, 2020. https://doi.org/10.1155/2020/8866386

Hickman C. et al.: Climate anxiety in children and young people and their beliefs about government responses to climate change: a global survey. Lancet Planet Health 2021; 5: e863–73. Online: https://www.gesunde-jugendarbeit.at/sites/default/files/wissen/2021-12/Hickman%202021.pdf (Zugriff 1.10.2022)

Johnson WM./Gavey GC.: The psychological impact of negative TV news bulletins: the catastrophizing of personal worries. 1997 Feb;88 (Pt 1):85–91. doi.org/10.1111/j.2044-8295.1997.tb02622.x

Khorrami KJ. et al.: Neural and Self-report Measures of Sensitivity to Uncertainty as Predictors of COVID-Related Negative Affect. Psychiatry Research: Neuroimaging. Volume 319, January 2022, 111414. https://doi.org/10.1016/j.pscychresns.2021.111414

Marks E. et al.: Young People's Voices on Climate Anxiety, Government Betrayal and Moral Injury: A Global Phenomenon. The Lancet Preprint 7 Sep 2021

Mora C. et al.: Over half of known human pathogenic diseases can be aggravated by climate change Nat. Clim. Chang. 12, 869–875 (2022). https://doi.org/10.1038/s41558-022-01426-1

Morris J. et al.: I told you it was safe: Associations between intolerance of uncertainty and different parameters of uncertainty during instructed threat of shock. J Behav Ther Exp Psychiatry. 2021 Mar;70:101620. doi: 10.1016/j.jbtep.2020.101620. Epub 2020 Oct 1.

Mufarech A.: Your Crushing Anxiety About the Climate Crisis Is Normal. In: Smithsonian Magazine May 18, 2022, online: https://www.smithsonianmag.com/science-nature/how-to-deal-with-the-anxiety-caused-by-the-climate-crisis-180980093/ (Zugriff 2.10.2022)

Munkholm K. et al.: Considering the methodological limitations in the evidence base of antidepressants for depression: a reanalysis of a network meta-analysis. In: BMJ Open. Online: https://bmjopen.bmj.com/content/9/6/e024886 (Zugriff 4.10.2022)

Nugent C.: Terrified of Climate Change? You Might Have Eco-Anxiety. TIME Magazin, November 21, 2019. Online: https://time.com/5735388/climate-change-eco-anxiety/ (Zugriff 1.10.2022)

Obradovich N. et al.: Empirical evidence of mental health risks posed by climate change. Empirical evidence of mental health risks posed by climate change. Online: www.pnas.org/cgi/doi/10.1073/pnas.180152811 (Zugriff 1.10.2022)

Obschonka M. et al.: Did Strategic Bombing in the Second World War Lead to 'German Angst'? A Large–Scale Empirical Test across 89 German Cities. Eu,ropean Journal of Personality Volume 31, Issue 3. https://doi.org/10.1002/per.2104

Otto I. et al.: Social tipping dynamics for stabilizing Earth's climate by 2050! PNAS February 4, 2020 117 (5) 2354–2365; https://doi.org/10.1073/pnas.1900577117

Pikhala P.: Eco-Anxiety and Environmental Education. Sustainability 2020, 12(23), 10149; https://doi.org/10.3390/su122310149

Poikolainen K. et al.: Fear of nuclear war increases the risk of common mental disorders among young adults: a five-year follow-up study. BMC Public Health. 2004; 4: 42. doi: 10.1186/1471-2458-4-42 (Zugriff 2.10.2022)

Russo F.: The Personality Trait 'Intolerance of Uncertainty' Causes Anguish during COVID. In: Scientific American 14.2.2022; https://www.scientificamerican.com/article/the-personality-trait-intolerance-of-uncertainty-causes-anguish-during-covid/

Salari N. et al.: Prevalence of stress, anxiety, depression among the general population during the COVID-19 pandemic: a systematic review and meta-analysis. Global Health. 2020 Jul 6;16(1):57. doi: 10.1186/s12992-020-00589-w

Smith D.: Monkey Mind. A Memoir of Anxiety. New York 2012

Schwartz C.: The Age of Depression. The New York Times July 9, 2022. Online https://nyti.ms/3C2pEMw (Zugriff am 1.10.2022)

Song C. et al.: Effects of Walking in a Forest on Young Women. Int J Environ Res Public Health. 2019 Jan; 16(2): 229. Published online 2019 Jan 15. doi: 10.3390/ijerph16020229

Taquet M. et al.: Neurological and psychiatric risk trajectories after SARS-CoV-2 infection: an analysis of 2-year retrospective cohort studies including 1 284 437 patients. The Lancet Psychiatry Volume 9, ISSUE 10, P815-827, October 01, 2022. https://doi.org/10.1016/S2215-0366(22)00260-7

Vodafone Institute for Society and Communication (ed): The Global Future Pulse: Sustainability. Berlin 2021. Online: https://www.vodafone-institut.de/wp-content/uploads/2021/12/The-Global-Future-Pulse-Sustainability.pdf (Zugriff 1.10.2022)

Wenner Moyer M.: The COVID generation: how is the pandemic affecting kids' brains? Nature 2022 Jan 12. Online https://www.nature.com/articles/d41586-022-00027-4 (Zugriff 1. 10. 2022)

Whitmee S. et al.: The Rockefeller Foundation–Lancet Commission on planetary health: Safeguarding human health in the Anthropocene epoch: report of The Rockefeller Foundation–Lancet Commission on planetary health. The Lancet 386: 1973–2028 (2015)

Wüstenhagen C.: Schatten auf der Kinderseele. In: DIE ZEIT, akt. 9.5.2022. Online: https://www.zeit.de/2022/19/klimawandel-kinder-belastung-psychologie-familie (Zugriff 2.10.2022)

Yan H. et al.: Mental Health of Medical Staff During the Coronavirus Disease 2019 Pandemic: A Systematic Review and Meta-Analysis. Psychosom Med . 2021 May 1;83(4):387–396 https://climatechangeandhappiness.com/

Mit den Gefühlen jonglieren lernen: die Mind-Body-Medizin

Broschot JF. et al.: The perseverative cognition hypothesis: A review of worry, prolonged stress-related physiological activation, and health. Journal of Psychosomatic Research. Volume 60, Issue 2, February 2006, Pages 113–124

Broschot JF.: Markers of chronic stress: Prolonged physiological activation and (un)conscious perseverative cognition. Neuroscience and Biobehavioral Reviews. 2010 35 (1): 46–50. doi:10.1016/j.neubiorev.2010.01.004

Dobos G./Paul A. (Hg.): Mind-Body-Medizin. Integrative Konzepte zur Ressourcenstärkung und Lebensstiländerung. 2. Auflage, München 2019

Frankl V.: Der Wille zum Sinn, 7. Auflage, Göttingen 2016

González-Valero G. et al.: Use of Meditation and Cognitive Behavioral Therapies for the Treatment of Stress, Depression and Anxiety in Students. A Systematic Review and Meta-Analysis. Int J Environ Res Public Health. 2019 Nov 10;16(22):4394. doi: 10.3390/ijerph16224394.

Gonzalez M. et al.: Yoga for depression and anxiety symptoms in people with cancer: A systematic review and meta-analysis. Psychooncology. 2021 Aug;30(8):1196–1208. doi: 10.1002/pon.5671. Epub 2021 Mar 24

Haller H. et al.: Emotional release and physical symptom improvement: a qualitative analysis of self-reported outcomes and mechanisms in patients treated with neural therapy. BMC Complement Altern Med 2018 Nov 27;18(1):311

Haller H. et al.: Somatoform Disorders and Medically Unexplained Symptoms in Primary Care. A Systematic Review and Meta-analysis of Prevalence Dtsch Arztebl Int. 2015 Apr; 112(16): 279–287. doi: 10.3238/arztebl.2015.0279

Haller H. et al.: The prevalence and burden of subthreshold generalized anxiety disorder: a systematic review. BMC Psychiatry. 2014 May 1;14:128. doi: 10.1186/1471-244X-14-128

Haller H. et al: The integration of yoga breathing techniques in Cognitive Behavioral Therapy for post-traumatic stress disorder: a randomized controlled trial. In press

Li Z. et al.: Mind-Body Exercise for Anxiety and Depression in COPD Patients: A Systematic Review and Meta-Analysis. Int J Environ Res Public Health. 2019 Dec 18;17(1):22. doi: 10.3390/ijerph17010022

Ornish D. et al.: Can lifestyle changes reverse coronary heart disease? The Lancet Volume 336, ISSUE 8708, P129–133, July 21, 1990

Ornish D. et al.: Intensive lifestyle changes may affect the progression of prostate cancer. J Urol. 2005 Sep; 174(3):1065–9; discussion 1069–70. doi: 10.1097/01.ju.0000169487.49018.73.

Gould KL. et al.: Changes in myocardial perfusion abnormalities by positron emission tomography after long-term, intense risk factor modification. In: JAMA. 1995 Sep 20;274(11):894–901

Kubanzky L./Laura D.: Going to the heart of the matter: Do negative emotions cause coronary heart disease? Journal of Psychosomatic Research, 48(4-5), 323–337. https://doi.org/10.1016/S0022-3999(99)00091-4

Ottaviani C. et al.: Physiological Concomitants of Perseverative Cognition: A Systematic Review and Meta-Analysis. Psychological Bulletin. 2015 142 (3): 231–259. doi:10.1037/bul0000036

Roest AM. et al.: Anxiety and risk of incident coronary heart disease: a meta-analysis. J Am Coll Cardiol. 2010 Jun 29;56(1):38–46. doi: 10.1016/j.jacc.2010.03.034

So WWY. et al.: Comparing Mindful and Non-Mindful Exercises on Alleviating Anxiety Symptoms: A Systematic Review and Meta-Analysis. Int J Environ Res Public Health. 2020 Nov 23;17(22):8692. doi: 10.3390/ijerph17228692

Zhu L. et al.: Mind-Body Exercises for PTSD Symptoms, Depression, and Anxiety in Patients With PTSD: A Systematic Review and Meta-Analysis Front Psychol. 2022 Jan 18;12:738211. doi: 10.3389/fpsyg.2021.738211. eCollection 2021

Naturheilkunde für eine dickere Haut: das 6-Wochen-Programm

o. A. Loneliness is a serious public health problem. In: the Economist Sept. 1st, 2018

Avila-Palencia I. et al.: The effects of transport mode use on self-perceived health, mental health, and social contact measures: A cross-sectional and longitudinal study. Environment International. Volume 120, November 2018, 199–206

Altemeier K.: Hallo Angst! Wie Panikattacken und Angststörungen ungeahnte Kräfte wecken können. München 2022

Au DWH.: Effects of acupressure on anxiety: a systematic review and meta-analysis. Acupunct Med . 2015 Oct;33(5):353–9. doi: 10.1136/acupmed-2014-010720. Epub 2015 May 22

Bandelow B. et al.: S3-Leitlinie Behandlung von Angststörungen Version 2. Online: https://www.awmf.org/uploads/tx_szleitlinien/051-028l_S3_Behandlung-von-Angststoerungen_2021-06.pdf (Zugriff 4.10.2022)

Baric H. et al.: Complementary and Alternative Medicine Treatments for Generalized Anxiety Disorder: Systematic Review and Meta-analysis of Randomized Controlled Trials.Adv Ther. 2018 Mar;35(3):261–288. doi: 10.1007/s12325-018-0680-6. Epub 2018 Mar 5

Beecher K. et al.: Long-Term Overconsumption of Sugar Starting at Adolescence Produces Persistent Hyperactivity and Neurocognitive Deficits in Adulthood. Front Neurosci. 2021; 15: 670430

Bohlmeijer E. et al.: The effects of mindfulness-based stress reduction therapy on mental health of adults with a chronic medical disease: a meta-analysis. J Psychosom Res. 2010 Jun;68(6):539–44. doi: 10.1016/j.jpsychores.2009.10.005. Epub 2009 Dec 9

Brunner E. et al.: Bewegung gegen Depression und Angst. Swiss Medical Forum 2021; 21 (9-10): 154–156

Bu F. et al.: Longitudinal changes in home confinement and mental health implications: a 17-month follow-up study in England during the COVID-19 pandemic. Psychol Med. 2022 Mar 31;1–9

Chen KW. et al.: Meditative therapies for reducing anxiety: a systematic review and meta-analysis of randomized controlled trials Depress Anxiety. 2012 Jul;29(7):545–62 doi: 10.1002/da.21964. Epub 2012 Jun 14

Chen YF.: The Effectiveness of Diaphragmatic Breathing Relaxation Training for Reducing Anxiety. Perspectives in Psychiatric Care. First published: 23 August 2016. https://doi.org/10.1111/ppc.12184

Chen KW. et al.: Meditative therapies for reducing anxiety: a systematic review and meta-analysis of randomized controlled trials. Depress Anxiety . 2012 Jul;29(7):545–62. doi: 10.1002/da.21964. Epub 2012 Jun 14

Cheng L. et al.: Evaluation of Anxiolytic-Like Effect of Aqueous Extract of Asparagus Stem in Mice.m Evid Based Complement Alternat Med. 2013; 2013: 587260. Published online 2013 Nov 20. doi: 10.1155/2013/587260

Cole SW. et al.: Myeloid differentiation architecture of leukocyte transcriptome dynamics in perceived social isolation. PNAS November 23, 2015. 112 (49) 15142–15147 https://doi.org/10.1073/pnas.1514249112

Donelli D. et al.: Effects of lavender on anxiety: A systematic review and meta-analysis Med Hypotheses. 2008;70(5):995–1001. doi: 10.1016/j.mehy.2007.04.052. Epub 2007 Nov 13.

Enck P. et al.: Darm an Hirn. München 2019

Etherton K.: Resilience effects on student performance and well-being: the role of self-efficacy, self-set goals, and anxiety. Gen Pschol: 2022 Jul-Sep;149(3):279–298. doi:10.1080/00221309.2020.1835800. Epub 2020 Oct 28 Y

Farrow MR. et al.: A Review of Field Experiments on the Effect of Forest Bathing on Anxiety and Heart Rate Variability. Review of Field Experiments on the Effect of Forest Bathing on Anxiety and Heart Rate

Variability. Global Advances in Health and Medicine. 2019;8. doi:10.1177/2164956119848654

Gilbert N.: Green space: A natural high. Nature 531, S56–S57 (2016). https://doi.org/10.1038/531S56

Gong M. et al.: Effects of aromatherapy on anxiety: A meta-analysis of randomized controlled trials. J Affect Disord. 2020 Sep 1;274:1028–1040. doi: 10.1016/j.jad.2020.05.118. Epub 2020 May 26

Gordon BR. et al.: Association of Efficacy of Resistance Exercise Training With Depressive Symptoms. Meta-analysis and Meta-regression Analysis of Randomized Clinical Trials. JAMA Psychiatry. 2018;75(6):566–576. doi:10.1001/jamapsychiatry.2018.0572

Gordon BR. et al.: Resistance exercise training among young adults with analogue generalized anxiety disorder. Journal of Affective Disorders. Volume 281, 15 February 2021, Pages 153–159

Haghighatdoost F. et al.: Glycemic index, glycemic load, and common psychological disorders. Am J Clin Nutr. 2016 Jan;103(1):201–9. doi: 10.3945/ajcn.114.105445. Epub 2015 Nov 25

Haynes AC. et al.: A calming hug: Design and validation of a tactile aid to ease anxiety. PLoS One. 2022; 17(3): e0259838. Published online 2022 Mar 9. doi: 10.1371/journal.pone.0259838

Hilimire MR. et al.: Fermented foods, neuroticism, and social anxiety: An interaction model. Psychiatry Res. 2015 Aug 15;228(2):203–8. doi: 10.1016/j.psychres.2015.04.023. Epub 2015 Apr 28

Hölzel B. et al.: Neural mechanisms of symptom improvements in generalized anxiety disorder following mindfulness training. March 2013 NeuroImage: Clinical 2(1):448–58

Hunt MC. et al.: No More FOMO: Limiting Social Media Decreases Loneliness and Depression. Home Journal of Social and Clinical Psychology. Vol. 37, No. 10

Kandola A. et al.: Moving to Beat Anxiety: Epidemiology and Therapeutic Issues with Physical Activity for Anxiety. Curr Psychiatry Rep 20, 63 (2018). https://doi.org/10.1007/s11920-018-0923-x

Keating L. et al.: Effects of a 12-week running programme in youth and adults with complex mood disorders. BMJ Open Sport Exerc Med. 2018; 4(1): e000314. Published online 2018 Jun 15. doi: 10.1136/bmjsem-2017-000314

Kumar N.: International Journal of Yoga. Immediate role of two yoga-based breathing technique on state anxiety in patients suffering from anxiety disorder: A self as control pilot study 2017. Vol 5 Iss 1 Page 18–23

Lane MM. et al.: Ultra-Processed Food Consumption and Mental Health: A Systematic Review and Meta-Analysis of Observational Studies. Nutrients. 2022 Jun 21;14(13):2568. doi: 10.3390/nu14132568

Li D. et al.: The Effects of Aromatherapy on Anxiety and Depression in People With Cancer: A Systematic Review and Meta-Analysis. Front Public Health. 2022 May 30;10:853056

MacBeth A. et al.: Exploring compassion: a meta-analysis of the association between self-compassion and psychopathology. Clin Psychol Rev. 2012 Aug;32(6):545–52. doi: 10.1016/j.cpr.2012.06.003. Epub 2012 Jun 23.

Mackerron G./Mourata S.: Happiness is greater in natural environments. In: LSE Research Online. DOI: 10.1016/j.gloenvcha.2013.03.010. Online: https://eprints.lse.ac.uk/49376/1/Mourato_Happiness_greater_natural_2013.pdf (Zugriff 2.2.2022)

Manzoni GM. et al.: Relaxation training for anxiety: a ten-years systematic review with meta-analysis. 2008 Jun2;8:41. doi: 10.1186/1471-244X-8-41

Michalsen A.: Heilen mit der Kraft der Natur, erw. Ausgabe, Berlin 2022

Michopoulos V. et al.: Inflammation in fear- and anxiety-based disorders: PTSD, GAD, and beyond. Neuropsychopharmacology. 2016;42:254–270. doi: 10.1038/npp.2016.146

Miyazaki Y.: Forest medicine research in Japan. Nihon Eiseigaku Zasshi. 2014;69(2):122–35. doi: 10.1265/jjh.69.122

Möller HJ. et al.: Efficacy of Silexan in subthreshold anxiety: meta-analysis of randomised, placebo-controlled trials. Eur Arch Psychiatry Clin Neurosci. 2019 Mar;269(2):183–193. doi: 10.1007/s00406-017-0852-4. Epub 2017 Nov 17

Moncrieff J. et al.: The serotonin theory of depression: a systematic umbrella review of the evidence. Mol Psychiatry (2022). https://doi.org/10.1038/s41380-022-01661-0

Mühsam D. et al.: The embodied mind: A review on functional genomic and neurological correlates of mind-body therapies. Neurosci Biobehav Rev. 2017 Feb;73:165–181. doi: 10.1016/j.neubiorev.2016.12.027. Epub 2016 Dec 23

Naidoo U.: Eat to Beat Stress. J Lifestyle Med. 2020 Dec 8;15(1):39–42. doi: 10.1177/1559827620973936. eCollection 2021 Jan-Feb

Naveen S. et al.: Anti-depressive effect of polyphenols and omega-3 fatty acid from pomegranate peel and flax seed in mice exposed to chronic mild stress.

Psychiatry Clin Neurosci. 2013 Nov;67(7):501–8. doi: 10.1111/pcn.12100. Epub 2013 Oct 24

Norwitz NG./Naidoo U.: Nutrition as Metabolic Treatment for Anxiety. Front Psychiatry. 2021; 12: 598119. Published online 2021 Feb 12. doi: 10.3389/fpsyt.2021.598119

Opie RS. et al.: The impact of whole-of-diet interventions on depression and anxiety: a systematic review of randomised controlled trials Public Health Nutr. 2015 Aug;18(11):2074–93. doi: 10.1017/S1368980014002614. Epub 2014 Dec 3

O'Neill S. et al.: Depression, Is It Treatable in Adults Utilising Dietary Interventions? A Systematic Review of Randomised Controlled Trials. Nutrients 2022, 14(7), 1398; https://doi.org/10.3390/nu14071398

Naveen S. et al.: Anti-depressive effect of polyphenols and omega-3 fatty acid from pomegranate peel and flax seed in mice exposed to chronic mild stress. Psychiatry Clin Neurosci 2013 Nov;67(7):501–8. doi: 10.1111/pcn.12100. Epub 2013 Oct 24

Nummenmaa L. et al: Bodily maps of emotions. PNAS | January 14, 2014 | vol. 111 | no. 2 | 65. Online: https://www.pnas.org/doi/pdf/10.1073/pnas.1321664111 (Zugriff 4.10.2022)

de Orleans P. et al.: Effects of yoga on depressive symptoms, anxiety, sleep quality, and mood in patients with rheumatic diseases: systematic review and meta-analysis. PM R. 2022 Jun 20. doi: 10.1002/pmrj.12867

Ozkaraman A. et al.: Aromatherapy: The Effect of Lavender on Anxiety and Sleep Quality in Patients Treated With Chemotherapy. Clin J Oncol Nurs. 2018 Apr 1;22(2):203–210. doi: 10.1188/18.CJON.203–210

Park BJ. et al.: The physiological effects of Shinrin-yoku (taking in the forest atmosphere or forest bathing): evidence from field experiments in 24 forests across Japan. Environ Health Prev Med v.15(1); 2010 Jan

Park BJ. et al.: Physiological effects of Shinrin-yoku (taking in the atmosphere of the forest)--using salivary cortisol and cerebral activity as indicators. J Physiol Anthropol. 2007 Mar;26(2):123–8

Park SD./Yu S H.: The effects of Nordic and general walking on depression disorder patients' depression, sleep, and body composition. J Phys Ther Sci. 2015 Aug; 27(8): 2481–2485. Published online 2015 Aug 21. doi: 10.1589/jpts.27.2481

Paul A.: Hallo Körper, Du kannst das! Das 6-Wochen-Booster-Programm für starke Selbstheilungskräfte. München 2022

Pascoe MC. et al.: Yoga, mindfulness-based stress reduction and stress-related physiological measures: A meta-analysis. Psychoneuroendocrinology. 2017 Dec; 86:152–168. doi: 10.1016/j.psyneuen.2017.08.008. Epub 2017 Aug 30

Poore J./Nemecek T.: Reducing food's environmental impacts through producers and consumers. June 2018. Science 360(6392):987–992. DOI: 10.1126/science.aaq0216

Pratte MA. et al.: An alternative treatment for anxiety: a systematic review of human trial results reported for the Ayurvedic herb ashwagandha (Withania somnifera) DOI: 10.1089/acm.2014.0177

Rahimi E./Bavaqar S.: Effects of yoga on anxiety and depression in women. British Journal of Sports Medicine 2010;44:i68–i69

Rayan A.: Mindfulness, Self-Efficacy, and Stress Among Final-Year Nursing Students.J Psychosoc Nurs Ment Health Serv. 2019 Apr 1;57(4):49–55. doi: 10.3928/02793695-20181031-01. Epub 2018 Dec 4

Reger M. et al.: Water therapies (hydrotherapy, balneotherapy or aqua therapy) for patients with cancer: a systematic review. J Cancer Res Clin Oncol. 2022 Jun;148(6):1277–1297. doi: 10.1007/s00432-022-03947-w. Epub 2022 Feb 16

Sagarwala R. et al.: Effects of nonpharmacological therapies on anxiety and cortisol: A meta-analysis. Ann Clin Psychiatry. 2018 May;30(2):91–96

Salim S. et al.: Inflammation in anxiety. In: Advances in Protein Chemistry and Structural Biology. Vol 88 Elsevier; 2012:1–25. doi: 10.1016/b978-0-12-398314-5.00001-5

Shabbir MA. et al.: Delving the role of nutritional psychiatry to mitigate the COVID-19 pandemic induced stress, anxiety and depression. Trends Food Sci Technol. 2022 Feb; 120: 25–35. Published online 2022 Jan 1. doi: 10.1016/j.tifs.2021.12.035

Shevchuk NA.: Adapted cold shower as a potential treatment for depression. Med Hypotheses. 2008;70(5):995–1001. doi: 10.1016/j.mehy.2007.04.052. Epub 2007 Nov 13

Shiffman R.: Can What We Eat Affect How We Feel? In: The New York Times, March 28, 2019

Song Ch. et al.: Physiological Effects of Nature Therapy: A Review of the Research in Japan. Int J Environ Res Public Health. 2016 Aug 3;13(8):781

Stock S. et al.: Longitudinal associations between going outdoors and mental health and wellbeing during a COVID-19 lockdown in the UK. Sci Rep. 2022 Jun 22;12(1):10580

Stonerock GL. et al.: Exercise as Treatment for Anxiety: Systematic Review and Analysis. Ann Behav Med. 2015 Aug; 49(4): 542–556. doi: 10.1007/s12160-014-9685-9

Ströhle A.: Physical activity, exercise, depression and anxiety disorders. J Neural Transm (2009) 116:777–784. DOI 10.1007/s00702-008-0092-x. Online: http://spers.ca/wp-content/uploads/2013/08/physical-activity-and-exercise-on-anxiety-and-depression.pdf (Zugriff 4.10.2022)

Su KP. et al.: Omega-3 polyunsaturated fatty acids in prevention of mood and anxiety disorders. Clin Psychopharmacol Neurosci. 2015;13:129–137. doi: 10.9758/cpn.2015.13.2.129

Taylor AM. et al.: A review of dietary and microbial connections to depression, anxiety, and stress. Nutr Neurosci. 2020;23:237–250. doi: 10.1080/1028415x.2018.1493808

Troy AS.: The regulation of negative and positive affect in response to daily stressors Emotion. 2019 Aug;19(5):751–763. doi: 10.1037/emo0000486. Epub 2018 Aug 27

Tsai S. et al.: Brain derived neurotrophic factor correlated with muscle strength in subjects undergoing stationary bicycle exercise training. Diabetes and its Complications. 2015 29(3) 367–371

Werner M./v Braunschweig R.: Praxis Aromatherapie. Grundlagen – Steckbriefe – Indikationen. 6. Aufl. Stuttgart 2010

Völker S./Kistemann T.: Developing the urban blue: Comparative health responses to blue and green urban open spaces in Germany. 2015 Sep;35:196–205. doi: 10.1016/j.healthplace.2014.10.015

Wang F. et al.: The effects of tai chi on depression, anxiety, and psychological well-being: a systematic review and meta-analysis. J Behav Med. 2014 Aug;21(4):605–17. doi: 10.1007/s12529-013-9351-9

WHO (ed): Urban green spaces and health. A review of evidence, Copenhague 2016

Woelk H./Schläfke S.: A multi-center, double-blind, randomised study of the Lavender oil preparation Silexan in comparison to Lorazepam for generalized anxiety disorder. Randomized Controlled Trial. Phytomedicine. 2010 Feb;17(2):94–9. doi: 10.1016/j.phymed.2009.10.006. Epub 2009 Dec 3

Wright L. et al.: Does thinking make it so? Differential associations between adversity worriesand experiences and mental health during the COVID-19 pandemic. J Epidemiol Community Health. 2021 Sep 1;75(9):817–23

Wu A. et al.: Curcumin boosts DHA in the brain: Implications for the prevention of anxiety disorders. Biochim Biophys Acta. 2015 May;1852(5):951–61. doi: 10.1016/j.bbadis.2014.12.005. Epub 2014 Dec 27

Yap WS. et al.: Efficacy and safety of lavender essential oil (Silexan) capsules among patients suffering from anxiety disorders: A network meta-analysis. Sci Rep. 2019 Dec 2;9(1):18042. doi: 10.1038/s41598-019-54529-9

Yeung KS. et al.: Herbal medicine for depression and anxiety: A systematic review with assessment of potential psycho-oncologic relevance. Phytother Res. 2018 May;32(5):865–891. doi: 10.1002/ptr.6033. Epub 2018 Feb 21

Zessin U. et al.: The Relationship Between Self-Compassion and Well-Being: A Meta-Analysis. Appl Psychol Health Well Being. 2015 Nov;7(3):340–64. doi: 10.1111/aphw.12051. Epub 2015 Aug 26

Zou L. et al.: Effects of Meditative Movements on Major Depressive Disorder: A Systematic Review and Meta-Analysis of Randomized Controlled Trials. J Clin Med. 2018 Aug 1;7(8):195. doi: 10.3390/jcm7080195

Die Wirkung naturheilkundlicher Verfahren auf Ängste
(nach Therapien)

Akupunktur/Akupressur

Chen SR. et al.: Effects of Acupressure on Anxiety: A Systematic Review and Meta-Analysis. J Integr Complement Med. 2022 Jan;28(1):25–35. doi: 10.1089/jicm.2020.0256

Clond M.: Emotional Freedom Techniques for Anxiety: A Systematic Review With Meta-analysis. J Nerv Ment Dis. 2016 May;204(5):388–95

Li M. et al.: Acupuncture for treatment of anxiety, an overview of systematic reviews Complement Ther Med 2019 Apr;43:247–252. Online: https://pubmed.ncbi.nlm.nih.gov/30935538/

Lin J. et al.: Impacts of acupressure treatment on depression: A systematic review and meta-analysis World J Psychiatry. 2022 Jan 19;12(1):169–186. doi: 10.5498/wjp.v12.i1.169

Luo N. et al.: Effectiveness and safety of acupuncture for treating trigeminal neuralgia associated anxiety and depression: A protocol for systematic review and meta-analysis Medicine (Baltimore) 2022 Jan 21;101(3):e28631. Online: https://pubmed.ncbi.nlm.nih.gov/35060545/

Tu M. et al.: Acupuncture for treating chronic stable angina pectoris associated anxiety and depression: A systematic review and meta-analysis Complement Ther Clin Pract 2021 Nov;45:101484. Online: https://pubmed.ncbi.nlm.nih.gov/34517216/

Aromatherapie

Deng C. et al.: Aromatherapy Plus Music Therapy Improve Pain Intensity and Anxiety Scores in Patients With Breast Cancer During Perioperative Periods: A Randomized Controlled Trial

Clin Breast Cancer 2022 Feb;22(2):115–120. Online: https://pubmed.ncbi.nlm.nih.gov/34134947/

Donelli D. et al.: Effects of lavender on anxiety: A systematic review and meta-analysis Phytomedicine 2019 Dec;65:153099. Online: https://pubmed.ncbi.nlm.nih.gov/31655395/

Kang HJ. et al.: How Strong is the Evidence for the Anxiolytic Efficacy of Lavender? Systematic Review and Meta-analysis of Randomized Controlled Trials Asian Nurs Res (Korean Soc Nurs Sci) 2019 Dec;13(5):295–305. Online: https://pubmed.ncbi.nlm.nih.gov/31743795/

Kim M. et al.: Effects of Lavender on Anxiety, Depression, and Physiological Parameters: Systematic Review and Meta-Analysis Asian Nurs Res (Korean Soc Nurs Sci) 2021 Dec;15(5):279–290. Online: https://pubmed.ncbi.nlm.nih.gov/34775136/

Ayurveda

Pratte MA. et al.: An alternative treatment for anxiety: a systematic review of human trial results reported for the Ayurvedic herb ashwagandha (Withania somnifera) J Altern Complement Med 2014 Dec;20(12):901–8. Online: https://pubmed.ncbi.nlm.nih.gov/25405876/

Cranio-Sacral-Therapie

Matarán-Peñarrocha GA. et al.: Influence of craniosacral therapy on anxiety, depression and quality of life in patients with fibromyalgia Evid Based Complement Alternat Med 2011;2011:178769. Online: https://pubmed.ncbi.nlm.nih.gov/19729492/

Entspannung/Fasten

Sinha MK. et al.: Progressive Muscle Relaxation and Guided Imagery in Breast Cancer: A Systematic Review and Meta-analysis of Randomised Controlled Trials Indian J Palliat Care 2021 Apr-Jun;27(2):336–344. Online: https://pubmed.ncbi.nlm.nih.gov/34511805/

Berthelot E. et al.: Fasting Interventions for Stress, Anxiety and Depressive Symptoms: A Systematic Review and Meta-Analysis Nutrients 2021 Nov 5;13(11):3947. Online: https://pubmed.ncbi.nlm.nih.gov/34836202/

Gartenarbeit

Gerdes ME. et al.: Reducing Anxiety with Nature and Gardening (RANG): Evaluating the Impacts of Gardening and Outdoor Activities on Anxiety among U.S. Adults during the COVID-19 Pandemic Int J Environ Res Public Health 2022 Apr 22;19(9):5121. Online: https://pubmed.ncbi.nlm.nih.gov/35564513/

Soga M. et al.: Gardening is beneficial for health: A meta-analysis Preventive Medicine Reports. Volume 5, March 2017, Pages 92–99. Online: https://www.sciencedirect.com/science/article/pii/S2211335516301401

Hydrotherapie

Benfield RB. et al.: The effects of hydrotherapy on anxiety, pain, neuroendocrine responses, and contraction dynamics during labor. Biol Res Nurs. 2010 Jul;12(1):28–36. Online: https://pubmed.ncbi.nlm.nih.gov/20453024/

Hee Im S./Young Han E.: Improvement in anxiety and pain after whole body whirlpool hydrotherapy among patients with myofascial pain syndrome Ann Rehabil Med 2013 Aug;37(4):534–40. Online: https://pubmed.ncbi.nlm.nih.gov/24020034/

Stier-Jarmer M. et al.: Effekte der Kneipp-Therapie: Ein systematischer Review der aktuellen wissenschaftlichen Erkenntnisse (2000–2019) Complement Med Res 2021;28(2):146–159. doi: 10.1159/000510452. Epub 2020 Oct 13. Online: https://pubmed.ncbi.nlm.nih.gov/33049739/

Lichttherapie

Ravindran AV. et al.: CANMAT Depression Work Group., Canadian Network for Mood and Anxiety Treatments (CANMAT) 2016 Clinical Guidelines for the Management of Adults with Major Depressive Disorder: Section 5. Complementary and Alternative Medicine Treatments, Can J Psychiatry 2016. Online: https://pubmed.ncbi.nlm.nih.gov/27486153/

Massage

Chen SR. et al.: Effects of Acupressure on Anxiety: A Systematic Review and Meta-Analysis Integr Complement Med 2022 Jan;28(1):25–35. Online: https://pubmed.ncbi.nlm.nih.gov/35085025/

Michalak J. et al.: Myofascial Tissue and Depression. Cogn Ther Res 46, 560–572 (2022). https://doi.org/10.1007/s10608-021-10282-w

Zick SM. et al.: Investigation of 2 Types of Self-administered Acupressure for Persistent Cancer-Related Fatigue in Breast Cancer Survivors: A Randomized Clinical Trial JAMA Oncol 2016 Nov 1;2(11):1470–1476. Online: https://pubmed.ncbi.nlm.nih.gov/27388752/

Meditation, MBSR, MBCT

Ghahari S. et al.: Mindfulness-based Cognitive Therapy for Generalised Anxiety Disorder: a Systematic Review and Meta-analysis East Asian Arch Psychiatry 2020 Jun;30(2):52–56. Online: https://pubmed.ncbi.nlm.nih.gov/32611828/

Saeed SA. et al.: Depression and Anxiety Disorders: Benefits of Exercise, Yoga, and Meditation Am Fam Physician 2019 May 15;99(10):620–627. Online: https://pubmed.ncbi.nlm.nih.gov/31083878/

Neuraltherapie

Haller H. et al.: Emotional release and physical symptom improvement: a qualitative analysis of self-reported outcomes and mechanisms in patients treated with neural therapy. BMC Complement Altern Med 2018 Nov 27;18(1):311. Online: https://pubmed.ncbi.nlm.nih.gov/30482194/

Osteopathie

Abraham C. et al.: Osteopathic Manipulative Treatment as an Intervention to Reduce Stress, Anxiety, and Depression in First Responders: A Pilot Study. Mo Med 2021 Sep-Oct;118(5):435–441. Online: https://pubmed.ncbi.nlm.nih.gov/34658436/

Dixon L. et al.: Effect of Osteopathic Manipulative Therapy on Generalized Anxiety Disorder J Am Osteopath Assoc 2020 Mar 1;120(3):133–143. Online: https://pubmed.ncbi.nlm.nih.gov/32091557/

Pflanzenbasierte, entzündungshemmende Ernährung (Mediterrane Vollwertkost)

Aucoin M. et al.: Diet and Anxiety: A Scoping Review Nutrients 2021 Dec 10;13(12):4418. Online: https://pubmed.ncbi.nlm.nih.gov/34959972/

Norwitz N./Naidoo IU.: Nutrition as Metabolic Treatment for Anxiety Front Psychiatry 2021 Feb 12;12:598119. Online: https://pubmed.ncbi.nlm.nih.gov/33643090/

Phytotherapie

Anheyer D. et al.: Herbal medicines for psychiatric disorders] Nervenarzt 2018 Sep;89(9):1009–1013. Online: https://pubmed.ncbi.nlm.nih.gov/29846749/

von Känel R. et al.: Therapeutic effects of Silexan on somatic symptoms and physical health in patients with anxiety disorders: A meta-analysis. E.Brain Behav. 2021. Online https://pubmed.ncbi.nlm.nih.gov/?term=Anxiety+lavender+Kasper+meta+

Li D. et al.: The Effects of Aromatherapy on Anxiety and Depression in People With Cancer: A Systematic Review and Meta-Analysis Front Public Health 2022 May 30;10:853056. Online: https://pubmed.ncbi.nlm.nih.gov/35757624/

Ravindran AV. et al.: CANMAT Depression Work Group., Canadian Network for Mood and Anxiety Treatments (CANMAT) 2016 Clinical Guidelines for the Management of Adults with Major Depressive Disorder: Section 5. Complementary and Alternative Medicine Treatments, Can J Psychiatry 2016. Online: https://pubmed.ncbi.nlm.nih.gov/27486153/

Probiotika und Präbiotika

Liu R. et al.: Prebiotics and probiotics for depression and anxiety: A systematic review and meta-analysis of controlled clinical trials Neurosci Biobehav Rev 2019 Jul;102:13–23. Online: https://pubmed.ncbi.nlm.nih.gov/31004628/

Sport/Bewegung

Cunha PM. et al.: Resistance training reduces depressive and anxiety symptoms in older women: A pilot study. Aging and Mental Health 26(4) DOI:10.1080/13607863.2021.1922603

Gordon BR. et al.: Association of Efficacy of Resistance Exercise Training With Depressive Symptoms. Meta-analysis and Meta-regression Analysis of Randomized Clinical Trials. JAMA Psychiatry. 2018;75(6):566–576. doi:10.1001/jamapsychiatry.2018.0572

Gordon BR. et al.: Resistance exercise training among young adults with analogue generalized anxiety disorder. Journal of Affective Disorders 281, 15 February 2021, 153–159.

Gordon BR. et al.: The effects of resistance exercise training on anxiety: a meta-analysis and meta-regression analysis of randomized controlled trials. Sports Med. 47(12), 2521–2532. https://doi.org/10.1007/s40279-017-0769-0 (2017)

Kazeminia M. et al.: The effect of exercise on anxiety in the elderly worldwide: a systematic review and meta-analysis Health Qual Life Outcomes. 2020 Nov 11;18(1):363. Online: https://pubmed.ncbi.nlm.nih.gov/33176811/

Saeed SA. et al.: Depression and Anxiety Disorders: Benefits of Exercise, Yoga, and Meditation Am Fam Physician 2019 May 15;99(10):620–627. Online: https://pubmed.ncbi.nlm.nih.gov/31083878/

Tai-Chi, Qigong

Magalhães Rodrigues J. et al.: Assessment of Qigong Effects on Anxiety of High-school Students: A Randomized Controlled Trial Adv Mind Body Med 2021;35(3):10–19. Online: https://pubmed.ncbi.nlm.nih.gov/34237025/

Wang CW. et al.: Managing stress and anxiety through qigong exercise in healthy adults: a systematic review and meta-analysis of randomized controlled trials BMC Complement Altern Med 2014 Jan 9;14:8. Online: https://pubmed.ncbi.nlm.nih.gov/24400778/

Yeung A. et al.: Qigong and Tai-Chi for Mood Regulation Focus (Am Psychiatr Publ) 2018 Jan;16(1):40–47. Online: https://pubmed.ncbi.nlm.nih.gov/31975898/

Zhang P. et al.: Effects of Taijiquan and Qigong exercises on depression and anxiety levels in patients with substance use disorders: A systematic review and meta-analysis Sports Med Health Sci 2021 Dec 30;4(2):85–94. Online: https://pubmed.ncbi.nlm.nih.gov/35782275/

Vitamine und Mineralstoffe

Casseb GAS. et al.: Potential Role of Vitamin D for the Management of Depression and Anxiety CNS Drugs 2019 Jul;33(7):619–637. Online: https://pubmed.ncbi.nlm.nih.gov/31093951/

Waldbaden

Stier-Jarmer M. et al.: The Psychological and Physical Effects of Forests on Human Health: A Systematic Review of Systematic Reviews and Meta-Analyses Int J Environ Res Public Health 2021 Feb 11;18(4):1770. Online: https://pubmed.ncbi.nlm.nih.gov/33670337/

Warme Bäder, Hyperthermie

Naumann J. et al.: Effects and feasibility of hyperthermic baths in comparison to exercise as add-on treatment to usual care in depression: a randomised, controlled pilot study BMC Psychiatry 2020 Nov 11;20(1):536. Online: https://pubmed.ncbi.nlm.nih.gov/33176757/

Naumann J. et al.: Effects of hyperthermic baths on depression, sleep and heart rate variability in patients with depressive disorder: a randomized clinical pilot trial BMC Complement Altern Med 2017 Mar 28;17(1):172. Online: https://pubmed.ncbi.nlm.nih.gov/28351399/

Wickel und Auflagen

Kim M. et al.: Effects of Lavender on Anxiety, Depression, and Physiological Parameters: Systematic Review and Meta-Analysis Asian Nurs Res (Korean Soc Nurs Sci) 2021 Dec;15(5):279–290. Online: https://pubmed.ncbi.nlm.nih.gov/34775136/

Li D. et al.: The Effects of Aromatherapy on Anxiety and Depression in People With Cancer: A Systematic Review and Meta-Analysis Front Public Health 2022 May 30;10:853056. Online: https://pubmed.ncbi.nlm.nih.gov/35757624/

Yoga

Cramer H. et al.: Yoga for anxiety: A systematic review and meta-analysis of randomized controlled trials Depress Anxiety 2018 Sep;35(9):830–843. Online: https://pubmed.ncbi.nlm.nih.gov/29697885/

Saeed S. et al.: Depression and Anxiety Disorders: Benefits of Exercise, Yoga, and Meditation Am Fam Physician 2019 May 15;99(10):620–627. Online: https://pubmed.ncbi.nlm.nih.gov/31083878/

Turmel D. et al.: Tailored individual Yoga practice improves sleep quality, fatigue, anxiety, and depression in chronic insomnia disorder BMC Psychiatry 2022 Apr 14;22(1):267. Online: https://pubmed.ncbi.nlm.nih.gov/35421962/

REGISTER

Übungen und Behandlungen

WAS JETZT?

Gratulation! Sie haben sechs Wochen lang durchgehalten und etwas für sich und Ihre Gesundheit – nicht nur die seelische – getan. Sie sind natürlich in eineinhalb Monaten kein anderer Mensch geworden, aber Sie wissen jetzt vielleicht mehr über sich und das allein verschafft Ihnen schon einen Vorteil gegenüber Ihrer Angst. Denn sie haben verstanden, dass die Angst zwar existiert, aber Sie nicht ausmacht, dass Sie mehr sind als dieses beengende Gefühl.

Vielleicht haben Sie gelernt, dass wir Gefühle oft von gegenwärtigen Situationen ableiten, doch meistens liegt ihr Ursprung in der Vergangenheit und hat sehr oft keine Gültigkeit mehr für unser Hier und Jetzt. Wir denken oft, dass sich die Empfindungen anderer Menschen auf uns beziehen, wenn wir zum Beispiel Ablehnung oder Desinteresse in anderen spüren, doch häufig hat das mit uns gar nichts zu tun, sondern mit Sorgen, die nicht unsere sind. Oft versuchen wir, unangenehme Empfindungen wie Angst einfach wegzudrücken, aber das hilft selten. Gefühle sind nicht dazu da, ignoriert zu werden, man sollte ihnen begegnen, um sie dann wieder ziehen lassen zu können – das lehrt uns die Meditation. Die Achtsamkeit zeigt uns, dass wir das können, ohne zu bewerten – auf diese Weise ist es viel leichter, die wahre Botschaft unserer Ängste zu verstehen. Viele von uns sind auf ein bestimmtes Ge fühl mehr oder weniger abonniert und das verstellt unser Empfinden für Neues. Und ja, natürlich können Sie auch einfach mal einen miesen Tag haben, ohne den Gründen in sich nachzuspüren, doch langfristig lohnt es sich, Interesse für Ihre Emotionen zu entwickeln, denn sie werden in jedem Fall von ihnen geleitet – auch wenn Sie sich für einen eher rationalen Menschen halten. Wer besonders viel mit Menschen zu tun hat, wie ich als Arzt, der weiß, wie stark das Miteinander mit anderen von Emotionen bestimmt wird. Wenn Sie mit Ihren eigenen Gefühlen ins Reine kommen, dann wird es Ihnen auch viel leichter fallen, Unterstützung und Halt bei der Familie, Verwandten und Freunden zu finden.

Bleiben Sie also aktiv: Vielleicht wollen Sie das Programm in drei Monaten wiederholen oder Sie suchen sich aus jeder Woche Ihre Lieblingsübung aus und basteln sich daraus einen eigenen Wohlfühl-Fahrplan, der zum Bestandteil Ihres Alltags werden kann. Wenn Sie aber das Gefühl haben, von Ihren Ängsten weiterhin bedrängt zu werden, dann sprechen Sie vertrauensvoll mit Ihrem Hausarzt. Haben Sie in diesem Fall keine Scheu vor therapeutischer Unterstützung – Angststörungen, falls Sie eine solche haben sollten, lassen sich mit geringem Aufwand sehr gut behandeln.

Unser 6-Wochen-Programm kann Sie in jedem Fall begleiten, denn es verhilft Ihnen zu größerer Stabilität und mehr Gelassenheit. Dafür wünschen Anna Paul und ich Ihnen alles Gute!

DANKSAGUNG

Menschen, die uns anregen, uns Mut machen, neue Ideen geben oder einfach nur da sind, wenn man es gerade braucht, sind eine wichtige Säule unserer Gesundheit. Ich erzähle das immer unseren Patientinnen und Patienten, aber es gilt natürlich auch für mich und erst recht für den kreativen Akt eines solchen Buchprojektes.

Deshalb kann ich an dieser Stelle nur „danke" sagen – zuallererst meiner Tochter Marika, die als Psychologin dieses Buch fachlich überarbeitet hat. Es hat Spaß gemacht, sich mit der eigenen Tochter inhaltliche Debatten zu liefern!

Ein ziemlich neues und deshalb auch besonders spannendes Gebiet ist die psychoaktive Ernährung. Inzwischen gibt es so viele Hinweise, wie sehr Essen auf Nerven und Psyche wirkt, dass sich sogar eine *nutritional psychiatry* ankündigt. Sehr unterstützt hat mich die Psychiaterin Dr. Adriane Röbe aus Augsburg, Fachfrau für die nicht-medikamentöse Behandlung von Ängsten. An der Universitätsklinik Essen haben wir den Schwerpunkt „Planetare Gesundheit und Ernährung" mit einem Team von Ernährungs- und Mind-Body-Expertinnen (Dr. Kristin Hünninghaus, Christiane Pithan, Rebeca Montejano Vallejo und Merle Vollgraf). Gemeinsam erforschen wir nicht nur den Einfluss von Ernährung auf unser Klima, sondern auch auf die Psyche. Danke für viele spannende und nachhaltige Diskussionen! Und natürlich ein besonderer Dank auch an meine Büroleiterin Andrea Sippel. Sie unterstützt unermüdlich die Kreativität unseres Teams.

Prof. Dr. Jochen A. Werner hat als Arzt und Krankenhausmanager viele dieser neuen Themen in die Unversitätsklinik Essen eingebracht und dazu ermutigt, sie weiterzuschmieden – wie das Zentrum für Naturheilkunde und Integrative Medizin, wo Dr. Heidemarie Haller mit ihrem Schwerpunkt „Berührung und Psyche" auch zu der Entwicklung unseres Buchs beigetragen hat.

Dr. Anna Paul ist seit Jahrzehnten eine wichtige Wegbegleiterin für mich. Ohne sie wäre gemeinsames Wachsen und vor allem die Weiterentwicklung der Mind-Body-Medizin undenkbar gewesen. Sie hat nicht zuletzt das Sechs-Wochen-Programm für dieses Buch erarbeitet und beigesteuert.

Meine Frau Karin von Kleist-Dobos, die sich mit Mind-Body-Medizin und Coaching befasst, und meine Tochter Aniko Dobos als junge Kinderärztin haben meine Gedanken kritisch begleitet und konstruktiv unterstützt.

Jens Schadendorf steht mir seit vielen Jahren beratend zur Seite. Engagierte und kompetente Partnerin vonseiten des ZS-Verlags war Kathrin Ullerich. Petra Thorbrietz hat mit ihrem Wissen und mit ihrer sprachlichen Brillanz die Essenz aus unseren Ideen und Erfahrungen in exzellenter Weise zusammengeführt. Diesem Buch-Team deshalb ein extragroßer Dank.

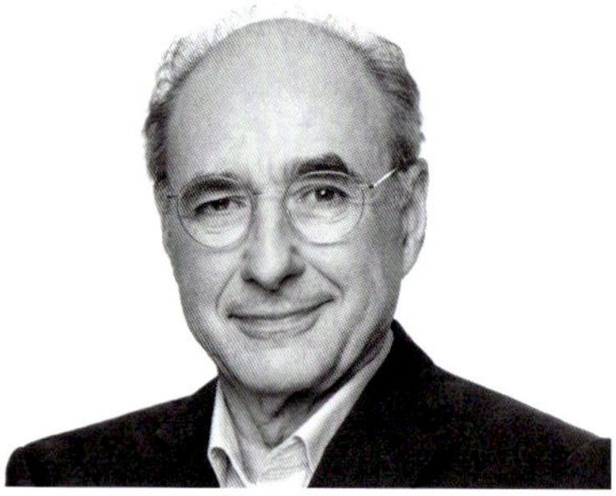

ZUM AUTOR

Hochachtung vor den Potenzialen des Menschen, diese Beschreibung kommt der Arbeit von **Prof. Dr. Gustav Dobos** wohl am nächsten. Mit Engagement hat er sich der Naturheilkunde verschrieben, sie erforscht, vieles davon wissenschaftlich begründet und es so geschafft, sie in die naturwissenschaftlich orientierte Hochleistungsmedizin zu integrieren. Er hat die traditionellen Heilverfahren mit den modernen Erkenntnissen der Mind-Body-Medizin kombiniert: Gehirnforschung, Psychoneuroimmunologie und Ernährungswissenschaften. Über 20 Jahre lang leitete er als Chefarzt an den Evangelischen Kliniken Essen-Mitte diese patientenorientierte Medizin und gab schwer chronisch kranken Menschen Strategien an die Hand, wie sie langfristig selbst für ihre Gesundheit sorgen können. Inzwischen leitet er ein Zentrum für Naturheilkunde und Integrative Medizin am Universitätsklinikum Essen. Co-Autorin Dr. Petra Thorbrietz, Wissenschaftsjournalistin aus München, begleitet seine Arbeit seit 15 Jahren.

IMPRESSUM

Hinter jedem tollen Buch steckt ein starkes Team

Projektleitung: *Kathrin Ullerich*
Lektorat: *Bettina Snowdon*
Korrektorat: *Edelgard Prinz-Korte*
Covergestaltung: *Katharina Fesl*
Grafische Gestaltung und Satz: *Georg Feigl*
Porträtfotos: *31Media GmbH, Michael Wilfling*
Illustrationen: *Pauline Karlson, Shutterstock*
Herstellung: *Frank Jansen*
Producing: *Jan Russok*
Druck & Bindung: *optimal media GmbH, Röbel*

1. Auflage 2023

Kaiserstraße 14 b
D-80801 München
ISBN: 978-3-96584-285-4

HINWEIS

Die Ratschläge in diesem Buch wurden mit größter Sorgfalt von Autor und Verlag erarbeitet und geprüft. Eine Garantie kann jedoch nicht übernommen werden. Ebenso ist eine Haftung des Autors bzw. des Verlags und seiner Beauftragten für Personen-, Sach- oder Vermögensschäden ausgeschlossen. Erkrankungen mit ernstem Hintergrund gehören in ärztliche Behandlung! Bei bereits bestehenden Beschwerden kann das Buch daher keinen fachärztlichen Rat ersetzen.

BILDNACHWEIS

Shutterstock: S. 77, 78, 79, 80, 90, 107, 120, 121, 126, 128, 129, 130, 131, 147, 155, 156, 161, 166, 167, 175, 177; Claudia Timmann: 98, 112, 142, 158, 168, 182;
ZS Verlag: 92, 178

LIEBE LESER*INNEN

wie schön, dass Sie ein Buch von ZS in den Händen halten. „jetzt leben!“ ist das Motto unseres Verlages. Es steht für Genuss und Inspiration, Unterstützung und Motivation. Ob_Kulinarik oder Fitness, Gesundheit oder Lebenshilfe – seit über 30 Jahren bieten wir kompetente Ratgeber für (fast) alle Lebenslagen. Wir lieben Tradition genauso wie Innovation – sie treiben uns an. Unsere Autorinnen und Autoren sind Menschen, die zu ihrem Thema wirklich etwas zu sagen und zu schreiben haben. Unsere Produkte sind erzählerisch, appetit machend und als gedruckte Bücher haptisch echte Erlebnisse. Für Sie mit ganz viel Liebe gemacht! Entdecken Sie mehr aus unserer wunderbaren Welt!

UNSER VERLAGSHAUS

Mit Standorten in München, Hamburg und Berlin zählt die Edel Verlagsgruppe zu den größten unabhängigen Buchanbietern Deutschlands. Zur Edel Verlagsgruppe gehört unter anderem ZS mit seinen Lizenzmarken Dr. Oetker Verlag, Kochen & Genießen und Phaidon by ZS.

ZS - Ein Verlag der Edel Verlagsgruppe
www.zsverlag.de
www.facebook.com/zsverlag
www.instagram.com/zsverlag

FÜR DIE UMWELT

ZS unterstützt bei der Produktion dieses Buches das Projekt „Junge Riesen für die nächsten 100 Jahre“ im Naturpark Nossentiner/Schwinzer Heide. Damit wird ein Anteil der unvermeidbaren CO_2-Emissionen im direkten Umfeld des Produktionsstandortes kompensiert.

PARTNER Naturpark Nossentiner / Schwinzer Heide
www.optimal-media.com/naturschutzprojekt-001

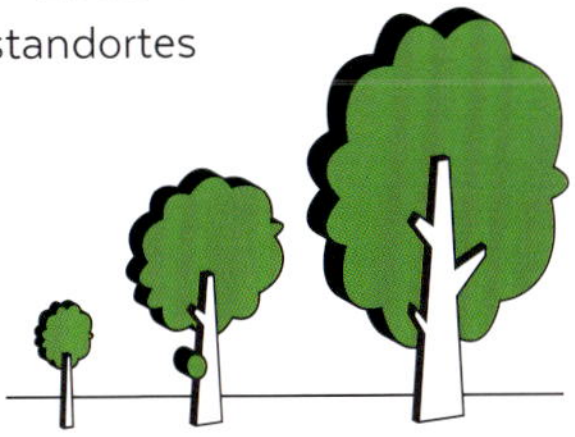

NEWSLETTER

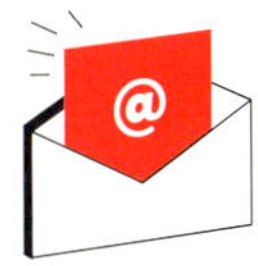

Was koche ich heute Feines? Und wie geht das – schmackhaft und gesund?

Melden Sie sich jetzt zum ZS-Genuss-Service an und verpassen Sie keine kulinarischen und gesundheitlichen Trends mehr.
Wir informieren Sie regelmäßig über unsere Neuerscheinungen, Aktionen oder Gewinnspiele und verraten Ihnen unsere Lieblingsrezepte!

GEWINNEN

Unter allen Neuabonnierenden verlosen wir jeden Monat eine *ZS-Genuss-Box* im Wert von 75,00 €.

Jetzt anmelden unter:
www.zsverlag.de/newsletter

oder den QR Code scannen:

ANMELDEN!